独立全解《经方实验录》医案

鲍艳举　花宝金 ◎ 编著

（第二版）

中国中医药出版社
· 北 京 ·

图书在版编目（CIP）数据

独立全解《经方实验录》医案 / 鲍艳举，花宝金编著 . --2 版 . -- 北京：中国中医药出版社，2019.8（2023.7重印）

（中医师承学堂）

ISBN 978 – 7 – 5132 – 5556 – 1

Ⅰ . ①独…　Ⅱ . ①鲍…　②花…　Ⅲ . ①医案—汇编—中国—民国②《经方实验录》—研究　Ⅳ . ① R249.6

中国版本图书馆 CIP 数据核字（2019）第 076221 号

中国中医药出版社出版

北京经济技术开发区科创十三街 31 号院二区 8 号楼

邮政编码　100176

传真　010-64405721

河北新华第二印刷有限责任公司印刷

各地新华书店经销

开本 710×1000　1/16　印张 19.5　字数 274 千字

2019 年 8 月第 2 版　2023 年 7 月第 2 次印刷

书号　ISBN 978 – 7 – 5132 – 5556 – 1

定价　78.00 元

网址　www.cptcm.com

服 务 热 线　010-64405510

购 书 热 线　010-89535836

维 权 打 假　010-64405753

微信服务号　zgzyycbs

微商城网址　https://kdt.im/LIdUGr

官 方 微 博　http://e.weibo.com/cptcm

天猫旗舰店网址　https://zgzyycbs.tmall.com

如有印装质量问题请与本社出版部联系（010-64405510）

内容提要

中国中医科学院广安门医院鲍艳举、花宝金所著本书，完全独立解析了100则经方医案，相当于临床带教、现场诊治100个疑难病患。

本书的医案解析，突出"现在进行时"，还原真实的思考过程、思辨的细节。改"斩钉截铁"的平铺直叙，为"一波三折"的连珠炮疑问。

对复杂的疑难病证反复权衡，从多种可能性中，选择相对妥当的一种或几种。名家为何如此辨证？辨为其他证型是否可以？名家为何如此用方，用其他类似方药是否可行？以连珠炮的疑问，彰显独立思考和深入探究的真实细节。

"大匠诲人，必以规矩"，本书力图开创中医医案写作的新风尚：尽可能做到每个推导步骤，都依照相应的"规矩"（辨证的依据）来推导。

二版前言

作为策划编辑，我们很欣慰地看到：由我们独立策划、由专家独立执笔的"独立全解名医医案"的第一本书《独立全解＜经方实验录＞医案》，从 2013 年出版以来，得到了读者的好评。根据读者的反馈，我们对本书略作修订，推出第二版。

我们一直在思考：作为一种学术体系，作为一套精品课程，如何"评价"学员的学习成效？无疑，学员"独立全解"医案（最好是授课老师本人的医案，或未删节过的名医医案），是一种较为公正客观且稳定可靠的模式。这种模式类似军队的"实战演习"，能够对学员的学习成效进行"第三方检测"。

对于授课老师本人的医案，一定能够直接和"实战演习"无缝连接。所以，我们提出：这些医案一定是授课老师"临床带教"医案（而非快速看病、直觉思维的"日常诊疗"医案），既便于清晰无误地提炼出四诊细节，又便于学员事后能与老师的思路进行对比。

希望读者朋友能够对此提出您的意见和建议，以便我们将"独立全解名医医案"系列打造成为更加精益求精的精品系列。

策划编辑：刘观涛

邮箱 liuguantao@sina.com

2019 年 8 月 5 日于北京

编辑前言

不容回避的临床与理论"试金石"
——为何要"独立全解"名医医案？

在我策划编辑的《中医师承学堂·名医评点名医》书系，我曾撰文说明出版"独立评点名医医著"的缘由：

陈修园评点张景岳之《景岳新方砭》、叶天士评点许叔微之《类证"普济本事方"释义》、徐大椿评点赵献可之《医贯砭》、叶天士评点张景岳之《景岳全书发挥》……

临床名医和临床名医的"华山论剑"！顶尖大医和顶尖大医的"巅峰对决"！

虽是此名医对彼名医的评点甚至批评，读者却能从这种"毫不留情、针锋相对"中得到深层思考和临床启发！

反观当代中医学界，无论是大学里的教授博导，还是基层诊所里的中医医师，为数颇多的人用"疗效很好"来评价自己的疗效。给外人的整体印象是：他们似乎都是当代张仲景、当代华佗的转生再世。——实际上我们"圈内人"很清楚，这其中鱼龙混杂，不乏滥竽充数之辈。比如，有些人身居大医院，永远是"人满为患，挂不上号"。于是，有些专家就真的自我感觉良好，把自己当成"一号难求"的苍生大医了。更有甚者，一旦他们的疗效欠佳，有人还会义正词严地说：我这是考虑长期疗效，不能光看短期效应、杀鸡取卵啊。总之，这些人虽不占主流，但也不在少数，尤其值得中医学子警惕。

所以，我们拒绝自卖自夸的"疗效很好"，拒绝自圆其说的"丝丝入扣"，请不要只拿你自己的医案、医论来说事，请您"独立点评"某位众所公认的临床大家的"全部医论或医案"。只有对名家"针锋相对、毫不留情"的评点，才能体现"真水平"啊。

在推出"独立评点名医医著"的上述书系之后，我又策划推出"独立全解名医医案"的新体例。事实上，在此之前的数年间，我曾邀请过很多中医专家"独立全解"某位名医或某册医案的全部医案，在不允许挑挑拣拣的"全部医案"面前，很遗憾的是，不少专家顿失滔滔不绝说自己"疗效很好"时的大医风采。在我对中国中医科学院广安门医院鲍艳举、花宝金提出"独立全解名医医案"的思路后，他们立即开始行动，独立全解《经方实验录》全部100则医案。

为什么我执著于"独立全解名医医案"呢？

因为这是对于中医医家"临床与理论"的试金石。

从临床的角度来看，名医医案（如《经方实验录》100则医案）就是真实存在的疑难病例，相当于让您独立诊治100个疑难病患。而且名医辨证的结果和治疗反馈已经记录在医案之中，因此，您"独立全解"的分数，当下就可以自行知晓。这就杜绝了"王婆卖瓜，自卖自夸"的嫌疑，名医医案是客观公正的"试金石"！

在这里，我不得不提及这些年来我经常碰到的"三高大、三费解"现象：

在我们身边，不乏这样一批热爱中医、献身临床的优秀同仁：他们既对中医临床和理论高度热爱，同时亦拥有高等学历（博士研究生毕业）、高级职称（教授、主任医师）。而且这些三高优才，都在大型的名牌医院工作。他们钟情中医、思考中医、钻研中医、执著中医，在大型医院众所周知的氛围中，他们是少有的中医独行者、思想者、临床者，让我们为之敬佩、为之喝彩。

然而，这些让人真心尊敬的"三高大"，不少人的个人专著存在着"三费解"现象：一是他们的"体系"比较让人费解，和传统的"八纲辨证、气血津液辨证、脏腑经络辨证"难以完全兼容；二是他们的"处方"比较让人费解，正如湖南中医药大学熊继柏教授所云："我们现在的中医队伍里面存在一个普遍的问题，也可以讲是一个普遍的错误现象，就是中医只卅药，不开方"；三是他们的"疗效"比较让人费解，因为在他们嘴里，疗效动辄"非常好、特别好、极其好"，但实际上"可重复性"到底有多强，我非常怀疑！为什么怀疑呢？因为他们的处方"有药无方"，他们的体系莫名其妙；另外，他们并非在"公平竞争"的中医诊所坐诊，而是在人满为患的大医院工作。所以，对他们的疗效判定，恕我不能以他们自己的口说为凭，而是以"独立解析名医医案"更为客观公正。

当然，有人会说，有些名医医案（如叶天士医案），诊断条件并不完整，四诊描述过于简略，难以进行"独立全解"。那没关系，您可以自行选择适合解析的名医医案（如《经方实验录》），也可对四诊描述过于简略的医案进行补充、进行假设，推导出不同四诊的不同辨证。但是，绝对不允许从名医医案中挑选出"容易解析"的医案，而把"不好解析"的医案舍弃的行为！这就是我们执意要求"全解"的出发点。所谓"全解"，是指某本医著的全部医案，这样，就避免了"挑肥拣瘦、断章取义"之嫌。而所谓"独立"，是指你要仅仅根据医案的诊断部分，遮挡住解析部分，用您自己的理论、思路，如同面对一个真实的病人一样，进行"现在进行时"的解析，而不是看了名医的解析之后，写上"事后诸葛亮"的按语。

此外，从理论的角度来看，"独立全解名医医案"是中医专家"学术体系完善程度"的试金石。在当代中医学界，各家学说涌现，堪称百花齐放。但是，您的学术体系是否完整、完善，靠您自我评价"口说无凭"，可用名家医案"客观检测"。比如说，伤寒温病统一或贯通的学术理论之争历来已久，到底谁的学术体系更为完善可法呢？我曾在"全国温病学论坛"发表论文呼吁：

放下"理论争鸣"，而以"医案证明"

如果您认为"伤寒能统温病"，那么，请用"六经辨证"独立通解温病大家的全部医案。比如，独立通解叶天士全部医案、独立通解吴鞠通全部医案，独立通解赵绍琴全部医案。

甚至具体到更细微之处："六经"之说众说纷纭，如果您认为六经辨证的"六经"为脏腑经络，那么，请以"脏腑经络辨证"独立通解伤寒大家诸如刘渡舟的全部医案；如果您认为六经辨证的"六经"为八纲气血，那么，请以"八纲气血辨证"独立通解刘渡舟的全部医案……

"百年争鸣，千古疑案"，换个思路就变得单刀直入！否则，再多的理论研讨、再多的鸿篇巨著也无济于事！

这些年来，我接触过很多具有独立学术创建、形成独创体系的中医专家，我通常会打断他们自己对自己学说的评价，而是请他们用自己的学术体系"独立全解"某位名医（可由他们自行挑选）的全部医案。——全部医案解析的"顺畅程度"，就是独创学术体系的"完善程度"。

借此，我想谈谈"中医医案"如何写作才算有爆发力。

一、改"事后诸葛亮"的随声附和，为"现在进行时"的老吏断案

在当代中医学界，"事后诸葛亮"式的医案解析，比比皆是，乃至于时间长了，很多人将其默认为或误认为是医案规范。四诊之后，就径直"辨证为……"事后加个按语说明之。事实上，"从诊断到辨证"的过程，属于最具智慧含量、最需展开阐释的部分，如果对此语焉不详，或者一笔带过，或者用"按语"的方式进行"事后诸葛亮"的解释，总给人欲说还休、隔靴搔痒的感觉。所以，如同老吏断案的"现在进行时"般地分析与阐释，是中医医案的精华所在，必须针对脉舌症状，进行辨证知机，直至辨出方证、药证。必须还原真实的思考过程，思辨的细节。否则，没有思辨的医案，就是丢掉辨证论治之"辨"的医案，如同一具没有灵魂的冰冷尸体。中医医案习惯用"按语"来代替"侦探一样的独立解析"，这种"八股文"写法，让具有灵魂的鲜活医案，变得像"没有灵魂的尸体"。笔者在此呼吁并身体力行，改变医案的僵固写法，让医案拥有辨析、辨别、辨证的"灵魂"！一位医生在临床看病的忙碌时刻，当然不需要"还原"瞬间精细辨证的全过程，而要教学育人或发表论著，则非要把"脑海中的一闪念"还原出"精细辨别的全过程"。

此外，落实到具体的医案写作中，笔者希望能设立一个"准绳"：

1. 应该把所有的、不含提示或结论的"诊断条件"，放置到医案的最前方，并用特殊字体（如楷体）进行标注。这样，方便阅读者、学习者能够进行"独立解析"，以便和原作者的解析进行对比、借鉴。

2. 医案的标题，一定不能告知或透漏辨证结果。反观古今医案写作，存在诸多弊病，或者把辨证结论提前告知，比如，标题豁然曰"痰饮其一"，标题豁然曰"十枣汤证"，或者文章开头就说"水气凌

5

心则悸，积于胁下则胁下痛，冒于上膈则胸中胀，脉来双弦，证属饮家，兼之干呕短气，其为十枣汤证无疑"。笔者对于医案标题的处理，习惯于既不透漏结果又具强烈吸引力，比如，医案的原标题是：太阳病发热、麻黄汤证、热动生风证、过敏性结肠炎等，我则修改编辑为"三年缠绵发低烧，数日之内迎刃解""只花一元一分钱，治好三年偏头痛""抽搐昏迷临产妇，越辨越明识病机""儿时哮喘一朝除，伤寒论中有妙法""因病休学解放军，辨证论治起沉疴"……当然，普通作者若不善其如此标题，则可直接用病患主诉来命名，如三年低烧、偏头痛等。

3. 处方用药不能不写方名，也不能笼统标以诸如"竹叶石膏汤加减"。一定要标出"方名"，并清清楚楚标出"加"何药，"减"何药。如果药量不同于常规，则要对药量增减做出解释。

二、改"斩钉截铁"的平铺直叙，为"一波三折"的连珠炮疑问

如果按照"事后诸葛亮"的写法，医案的写作实在是世界上最简单的事情。对于疑难病证，你都可以用斩钉截铁的口吻。但实际上，对于复杂的疑难病证，临床医家都在反复权衡，从多种可能性中，选择相对妥当的一种或几种。名家为何如此辨证？辨为其他证型是否可以？名家为何如此用方，用其他类似方药是否可行？连珠炮的疑问，才能够彰显阅读者的独立思考能力和深入探究过程。即便是解析自己的医案、解析自己老师的医案，也不妨自行提出"连珠炮"疑问，其实在临床实际中，潜意识自己也会对自己提出很多可行性，猜测、权衡、否定、筛选……这才是真实的临床思维全过程。如果没有这种一波三折，那么，医案就成为缺乏借鉴启发意义的"一潭死水"。而换言之，倘若在写作自己的医案之时，不断对自己提问"为什么？""如果用其他方药是否可行？"等问题，则会激发自己的深

度思考，对于自己也会有很大提升。如果一则医案，里面有三个、五个"为什么"并做出解释，那么，这样的医案一定能够给读者以启发、借鉴，一定是一个优秀的、好看的医案。

三、改"断章取义"的引用原著，为"必以规矩"的大匠诲人

中医界人士，在医案分析的时候，屡屡大段大段地引用"原著条文"，其中潜藏着的"陷阱"不能不让人警醒！比如说，为说明"水证"的辨证过程，则如此表述：该患者脉沉，《金匮要略》云："脉诸得沉，当责有水。"故辨证为水证。如此引经据典，看似严谨无隙。但在临床实际上，脉沉既可以主水，也可以主里，也可以主气郁，单纯根据脉沉，并不能推导辨析出必是水证。——该医家的真实辨析过程当为"根据患者脉沉、舌苔白腻、身重腿肿等一组水证的脉证，辨别出水证"。但是，医家在著书立说的时候，则将之简化为"患者脉沉，《金匮要略》云：'脉诸得沉，当责有水。'故辨证为水证。"——这并非真实的辨析过程，如此写作，会给后学者造成"片面之误导"。表面上似乎是医家根据《伤寒杂病论》条文而推断出水证。而实际上，则是他脑海中快如闪电的瞬间精细辨别之后，已经大致辨别该患者的病机，再用《伤寒杂病论》条文来"事后验证"而已。

再比如，我们在阅读当代医家的作品中，常见到诸如此类的文句：

治疗外感用六经辨证，治疗内伤杂病用脏腑辨证，正如明代医家王伦所说"外感法仲景，内伤法东垣，热病用河间，杂病用丹溪"。

无论是外感热病还是内伤杂病，皆可用仲景六经辨证，正如清代医家柯韵伯所说："原夫仲景之六经，为百病立法，不专为伤寒一科，伤寒杂病治无二理，咸归六经之节制。"

医家作品中所引用的名医说法，其实多是为了佐证自己"已经提

前确立"的观点而已，并非根据名医说法而推导的结论。

所以，我们呼唤"大匠诲人，必以规矩"，根据"规矩"推导和辨证。因此，一本完美的医案，应该是每个推导步骤都依照相应的"规矩"（辨证的依据）。

最后，让我们"从我做起"，从现在做起，共同创造中医医案的新风尚。

刘观涛

2013 年 1 月 1 日于北京

前　言

不久前，在中华中医药学会主办的"全国经方论坛"上，笔者与中国中医药出版社刘观涛老师深度交流"中医临床课题"的具体操作。在谈及中医医案议题时，刘观涛老师说："我希望当代医家不要只拿自己的医案、医论来说事，最好能有医家'独立点评'某位众所公认的临床大家的'全部医论或医案'。只有对名家'针锋相对、毫不留情'的评点，才能体现中医临床和理论的真水平！我希望你不妨一试。"

笔者想：独立解析某一名家医案是有难度的，具体原因有三：一是自己的辨证体系与该医家不同，对每位患者的主症看法不一，结果可能会有分歧；二是自己的经验及医疗实践与该医家有别，方药辨析的着重点不同，用方可能会不一致；三是该医家所记载的医案是根据自己的辨证习惯搜集的，我们想要的症状可能会缺失，这样也会影响辨证结果。

但刘观涛老师对我解释说："独立通解医案，辨证结果不是很重要的，重要的是辨析的过程，也只有具体的辨析思路和脉络才是最有启发性的，无论对解析者，还是对读者都是非常有启发的。"当时的谈话，我并没有真正在意，后来在刘观涛老师反复催促后，笔者才应允一试。

首先需要明确的是选择哪位医家的医案，这时我一下子想到了曹颖甫的《经方实验录》，只要学过经方或《伤寒论》的人，几乎都知道曹颖甫的《经方实验录》，可以说是家喻户晓，人人皆知。任应秋老师在《中医各家学说》中称其为"纯粹的经方家"。有幸的是，笔者于2008年在学苑出版社也点校出版了曹颖甫的《经方实验录》《伤寒发微》《金匮要略发微》，对曹颖甫的著作进行过系统细致的研读。曹颖甫的《经方实验录》为什么这么有名？我想除了曹颖甫的医案真实、细腻、流畅，加之文采卓著，读之医案如身临其境，让人爱不释手，有种"润物细无声"的感觉；还有一点就是姜佐景先生对曹颖甫先生辨证思路以及医理阐述得入木三分，深刻透彻，这时其结果其实已不是很重要了。总之，该书对学经方的人来说，影响是极其深刻的。

需要特别说明的是，本书策划编辑刘观涛特意提出，本书所解析医案的标题最好不要预先告知辨证结果，防止给读者"先入为主"的印象，故本书医案顺序虽然严格按照《经方实验录》原序，但每个医案的标题由原书的"方证、病机为主"（如十枣汤证、痰饮其一、阳明呕多），由本书编辑改为"患者病证"（如周慕莲脑疽案、心悸头眩案、姚姓发热头痛案），希望读者能与编辑的良苦用心产生共鸣。

笔者请教导师花宝金教授，并与导师共同确定解析《经方实验录》医案的模式：先看《经方实验录》医案原文，把原书医家（曹颖甫等）之辨证用药结果隐藏起来，独立解析，再与原书医家的辨证用药结果进行对比，反思异同点，总结得失，遇到我们比较感兴趣的话题时，我们就开设"举一反三"栏目，加入我们的观点和心得体会，并附上我们的医案以期读者能相互对比。

进入中医殿堂的十多年来，笔者一直坚持跟随著名中医临床家抄方、学习，师承花宝金、冯世纶、张磊等中医名家。笔者的博士生导师花宝金教授尤其鼓励我"转益多师是吾师"。其中，笔者在经方领域，尤其得益于经方家冯世纶和张磊老师的倾囊相授和悉心指导，回首数年来跟师抄方学习的日日夜夜，两位老师临床带教、耳提面命、知无不言、言无不尽，将其所思所悟倾囊相授，毫无保留。笔者参与编撰《经方时方六经辨证应用案解》之时，深受冯世纶老师"六经、八纲、方证"学术思想启发和影响，探索以六经统摄百病、百方；本书所涉及经方理论体系和临证思路，则主要来源于经方临床家、广州中医药大学经典临床研究所客座教授张磊先生。书中的思考和体悟之中，随处闪现着张磊老师的学术思想和智慧。

我们在解析过程中，感觉像与曹颖甫先生、姜佐景先生直接对话，又像在聆听大师的教诲，每当夜深人静的时候，打开思维的闸门，任由思想奔放，产生了许多观点和思想，这些恰恰是我们平常经常容易忽略的。比如，我们领悟到了经方方证对应的六大误区，即只重局部，忽略整体；只重方"证"对应，忽略病机；只重症状体征，忽略脉诊；只重单方，忽略合方；只重经方，忽略时方；只重方证，忽略药量。再如：从瘀血在表的脑疽医案中，我们体悟出了痤疮治疗原则，除了温阳、清热、活血化瘀、利湿等治法外，往往还需加入风药，如小量麻黄、防风、荆芥、白芷等，以尽快恢复表的功能，经临床验证，取得了很好的疗效。还有，曹颖甫对承气汤的运用经验、表里同病的治疗原则等都对我们产生了很深的影响，远非单纯看其书所能领悟到的。

我们看书，尤其对于临床医生来说，都非常希望能看到"干货"，但何为"干货"？我们认为是对临床辨证有启发性的思辨，尤其是医案解析，面对病人直截了当地分析，避开纯理论的思辨，还原临床医师现场思辨的过程，对读者的启发也是最大的。这可能也是《经方实验录》流传广泛的原因之一吧。

另外，我们在解析过程中，亦是尽量还原看病的过程，就是"假如这个病人不是曹颖甫等名家所治，而是我来接诊的，我应该如何考虑诊治"，不断用这样的思想反复启发我们独立思考的习惯，以期对读者有所启发。

最后，特别要向读者交代的是，本书中所列举的"笔者医案"均是我在花宝金老师指导下完成的。花宝金教授是笔者的硕士、博士生导师，无论在临证、科研，还是生活、做人方面，都给予我无微不至的指导、如沐春风的关怀。尤其让笔者感激的是，花宝金先生胸怀宽广、目光如炬，始终放眼中医学界的前沿。他经常鼓励我们要有"海纳百川"的气度、"百家争鸣"的胸怀。在此，笔者也向本书读者提议：让我们立足临床、做好传承，为中医振兴贡献自己的心力。

鲍艳举

2013 年 3 月 22 日

于中国中医科学院广安门医院

目 录

案 1　汤姓发热鼻塞案

汤左，二月十八日。发热，有汗，恶风，头痛，鼻塞，脉浮而缓。

太阳中风，桂枝汤主之。

川桂枝三钱　生白芍三钱　生甘草钱半　生姜三片　红枣六枚

【独立全解】

该患者的主症是"发热、汗出、恶风、头痛、鼻塞、脉浮而缓"，只要是学过《伤寒论》的人，几乎都能看出来这是太阳中风表虚证，也就是桂枝汤证。但患者的主症是经过作者加工过的，真要是读者自己采集病史，可能会有别的可能，因为每个人的关注点及辨证角度是不一样的。

其实，现在临床上见到"发热、汗出、恶风、头痛、鼻塞、脉浮而缓"也并不一定都是桂枝汤证，还必须整体上辨析患者的其他症状。

若患者有口干或口干渴，辨证为太阳阳明合病，可以用桂枝汤加生石膏或桂枝二越婢一汤，《伤寒论》第 27 条："太阳病，发热恶寒，热多寒少。脉微弱者，此无阳也，不可发汗，宜桂枝二越婢一汤。"《伤寒论》条文中桂枝二越婢一汤的脉象为脉微弱，是由于津液亏虚所致，又加之表不解，亦可表现为脉浮弱，与桂枝汤的脉浮缓极相似，这时就需要根据临床症状进行鉴别，即前者是太阳阳明合病，而后者是单纯的太阳病。

若患者伴有咽痛、口苦，则应辨证为太阳少阳合病，可以用柴胡桂枝汤。

上条若再伴有口干渴，则应辨为太阳少阳阳明合病，可以用小柴胡汤合桂枝汤、白虎汤或用小柴胡汤合大青龙汤。

1

或许有人会问：假如合并有少阳病，脉应该是弦的，不应该是浮缓脉。中医的辨证是非常灵活的，特别在临床上没有绝对"一一对应"的辨证。少阳病的主脉是弦脉，但不是所有的少阳病都可以见到弦脉，也不是所有的弦脉都是少阳病，还需要根据患者整体状况综合辨证。《伤寒论》第97条："血弱气尽，腠理开，邪气因入，与正气相搏，结于胁下。正邪分争，往来寒热，休作有时，嘿嘿不欲饮食，脏腑相连，其痛必下，邪高痛下，故使呕也，小柴胡汤主之。"太阳病初期，邪气与正气交争于骨肉，即太阳病在表的一般病理过程。若血弱气尽，精气已不足拒邪于外，则退而卫于内，导致体表腠理遂不密守而开，邪乃乘虚而入于半表半里，与正气相搏结于胁下，就转变为少阳病了。血弱、气尽、精气不足可以表现为缓脉，加之外感表证不解，亦可表现为浮脉，因此太阳少阳合病的脉象可以表现为浮缓脉。因此，临床上浮缓脉绝对不能单纯对等于太阳表虚之桂枝汤证。

对于这个医案，很多人会认为很简单，心想假如我在临床上见到"发热、汗出、恶风、头痛、鼻塞、脉浮而缓"，单用桂枝汤就能治好病，其实不然。我们恰恰忽略了作者辨证的整体过程，而这些过程有时作者并没有完整地表达出来。该案中作者能单用桂枝汤，是在潜意识里面已经排除了其他症状后，结合患者整体情况综合辨证为单纯的太阳病才有效的。这里特别注意的是，作者排除了其他症状，包括很细微的一些症状，这些症状有时恰恰是很关键的症，比如：口干渴、咽痛、口苦等，有时忽略其中的某一个症，会出现单用桂枝汤可能有小效，也可能丝毫无效，还有不但没效还会加重病情的情况。

"经方之难精，由来尚矣"，用经方在临床上取效更是难上加难。笔者在临床上体会到缺乏整体观念、顾此失彼是其原因之一。

【举一反三】

笔者曾治疗一感冒患者，徐某，女，23岁，学生。初诊日期：2007年1月20日。

主诉：低热8天。

患者 8 天前受凉后出现发热、恶寒等症状。就诊于某医院急诊科，给予退热抗感染等对症治疗后，热势减退，呈低热状态，晨起干呕明显，伴有咽痛、口干渴、饮水较多。他医予小柴胡颗粒治疗 5 天后无效。请余诊治。刻下症：低热，自测体温 37.6℃，乏力，口干渴欲饮，咽痛，咳黄痰，晨起刷牙时干呕明显，无恶寒，口苦，二便调，食纳不佳，眠可，舌质淡红，苔薄白，脉弦细。

该患者是外感发热，由于误治而出现低热不退。其最主要的症状之一就是晨起干呕、口干明显。干呕是小柴胡汤四证之一，《伤寒论》第 10 条："伤寒，中风，有柴胡证，但见一证便是，不必悉具。"见"干呕"这一证便可给予小柴胡汤，但仍然要结合患者的整体情况而用药。患者由于"血弱气尽腠理开"，外感病邪不解，传入半表半里，而出现干呕、乏力、咽痛、纳呆、低热不退。患者咽痛、口干渴欲饮、偶咳黄痰，是邪陷里证之阳明病。

临床上常见的半表半里实热证的少阳病，既可由表证传来，也可由里实热之阳明病"助燃愈盛"。假如不从根源上"釜底抽薪"治疗里实热之阳明病，半表半里实热之少阳病就不能从根本上解决。

综上所述，该患者六经辨证为少阳阳明合病，其方证为小柴胡汤加生石膏、桔梗、生薏仁。

方中还加用桔梗，取桔梗汤之意，祛痰排脓、化痰止咳。生薏仁，亦有祛痰排脓之功。笔者治疗兼有咽痛、咳嗽的少阳病，常在柴胡剂的基础上加用桔梗、生薏仁以加强祛痰排脓之功，算是相对固定的"药对"。

柴胡 12g，黄芩 10g，清半夏 12g，党参 10g，炙甘草 6g，生石膏 45g（先煎），桔梗 10g，生薏苡仁 18g，生姜 10g，大枣 10g。

方中小柴胡汤和解少阳，生石膏清解阳明里热，又用生薏苡仁、桔梗清热化痰，排脓利咽。

结果，患者服用一剂后低热症状消失，咽痛亦明显减轻，又服用一剂，诸症消失。

前医给服小柴胡颗粒，说明该医已辨出患者病位在少阳，但忽略了患者的咽痛、口干渴欲饮、偶咳黄痰等阳明里热之症。少阳阳明合病，单纯用小柴胡汤和解少阳是不够的，和解少阳的过程中，必须兼清阳明里热，病方能解。可能会有一些大夫埋怨：我见到了"口苦、咽干、目眩、心烦喜呕、胸胁苦满、默默不欲饮食"，用小柴胡汤没效。往往就开始怀疑经方的疗效了，究其原因，还是在辨证上缺乏整体观念，顾此失彼所致。

类似的例子，还有不少。比如，一般的大夫，都知道"咽之不下，咳之不出"之痰气互结型的梅核气，用半夏厚朴汤治疗。但如果忽略患者的其他症状，如咽痛、吐黄痰、口干渴欲饮等阳明病证，恶寒、汗出、低热等太阳病证，腹泻、腹痛、腹部怕冷等太阴病证，而仅仅用半夏厚朴汤是不行的，必须重视患者的整体状况，把握经方的整体观念，随症加减治疗，病方能解。

案2 杨兆彭恶寒头汗案

余尝于某年夏，治一同乡杨兆彭病，先，其人畏热，启窗而卧，周身热汗淋沥，风来适体，乃即睡去。夜半觉冷，覆被再睡，其冷不减，反加甚。次日，诊之，病者头有汗，背汗不多，周身汗亦不多。

当予桂枝汤原方。

桂枝三钱　白芍三钱　甘草一钱　生姜三片　大枣三枚

又次日，未请复诊。后以他病来乞治，曰：前次服药后，汗出不少，病遂告瘥。药力何其峻也。然，安知此方乃吾之轻剂乎？

【独立全解】

该患者"畏热，周身热汗淋沥"，则必然汗毛孔大开，又"启窗而卧，风来适体，乃即睡去"而患病，医案中的主症是恶寒、发热、汗出，曹颖甫并没有特别交代其他的症状及舌脉，故我们对于没做特别交代的舌脉症状，按照正常的舌脉症状对待。比如，正常之舌为：舌淡红或淡白，苔薄白。

故辨证为太阳表虚证，予桂枝汤调和营卫即可。

反观曹颖甫的独立处方，他用的也是桂枝汤处方。以方测症，该患者除了恶寒、发热、汗出外，还有舌淡红或淡白，苔薄白，脉浮缓或浮弱，口中和，最重要的是排除"有口干苦、口渴欲饮水、咽干痛、大便干或稀、小便频数"等。如伴有上述情况，单用桂枝汤则疗效往往不能保证。

【举一反三】

患者得外感病的条件有两个：一是汗毛孔大开；二是感受外邪。现在很多人往往关注于后者，岂不知前者是得病的前提，也决定着能否感受外邪，"正气存内，邪不可干"就是这个道理。能使汗毛孔大开的主要病机是体内郁热，也是目前外感病发病的主要原因。

现代人生活节奏快，工作压力大，易致多思多怒，肝气横逆，心火暗炽，久之人体气机失调，郁热内生；加之平素嗜食辛辣肥甘厚味，易生内热；起居失常，夜不眠而昼昏睡；劳逸失度，伏案久坐而活动减少。这些生活方式都会影响人体气机的正常运行，而使气滞气郁，化火生热。这样的患者这时往往比较容易感受外邪。因此，目前很多所谓的"外感发热"其实是一种内伤病，治疗的关键亦是把内伤的病因解决。

笔者在临床上单独用桂枝汤治疗外感发热的机会不是很多，大部分的处方都会有清里热的方药，比如大青龙汤、麻杏石甘汤、小柴胡汤、大柴胡汤以及这些方子的合方。

案 3　叶姓恶寒头痛案

　　我治一湖北人叶君，住霞飞路霞飞坊。大暑之夜，游大世界屋顶花园，披襟当风，兼进冷食，当时甚为愉快。顷之，觉恶寒，头痛，急急回家，伏枕而睡。适有友人来访，乃强起坐中庭，相与周旋。夜阑客去，背益寒，头痛更甚，自作紫苏、生姜服之，得微汗，但不解。次日乞诊，病者被扶至楼下，即急呼闭户，且吐绿水痰浊甚多，盖系冰饮酿成也，两手臂出汗，抚之潮。

　　随疏方用：桂枝汤加浮萍。

　　桂枝四钱　白芍三钱　甘草钱半　生姜五片　大枣七枚　浮萍三钱

　　加浮萍者，因其身无汗，头汗不多故也。次日未请复诊。某夕，值于途，叶君拱手谢曰：前病承一诊而愈，先生之术，可谓神也。

　　姜佐景按　一病一证之成，其病因每不一而足。本案示"风"之外，更有"冷饮"是也。外为风袭，内为饮遏，所谓表里两病。是犹国家不幸，外有强邻之侵，内有异党之扰，两相牵制，证情杂矣。

　　本案见证较前多一"吐"字，可见病人之证随时变化，决不就吾医书之轨范。而用药可加减，又岂非吾医者之权衡？观本方用生姜五片可知矣。

　　【独立全解】

　　该患者是由于大暑之夜游玩，进食生冷，感受外邪所致的外感发热，症见：头痛，恶寒，呕吐绿水痰浊，两手臂及头部出汗，其身无汗，相当于现在的

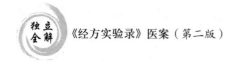

"胃肠型感冒"。

从患者的症状分析，除了以上症状外，还可能有发热，因为患者是饮食生冷后受风，低热的可能性比较大。

曹颖甫先生之所以用桂枝汤，是在排除了"患者腹痛、腹泻之太阴病"，排除了"口干苦之少阳病"以及排除了"口干渴、舌红苔黄腻之阳明病"之后，辨证为单纯的太阳病，读者应该明确此容易忽略的背景。另外，曹颖甫常在桂枝汤里加浮萍，增强解表之力，算是曹颖甫的用药习惯吧。

我们从这个病例可以推测出，患者平素脾胃虚弱或喜食肥甘厚味，导致脾胃湿热积滞，进食生冷是个诱因，损伤脾胃，导致汗毛孔大开而又感受外邪所致。

该医案中并没有记载患者的舌脉以及二便情况，我们根据临床上常见的病例可以做出以下两种推测。

第一种情况是表证兼里阴：

患者平素脾胃虚弱，进食生冷，导致腹痛、腹泻、呕吐，后又见头痛、恶寒、发热、汗出、舌淡红、苔薄白或白、脉沉细无力或浮细无力，这时辨证为太阳太阴合病，可以用桂枝人参汤治疗；若患者无汗，可以加一味麻黄，麻黄的量不用很大，5～8g即可，重在开表。

第二种情况是表证兼里阳：

患者平素喜食肥甘厚味，导致脾胃湿热积滞，这类患者平素脾胃湿热积滞，汗毛孔平时就开着，无论进食生冷或辛辣刺激之品均可以加重损伤脾胃，使汗毛孔大开，更容易感受外邪致病，出现腹痛、腹泻、呕吐，后又见头痛、恶寒、发热、汗出、舌红或暗红、苔白腻或黄腻、脉沉弦滑或浮滑数，这时辨证为太阳阳明合病，可以用麻杏石甘汤加减，或用大青龙汤；若患者兼有口干苦、咽痛，考虑为太阳阳明少阳三阳合病，可以用小柴胡汤合麻杏石甘汤，或小柴胡汤合用大青龙汤。

【举一反三】

笔者曾治疗一位感冒患者，李某，女，22岁。就诊日期：2012年4月15日。

主诉：发热两日。

两日前，患者从外面游玩回来后，直接从冰箱里拿了酸奶即饮，约两小时后渐出现胃脘及脐部隐痛，随之出现腹泻，随之出现周身恶寒、无汗、身痛、低热，体温37.8℃，服用黄连素及退烧药即呕吐。遂前来诊治。平素患者脾胃虚弱，容易出现胃脘部隐痛及大便稀溏。复查血常规及便常规均未见异常。刻下症见：恶寒，发热，无汗，周身关节酸痛，头微痛，胃脘及脐部隐痛，纳差，大便偏稀，3次/日，舌淡红，苔薄白，脉浮细无力。

该患者恶寒、发热、无汗、周身关节酸痛、头微痛、脉浮，考虑为太阳表实证。

患者胃脘部及脐部隐痛、大便偏稀、脉细无力，考虑为太阴病。

综合辨证为太阳太阴合病，且患者有发热，我一下子想到了桂枝人参汤，但桂枝人参汤中太阳病为太阳表虚证，这个患者是一个太阳表实证，用上恐怕不会出汗，且会使发热症状加重。于是我就在桂枝人参汤的基础上加上一味生麻黄5g，重在辅助桂枝开表，亦不至于出大汗伤津液，当时仅仅就是这个想法，以前也没有见过有人这样用，心里还是没有底，于是我让患者先买了两剂药，有什么不好的情况，随时再和我联系调整用药。

处方：桂枝10g，白芍10g，生姜10g，炙甘草6g，大枣10g，干姜10g，茯苓15g，党参10g，苍术12g，生麻黄5g。2剂，水煎服，日1剂。

嘱服药后，喝小米粥并覆被出汗。禁食生冷、油腻、辛辣刺激之品。

结果：患者服完一剂药后即出汗了，头痛、恶寒症状明显缓解，体温亦降至正常，腹痛消失，腹泻转为1次，便质亦较前好转，继服1剂，食纳可，无明显不适，诸症痊愈。

或许有人会问：该方用麻黄附子细辛汤或麻黄附子甘草汤合理中汤可

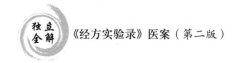

以吗？

患者脉象表现为浮细无力，为表证与里虚寒的组合。麻黄附子细辛汤或麻黄附子甘草汤证为少阴病主方，故其脉不曰"浮细无力"而径曰"脉微细"或"脉沉细"。故笔者认为，假若本证脉微细或沉细而不浮，可用麻黄附子细辛汤或麻黄附子甘草汤。而若脉有浮象，还是用笔者之方似乎更稳妥。

或许还有人会问：该方用麻黄汤合理中汤可以吗？

虽然该患者恶寒、发热、无汗、周身关节酸痛、头微痛、脉浮，辨证为太阳表实证，但患者脉浮细无力，但用麻黄汤强力发汗恐更伤津液，但单用小剂量麻黄开表则不会强力发汗而更伤津液。当然，若用小剂量的麻黄汤，则已非"标准麻黄汤"的大发汗之意，和我单加麻黄开表之意近似。

笔者曾治疗一位发热患者，陈某，男，32岁。初诊日期：2012年3月11日。

主诉：间断发热3天。

3天前，患者与朋友进食香辣火锅后，出现腹痛、腹泻、恶心、呕吐症状，随后服用气滞胃痛颗粒、整肠生及黄连素，腹痛、腹泻较前略好转，可又出现了周身关节疼痛、恶寒、发热，体温38.5℃，遂前来诊治。复查血常规及便常规均未见异常。刻下症见：恶寒、发热、无汗，周身酸痛，腹部隐痛，纳差，时有恶心，咽痛，偶有咳嗽，口干苦，小便色黄，大便偏稀臭秽，舌红，苔黄腻，脉弦滑有力。

该患者恶寒、发热、无汗、周身酸痛，考虑为太阳病。

腹痛、口干、小便色黄、大便质稀臭秽、舌红苔黄腻、脉滑考虑为阳明病。

咽痛、口苦、脉弦考虑为少阳病。

综合辨证为太阳阳明少阳三阳合病。

方选小柴胡汤和解少阳，麻杏石甘汤解表清里，加用桔梗、生薏苡仁解毒利咽排脓。

处方：柴胡15g，黄芩10g，清半夏10g，党参10g，生甘草5g，生姜10g，大枣 10g，生麻黄 5g，杏仁 10g，生石膏 45g（先煎），桔梗 20g，生薏苡仁 30g。3 剂，水煎服，日一剂。

嘱忌食辛辣、刺激、甘甜之品，服完药后覆被出汗。

结果：患者服完 3 剂后，周身汗出、恶寒、发热、周身酸痛、腹痛、腹泻消失，口干苦、咽痛较前明显好转，纳食增，舌淡红，苔薄白腻，脉弦滑，后又以柴平煎为主善后调理，服用 7 剂后，纳可，二便调，无明显不适，病告痊愈。

案4　谢姓下利案

谢先生，三伏之天，盛暑迫人，平人汗流浃背，频频呼热，今先生重棉叠衾，尚觉凛然形寒，不吐而下利，日十数度行，腹痛而后重，小便短赤，独其脉不沉而浮，脉浮而不紧（编者按：脉浮而不紧，乃是曹颖甫在按语中提及）。

（谢君先是应友人宴，享西餐、冰淋汽水，畅饮鼓腹。及归，夜即病下利。三日不解，反增剧。曾投轻剂乏效）

姜佐景按　本案不吐而下利，又异于前案（编者按：前案指曹颖甫治湖北人叶君之案），所谓证有变化是也。

吐者为胃不和，利者为肠不和。然而能吐、能利，胃肠尚有抗毒逐邪之机能，病未得为进也。

大论《太阴篇》云："太阴病，脉浮者，可发汗，宜桂枝汤。"舒氏疑本条有误，当以理中为主，内加桂枝云云。说似有见。然而理中加桂枝为偏里，桂枝汤为偏表。今脉浮，表证重，故宜桂枝汤。况曰"宜"，而不曰"主之"，其宾主层次之分了然矣。

大论曰：太阴病，脉浮者，可发汗，宜桂枝汤。本证似之。愚则依证治之，虽三伏之天，不避桂枝。

桂枝汤加六神曲、谷麦芽、赤茯苓。

川桂枝钱半　大白芍钱半　炙甘草钱半　生姜二片　红枣四枚
六神曲三钱　谷麦芽各三钱　赤茯苓三钱

服后果表解利稀，调理而瘥。

曹颖甫曰 本案实为太阴病。盖桂枝汤为证见脉浮之本方，虽重棉叠衾，尚觉恶寒，有似麻黄汤证。不知桂枝汤证原自有啬啬恶寒者，况脉浮而不紧，其不为麻黄汤证明矣。

因下利之为食滞也，加六神曲、炒谷麦芽；因小便短赤也，加赤茯苓。可以悟随证加减之法矣。

【独立全解】

该患者症见：恶寒，下利，腹痛而后重，小便短赤，脉浮，其中恶寒、脉浮，考虑为太阳病。下利、腹痛而后重、小便短赤，临床上常见两种情况，一种情况是湿热内蕴之阳明病，另外一种情况是里虚寒之太阴病。假如患者为里湿热之阳明病，则辨证为太阳阳明合病，可予葛根芩连汤；假如患者为里虚寒之太阴病，则辨证为太阳太阴合病，可予桂枝人参汤。

有人问：《伤寒论》第 32 条，太阳与阳明合病者，必自下利，葛根汤主之。恰为您上述所云第一情况，但您用葛根芩连汤，难道用葛根汤不行吗？

笔者认为，条文中所谓"太阳与阳明合病者，必自下利"是指太阳阳明合病兼有下利，乃是表证重，里证轻，表解而里和，故用葛根汤治疗。有些教材中认为：葛根具有升阳止泻之功，其原理来源于《伤寒论》中葛根芩连汤的方意，其实葛根芩连汤中葛根的作用是解肌解表，真正起止泻作用的是黄连、黄芩，而不是葛根，可能是后世延伸出来的。本案患者亦是太阳阳明合病兼有下利，但该患者又有腹痛而后重、小便短赤，说明阳明里证比较重，单用葛根汤解表恐难奏效。而葛根汤针对下利较轻的太阳阳明合病则有效。

反观曹颖甫的独立解析，该患者恶寒、下利、腹痛、小便短赤、脉浮，病例中未记录患者发热。根据笔者经验，该病相当于现代的"胃肠型感冒"。

患者发热、恶寒、脉浮（脉浮而不紧），考虑为太阳病；下利、腹痛，考虑为太阴病。综合辨证为太阳太阴合病。

所以作者用桂枝汤调和营卫解表，神曲、谷麦芽、赤茯苓消食和胃止泻治疗太阴。

作者这里为什么用神曲、谷麦芽、赤茯苓？主要考虑了患者畅饮冰淋、汽水以及食用西餐伤及脾胃，患者体内有饮食积滞、脾胃损伤，所以用了这些健脾消食和胃之品。

此外，作者在案中没有提及患者的舌苔及舌质，但用了神曲、谷麦芽、赤茯苓，而没有用苍术、陈皮、厚朴平胃散，以药测症，可以推测该患者平素脾胃虚弱，舌质应该为淡红或淡白，舌苔应该为薄白或白，不太可能是白厚腻苔。因为假若患者舌淡红或淡白、舌苔白厚腻的话，用平胃散可能更为适合，比用神曲、谷麦芽等消食和胃之品祛湿利湿作用强，效果可能会更好。

作者在按语中提到患者"曾投轻剂乏效"，这个轻剂会是什么方呢？做此推测有无意义？

该患者是在三伏之天、盛暑之季，过食西餐，又饮冷，出现发热、恶寒、汗出、下利、腹痛、（舌淡红、苔薄白）、脉浮等太阳太阴合病，病机相当于现在教材及时方辨证里边的"外感风寒，内伤湿滞"，让人一下子就想到了藿香正气散。

藿香正气散出自《太平惠民和剂局方》，该方对"暑月感寒伤湿、脾胃失和"所致的"霍乱吐泻，发热恶寒，头痛，胸膈满闷，脘腹疼痛，舌苔白腻"者最宜。我们也在临床上体会到，藿香正气散对于大部分这样的患者是有效的，但对于某一些患者无效。

那么藿香正气散对哪部分有效呢？我们在临床上体会到，"本方重在化湿和胃，解表散寒之力较弱"，所以患者平素脾胃稍弱，舌苔往往白厚腻，胃脘胀满不适感较明显，而胃脘疼痛较轻微，而表证不是很明显，只是轻微的恶寒、低热。而对于一些平素脾胃虚弱，舌苔薄白，发热、恶寒等表证明显的患者，用藿香正气散则会多无效。因此，通过这个方药的推测，我们可以更加熟悉藿香正气散的临床应用指征。

有人会问：医案中患者小便短赤是不是里有热？按教材中的理论，小便短赤一般是里有热。从患者口中和、下利等症状以及舌淡红、苔薄白、脉浮细无力等分析，并没有热的迹象，因此该患者之所以小便短赤，我们认为恐非里热，而是由于大便质稀，饮食减少，入量不足，尿液浓缩所致。

【举一反三】

中医的思维往往是阴阳思维，一个问题至少要从阴阳两个方面来考虑，有时候还要从一、二、三、四,四个点去考虑，甚至更多的点去考虑。

比如说"口苦"一症，《伤寒论》里面提到过"少阳之为病，口苦，咽干、目眩也"，但临床上见到口苦不一定都只是少阳病，可以见于阳明病，也可以见于厥阴病，还有很重的湿热也可以有口苦，对于湿热很重的口苦用小柴胡汤往往效果不好，若用三仁汤等清热利湿效果就很好。

对于常见症状"大便干"，也不一定都是阳明腑实，也可以见于少阳证、寒湿证、太阴病等。

很多大夫一见到患者"腰酸痛、乏力"，就认为是肾虚，"腰为肾之府"嘛，开方时一定不忘加一些补肾的药，这些都是没有用中医的思维在看病，腰痛能见的病非常多，不仅仅是肾虚，起码最常见的还有表证未解、寒湿下注、湿热下注、上热下寒之厥阴病等。

还有一些"恶寒、脉微细"的患者，他也不一定都是阳虚、气虚，"大实有羸状"的患者也不少，比如临床上大承气汤的脉象不一定都是弦滑、沉实有力脉，它的脉也有很多沉细的，这点需要大家注意。

笔者就曾治疗过这样一位患者，章某，女，32 岁。初诊日期：2011 年 7月 10 日。

主诉：低热伴腹泻 3 天。

患者 3 天前与同事一起野外游玩，期间吃了烧烤，亦喝了冰镇饮料，当时仅有胃脘部胀满不适感，回家后即出现呕吐、腹泻、恶寒、低热，在药店买了两盒藿香正气水，服用 3 天，呕吐、泄泻、恶寒、低热仍不见好转，且腹胀满及疼痛有加重趋势，因时有呕吐，未服用其他药物，经人介绍，前来诊治。刻下症见：恶寒、低热，体温徘徊在37.5℃～38.3℃，汗出，动则加重，乏力，时有呕吐，口中和，无口干渴，胃脘胀满不适，时有隐痛，纳差，仅喝少量热稀粥，大便质稀，3～5次/日，小便调，舌淡红，苔薄白，脉浮细无力。

患者恶寒、低热、汗出、脉浮，考虑为太阳病。

大便质稀、胃脘胀满不适、时有隐痛、纳差、脉细无力，考虑为太阴病。

综合辨证为太阳太阴合病，对于该病的治疗，我当时想到了两个方子，一个是藿香正气散，因为现在是夏季，又有呕吐、腹泻、恶寒、低热，让人很容易就想到这个方子。但患者舌苔薄白，不是特别的厚腻，湿气不是很重，且患者表证比较明显，所以我当时就感觉不像是这个方证。忽然又想起来患者诉"曾服用3天的藿香正气水无效"，所以我就更加坚定地把藿香正气散给排除了。

第二个方子就是桂枝人参汤，其实质就是理中汤加桂枝，治疗太阳太阴合病的"协热下利"证，正如《伤寒论》第163条提出的："太阴病，外证未解而数下之，遂协热下利，利下不止，心下痞硬，表里不解，桂枝人参汤主之。"

故予桂枝人参汤，因患者表证明显，我就把一味桂枝改为桂枝汤原方，方中桂枝汤调和营卫，以止恶寒、发热、汗出，人参汤（即理中汤）温中补阳以止腹泻，又用炮姜加强温中之功（而温中则能止呕），因患者胃脘胀满明显，又加一味陈皮理气消胀。

处方：桂枝人参汤加炮姜、陈皮。

桂枝10g，白芍10g，生姜10g，炙甘草6g，大枣10g，干姜10g，炮姜10g，党参10g，苍术12g，陈皮15g。5剂，水煎服，日一剂。

结果：患者服用2剂后即腹泻止，又继服3剂，恶寒、发热、汗出消失，无乏力，纳食正常。

案 5　老妇脑疽病案

一·二八之前，闸北有一老妇患脑疽病，周围蔓延，其径近尺许。启其所盖膏药，则热气蒸蒸上冒。头项不能转侧。余与余鸿孙先生会诊之，先用治脑疽法治之，三日不见大效。四日诊时，天色已晚，见病者伏被中，不肯出。询其故，侍者曰，每日此时恶寒、发热、汗出。

余乃悟此为啬啬恶寒、翕翕发热之桂枝汤证。

即用桂枝五分，芍药一钱，加姜、草、枣轻剂投之。

次日，病大减。遂逐日增加药量，至桂枝三钱，芍药五钱，余三味亦如之，不曾加他药。数日后，竟告痊愈云。

曹颖甫曰　丁甘仁先生有言，脑疽属太阳，发背属太阳合少阴。二证妄投凉药必死。旨哉言乎！

【独立全解】

该患者为脑疽病，初诊时症见：恶寒、发热、汗出，曹颖甫未记录患者的舌脉及其他症状，若排除"口干苦、口渴欲饮水、咽干痛、大便干或稀、小便频数"等症状后，辨证为太阳表虚证，予桂枝汤原方治疗。

反观曹颖甫的治疗经过，曹颖甫根据患者恶寒、发热、汗出，亦辨证为太阳表虚证。患者除了恶寒、发热、汗出外，还可能有舌淡红或淡白，苔薄白，脉浮缓或浮弱，脑疽色淡或淡红，口中和。当然，最重要的还要排除"口干苦、口渴欲饮水、咽干痛、大便干或稀、小便频数"等症状。

该医案中提到了一个"脑疽病"，脑疽是一个中医的病名。谢观等编著的

《中国医学大词典》这样记载：此证由膀胱积热，或湿毒上壅，或风温外感，或阴虚火炽而成，生于项后，初起一粒，形如麻豆，至一二日畏寒身热，渐渐加大，七日成形，根盘红肿，顶突宽松者为顺。若初起形色不正，寒热不重，身虽发热，面色形寒，疮不高肿，根盘平塌，散漫不收，过候不透，脓稀不腐者，此平日肾水亏损，阴精消涸，致正气内亏，不能使毒外泄，而显陷里之象，其危险难过三候。大抵由外感发者，多生于正中，属督脉经，易于高肿溃脓，生肌收口，故为顺症，从内发者，多生于偏旁，属膀胱经，疮多平塌，根脚走散，两肩漫肿，膊项难转，背如负石，难以成脓，难溃难敛，或见三陷之证，故属逆证，宜分别施治。脑疽，实际上就是生于脑后项部的疮疡。正对口者，俗称"对口"。偏于一侧者俗称"偏对口"。临床上多由湿热交蒸或五脏蕴毒所致，症状多见灼热肿痛，颜色鲜红。但是也有例外，比如病程初起可以见到表证，应该用解表法治疗；患者平素体质虚弱，阳气虚弱，就是阴疽，应该用温阳法治疗。

【举一反三】

现代真正的"脑疽病"不常见了，但是类似于"脑疽病"的患者亦不少，包括周身的痤疮以及疮疡病。治疗该病既没有固定的治法，亦没有固定的专方专药，一切病证都要辨证施治。

笔者曾治疗一例类似于"脑疽病"的患者，陈某，男，41岁。初诊日期：2012年3月13日。

主诉：背部疮疡3月余。

近3月来，患者无明显诱因出现背部多发疮疡，色鲜红，根盘坚硬，部分上覆白色脓点，部分暗红，最大的有0.5cm×0.8cm，时有疼痛，患者经人介绍，前来找中医诊治。刻下症见：背部多发疮疡，色鲜红，根盘坚硬，时有疼痛，口干，口黏，平素贪凉，每日必喝冰镇饮料，眼干，腿沉，乏力，纳可，眠可，小便色黄，大便不畅，黏滞量少，舌红，苔薄白腻，脉沉弦有力。患者既往有糖尿病病史，现注射胰岛素控制血糖。血压偏高，尤其是低压偏高，徘徊在 85mmHg～95mmHg，未服用降压药。否认其他慢性病史。该患者本身症状不是很多，并没有特别难受的症状，背部的疮疡自身并未重视，只是在家人的劝说下才来找中医调理一试。

我当时的辨证思路是：

患者口干、口黏、饮冷、大便黏滞量少、舌红，考虑为里热之阳明病。

患者眼干、脉弦考虑为少阳病。

另外，患者乏力、腿沉、舌红、苔薄白腻，考虑为湿热下注所致。

综合辨证为少阳阳明合病，兼有湿热下注。

方选用大柴胡汤加白虎汤和解少阳、清热通腑以解阳明里热。

因患者口渴明显，加一味党参，取白虎加人参汤之意，以生津液止渴。

合用四妙散清热利湿。

因患者疮疡色红，加一味银花清热消痈。

眼干，加一味菊花，清肝明目。

处方：大柴胡汤合白虎加人参汤、四妙散、银花、菊花。

柴胡 18g，黄芩 10g，生大黄 8g，枳实 10g，白芍 20g，半夏 10g，大枣 10g，生姜 10g，生甘草 5g，生石膏 45g（先煎），知母 30g，党参 10g，苍术 10g，黄柏 10g，川牛膝 15g，生薏苡仁 30g，菊花 30g，金银花 30g。7 剂，水煎服，日一剂。

嘱忌食辛辣刺激、肥甘厚腻、生冷。

结果：患者服完 7 剂后，背部疮疡颜色由鲜红色转变为暗红色，部分暗红色已转变成黑色，疼痛消失，未再有新发疮疡，口干渴、眼干、乏力较前明显好转，大便通畅。后继用柴胡剂、四妙散、猪苓汤、桂枝茯苓丸、白虎汤调理，背部疮疡消失若无。

笔者亦曾治疗一例女性患者，25 岁，初诊日期：2011 年 11 月 20 日。

主诉：背部痤疮反复发作 1 年余，加重 3 月。

近 1 年来，患者无明显诱因出现背部痤疮，尤其是肩胛骨两旁为甚，面部亦有少量痤疮，本以为是"青春痘"，未予重视。近3月来，患者无明显诱因出现痤疮加重，量多，时有疼痛，根盘较硬，曾就诊于多家中医院皮肤科，服用清热解毒、活血祛瘀的药物，均无效，今经人介绍前来诊治。刻下症见：背部痤疮，色黯红，时有疼痛，面部亦有少许，口干，乏力，无口苦，纳可，眠可，大便干，2～3日一行而无所苦，小便调，舌淡红，舌尖有少许瘀斑，苔薄白，脉沉细。该患者除了以上症状外，面色暗黄，无光泽。

对于年轻女性，气色不好的，往往月经不好，为什么呢？因为月经不调，往往会导致瘀血内停，反应到面部就是暗黄、无光泽，而这位患者舌尖还有少许瘀斑，我就更加肯定患者月经不调，量可能会比较少，颜色也可能很黑，还应该有血块，痛经。于是就问患者月经如何？该患者的回答与我判断的几乎一致，月经量少、色黑、有血块，而且痛经比较明显，每次月经来时都要吃止痛片。这下子我就知道了患者背部及面部的痤疮跟她的月经有关，具体说是因为体内的瘀血所致。但笔者认为，若病机多重，除了活血祛瘀之外，还要考虑其他病机，并行治疗，若单用活血化瘀的药物有可能无效。该患者应该重在调经、祛瘀，而不应该把眼光着眼于皮肤上的痤疮，因为痤疮只不过是"冰山一角"而已。

患者背部及面部痤疮、舌尖少许瘀斑、月经量少、色黑、有血块、痛经，考虑有瘀血内停，方选用桂枝茯苓丸，重在活血祛瘀。

因患者痛经明显，加一味炙甘草，取芍药甘草汤缓急止痛之意。

再加一味刘寄奴，加强活血止痛之功。

口干、大便偏干，考虑为瘀血郁久化热所致，加一味酒大黄，既能清热通便，又能活血祛瘀，可谓"一药两用"，同时加一味生石膏加强清热之功。

因患者痤疮明显，加一味金银花，清热消痈。

处方：桂枝茯苓丸加炙甘草、生石膏、酒大黄、刘寄奴、金银花。

桂枝10g，茯苓30g，桃仁15g，白芍30g，丹皮15g，炙甘草10g，金银花30g，刘寄奴30g，生石膏30g（先煎），酒大黄5g。7剂，水煎服，日一剂。

嘱忌食生冷、油腻、辛辣刺激之品。

结果：患者服完 5 剂后，恰逢月经来到，痛经明显好转，少腹轻微胀痛，能正常工作，且未服用止痛药，经色较前鲜红，血块减少，月经量较前无明显变化。月经期继续服用 2 剂，背部及面部痤疮疼痛大减，颜色较前变暗，根盘变软，未再新发痤疮，大便通畅。后又以桂枝茯苓丸、当归芍药散、四逆散、逍遥散相继调理 3 月，已无痛经，月经量较前增多，背部及面部痤疮消失。

我们在临床上见到很多所谓的"现代病"，不能先入为主，固定自己的辨证思维模式，把某一种病局限到某一种治法上，这与中医的辨证论治大法是有根本冲突的。比如，临床上遇到心血管病就用活血化瘀，遇到疮疡就用清热解毒活血，遇到发热就用清热解毒抗病毒，这些都是违背中医原则的。

仲景的大法则，也是中医的大法则，就是"不管是什么病，只要出现了这个证，我就用针对这个证的方药治疗即可"。比如，《伤寒论》第 13 条："太阳病，头痛，发热，汗出，恶风，桂枝汤主之。"临床上无论是什么病，只要出现了"头痛、发热、汗出、恶风"的桂枝汤证，我就用桂枝汤治疗即可，用上就会有效。但有人会问，为什么见到"头痛、发热、汗出、恶风"用上桂枝汤就会有效呢？凭什么这么说呢？这就不得不说《伤寒论》这部书的来历，也就是它的起源。刘渡舟老师在《方证相对论》中提到：凡学习《伤寒论》，都要讲求方法，然后得其门而入，才能做到登堂入室，事半而功倍。因此，对学习来讲，就有远近之分，难易之别了。记得子贡说过："夫子之墙数仞，不得其门而入，不见宗庙之美，百官之富。"《伤寒论》这堵墙很厚，怎样才能穿入？这是一个至关重要的问题。我不遗余力的为之上下求索。有一次看到晋·皇甫谧的《针灸甲乙经·序》，才得到了答案。序文说："伊尹以亚圣之才，撰用《神农本草》以为《汤液》。近世太医令王叔和撰次仲景遗论甚精，皆可施用，是仲景本伊尹之法，伊尹本神农之经，得不谓祖述大圣人之意乎？"我从"仲景本伊尹之法""伊尹本神农之经"，两个"本"字悟出了中医是有学派之分的，张仲景乃是神农学派的传人，所以，要想穿入《伤寒论》这堵墙，必须从方证的大门而入。

胡希恕及冯世纶老师通过考证亦认为：《伤寒论》是不同于《内经》的独特的经方理论体系，张仲景所著《伤寒杂病论》的主要方证源自《汤液经法》，但因《伤寒论》原序中有"撰用《素问》《九卷》《八十一难》《阴阳大论》《胎胪药录》并《平脉辨证》，为《伤寒杂病论》"，再加上晋·成无己以《内经》释《伤寒论》，致使不少人仍认为张仲景据《内经》撰写了《伤寒论》。钱超尘教授亦考证研究证实，《伤寒论》主要方证源自《汤液》，更重要的是，证实张仲景原序中的"撰用"以下23字为后人加入。通过前面几位老师的考证，我们可以得出一个结论，就是：张仲景撰次《伤寒杂病论》的蓝本是《汤液经法》，是论广《汤液经法》才著成，并不全是根据自己的经验独自写出来的。我们从辩证法的角度也可以看出，一个人一生能创造出这么多行之有效的方子，几乎是不可能的。《伤寒论》中所载的经方绝对不是凭空臆测、闭门造车创造出来的，而是通过临床实践得出来的，一个人哪有那么多时间去试验，根本就不可能。因此，经方是劳动群众经过上千年的实践，一点一滴总结出来的可靠的、行之有效的方子，是"不讲为什么的真理"，而张仲景只不过是经方的传人而已。胡希恕老师在《胡希恕伤寒论讲座》中指出：中医它是通过试验来的，一切的方法规律，一律像王叔和所说的"真方，有神验者"。这些东西都是通过实践得出的结论，它是客观存在的一种事实。古时候是这样的，现在还是这样，它是客观存在，是自然界的一种规律，它是不变的。因此，学习中医必须要学好经方，这也是学好中医的捷径。

但也有人会说，我在临床上看见了"头痛、发热、汗出、恶风"，但我用上桂枝汤后没有效啊。这是为什么呢？大多数情况下，是因为你看到的"头痛、发热、汗出、恶风"，即所谓的桂枝汤证，并非是桂枝汤证，或并非是单纯的桂枝汤证，还夹杂有其他的证候，所以说单用桂枝汤是无效的。很多人为此就对《伤寒论》以及经方失去了信心，《伤寒论》一方面告诉你，临床上不管见到什么病，只要见到"头痛、发热、汗出、恶风"，就用桂枝汤；另一方面，又告诉你，临床上见到"头痛、发热、汗出、恶风"，不一定就是桂枝汤证。这句话不是很矛盾吗？

其实，一点都不矛盾。其实质就是，临床上你见到了"头痛、发热、汗出、恶风"，一定得细细辨析是不是真的是桂枝汤证，假如是桂枝汤证，那你用上桂枝汤，就肯定有效；假若不是桂枝汤证，绝对不能用。因此，我们在临床上辨证一定要精确，反复推敲，只要真正做到"方证对应""有是证用是方"，临床看病是不可能没有效的。

刘渡舟老师对于临床如何辨证亦指出自己的看法：中医的辨证方法，并不等于照本宣科，墨守成规，死气沉沉而毫无生气。古人说的"医者意也"，这个"意"字，就跳出了教条的框框，赋予了医人独立思考的权利，运用思维、理论、经验以及调查研究获得的材料，建立自己的"辨证观"，用自己的才智进行辨证论治，则天马行空，独来独往。

案6 王姓月事后期而少案

王右，无表证，脉缓，月事后期而少，时时微恶寒，背部为甚，纳谷减。

此为血运迟滞、胃肠虚弱故也，宜桂枝汤以和之。

川桂枝三钱　大白芍三钱（酒炒）炙甘草三钱　生姜三片

大枣十二枚

曹颖甫曰　本案桂枝汤证亦当属诸太阴。盖桂枝汤一方，外证治太阳，内证治太阴，仲师于两篇中即列有专条矣，此又何烦赘说！惟以此治太阳证，人所易知，以之治太阳病之系在太阴者，为人所不信。自有此验案，益可见仲师之言，初无虚设矣。夫仲师不云太阴病腹满而吐、食不下、自利腹痛乎？设太阴病遇浮缓之太阳脉，即桂枝汤证矣。

【独立全解】

该患者初诊时症见：月事后期而少、时时微恶寒、背部为甚、纳谷减、脉缓、无表证，笔者考虑患者纳谷减为胃气虚弱、运化无力所致；而患者月事后期而少、脉缓，考虑为胃气虚弱、水谷精微吸收减少所致；患者时时微恶寒、背部为甚，考虑为胃气虚弱所致的营卫不和证。所以该患者上述症状的根本原因还是胃气虚弱。治疗上可予桂枝汤，既可以健胃气，又可以调和营卫。

反观姜佐景的治疗经过，姜佐景根据该患者月事后期而少、时时微恶寒、背部为甚、纳谷减、脉缓，无表证，辨证为太阴病，予桂枝汤调理脾胃而愈。

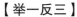

【举一反三】

目前教材及大多数学者认为：桂枝汤的主要病理机制为卫强营弱、营卫不和，其主药为桂枝、芍药，桂枝配芍药既有桂枝之发散而温通卫阳，又有芍药之敛阴而和营。二者相合，一治卫强，一治营弱，合则调和营卫，相须为用。生姜辛温，既能助桂枝解肌，又能暖胃止痛。大枣甘平，既能益气补中，又能滋脾生津，甘草调和诸药。柯琴在《伤寒论附翼》中赞桂枝汤"为仲景群方之魁，乃滋阴和阳、调和营卫、解肌发汗之总方也"。尤怡在《金匮心典》中亦引徐彬之说，谓"桂枝汤，外证得之，为解肌和营卫；内证得之，为化气和阴阳"。可见，桂枝汤可以用于太阳病调和营卫，亦可以用于太阴病滋阴和阳。

这里有一个问题需要大家明确，既然桂枝汤能用于太阳病及太阴病，那么桂枝汤所能治疗的太阳病与太阴病是什么关系？是太阳病营卫不和导致胃气虚弱之太阴病，还是胃气虚弱之太阴病导致了营卫不和之太阳病？回答这个问题之前，还得明白什么是营卫不和。《伤寒论》第53条："病常自汗出者，此为荣气和，荣气和者，外不谐，以卫气不共荣气谐和故尔。以荣行脉中，卫行脉外，复发其汗，荣卫和则愈，宜桂枝汤。"《伤寒论》第54条："病人脏无他病，时发热，自汗出，而不愈者，此卫气不和也。先其时发汗则愈，宜桂枝汤。"《伤寒论》第95条："太阳病，发热汗出者，此为荣弱卫强，故使汗出，欲救邪风者，宜桂枝汤。"我们从《伤寒论》的原文可以看出，营卫不和的临床表现为：汗出，发热或不发热。但临床上能导致汗出、发热或不发热之营卫不和证的原因很多，胃气虚弱之桂枝汤证仅仅是其中的一个原因，而在现实中很多医者受《伤寒论》原文的影响，把汗出、发热或不发热之营卫不和证与桂枝汤证画等号，是极其局限的，缺乏中医的辨证思维。桂枝汤仅仅能治疗胃气虚弱所致的汗出、发热或不发热之营卫不和证，而对于其他原因所致的营卫不和无效，甚至会加重病情。因此，桂枝汤能调和营卫的本质是治疗了胃气虚弱，可以将桂枝汤划入单纯的太阴病。临床上常用于平素脾胃虚弱的患者，外感后出现发热，汗出，恶寒，头痛，口中和，无口干苦，大便调或干稀不调，舌淡红或淡白，脉浮缓或浮细。对于胃脘不适、纳差、大便偏稀的患者，说明该患者是比胃气虚弱稍微重的脾胃虚寒证，可以在桂枝汤的基础上加干姜、炮姜等温里寒的药物，相当于桂枝人参汤。笔者在临床上单纯用桂枝汤治疗胃气虚弱的营卫不和证的几率不大，而用桂枝人参汤的机会比较多。

笔者曾治疗一例感冒患者，谢某，女，25岁，学生。初诊日期：2011年1月10日。

主诉：低热1周。

患者1周前无明显诱因出现发热，最高体温38.2℃，自服退热药及抗生素，服后大汗出，热势稍退，但仍低热持续，恶风，须待在屋内，不能出门，出门后即感觉恶风。经人介绍前来诊治。刻下症见：低热，汗出，恶风，口中和，无口干苦，食纳差，大便质稀，眠可，舌质淡，苔薄白，脉浮细。患者平素脾胃虚弱，食用常温的食物后立即大便，质稀。

患者发热、汗出、恶风、口中和，考虑为营卫不和之太阳表虚证，用桂枝汤健胃调和营卫，以止发热汗出恶风。

患者大便质稀、食纳差、舌淡苔薄白，考虑为里虚寒之太阴病，加用干姜、炮姜温中止泻。

当时想用桂枝汤原方，既可以益气温中，又可以调和营卫。但患者大便质稀、纳差之里虚寒证比较明显，但又没有达到理中汤证的虚寒程度，故单加用干姜、炮姜温中。

处方：桂枝汤加干姜、炮姜。

桂枝10g，白芍10g，生姜15g，炙甘草6g，大枣15g，干姜10g，炮姜10g。3剂，水煎服，日一剂。

嘱忌食生冷、油腻、辛辣刺激之品。

结果：患者服用1剂后腹泻即止，又继服2剂，发热、恶风、汗出消失，纳食正常，病告痊愈。

临床上除了胃气虚弱能导致营卫不和证外，还有里热炽盛、湿热内蕴之阳明病、里热郁于半表半里之少阳病、上热下寒之厥阴病等，很多情况下，由于患者病程日久，上述病因往往交织在一起，相互影响。笔者体会到，在临床上常见的营卫不和证多是外感病不解导致的三阳合病证，患者表现为：恶风，汗出，发热，身痛，口干苦，咽痛，咳嗽，舌红，苔白或薄黄，脉弦滑或浮数。临床上常用方为：小柴胡汤合麻杏石甘汤，小柴胡汤合大青龙汤。还有很多儿童亦会有自汗出症，往往还有大便干，舌红，苔白腻或黄腻，纳差，时有胃脘及腹部隐痛，眠差，睡觉常踢被子，趴着睡觉，少阳阳明合病的情况比较常见。常用方为：小柴胡汤合保和丸加生石膏、生龙骨、生牡蛎、生大黄。

笔者曾治疗一例长期低热的患者，刘某，女，18 岁。初诊日期：2012 年 5 月 25 日。

主诉：间断发热 12 天。

12 天前，患者受凉后出现发热，最高体温 39℃，恶寒，身痛，就诊于某三甲医院，复查血常规示：WBC4.7×10^9/L，N72.1%，余未见异常。胸片示：未见异常。因患者即将参加高考，家属比较紧张焦虑，要求输液治疗。后输用头孢唑肟 6 天，服用 4 天头孢呋辛以及退烧药，仍时有发热，体温在 37.5℃～38℃。后复查血常规示：WBC2.3×10^9/L，N42.1%，L45%，余未见异常。因患者白细胞偏低，不能再用抗生素，西医大夫建议患者行中医中药治疗，遂前来诊治。刻下症见：发热，体温 38℃，汗出，恶风，周身酸痛，乏力，口干苦，渴欲饮水，咽干，微痛，偶有咳嗽，痰色白量少，纳少，二便调，舌红，苔白，脉浮滑。

首先患者比较明确的症状为口干苦、渴欲饮水、咽干、微痛，考虑为少阳阳明合病，当选用小柴胡汤和解少阳，生石膏清解里热。

发热、汗出、恶风、周身酸痛、脉浮，考虑为太阳病，结合患者口干、渴欲饮水、时有咳嗽、汗出，考虑为太阳阳明合病之麻杏石甘汤证。

假如患者仅有发热、汗出、恶风、周身酸痛、脉浮、口中和，无口干苦、渴欲饮水、咽干、微痛，就可以理解为胃气虚弱所致的营卫不和证，可以用桂枝汤调和营卫。

如果患者合并有其他的症状，这时的发热、汗出、恶风要与其他症状结合起来，整体辨证，而不能看到"发热、汗出、恶风"就认为是营卫不和之桂枝汤证。

另外，针对患者咽干、胃痛、偶有咳嗽，加上桔梗、生薏苡仁清热利咽，排脓止痛。

处方：小柴胡汤合麻杏石甘汤加桔梗、生薏苡仁。

柴胡15g，黄芩10g，清半夏10g，党参10g，生甘草5g，生姜10g，大枣10g，生麻黄5g，杏仁10g，生石膏45g（先煎），桔梗20g，生薏苡仁30g。5剂，水煎服，日一剂。

嘱忌食辛辣、刺激、甘甜之品，服完药后覆被出汗。

结果：患者服完3剂后，仍时有汗出，而发热、恶风、周身酸痛、口苦、咽干、微痛、咳嗽消失，口干渴欲饮水较前好转，继服2剂，纳可，二便调，无明显不适，病告痊愈。

笔者亦曾治疗一例"盗汗"患者，李某，男，45岁。初诊日期：2011年9月4日。

主诉：盗汗1年余。

患者1年前无明显诱因出现盗汗，每晚枕巾及睡衣都会全湿透，服用玉屏风颗粒及其他中药汤剂疗效欠佳，经人介绍前来诊治。患者既往有慢性乙型肝炎病史，由于工作需要，平素饮酒较多。刻下症见：盗汗，无发热、恶风，乏力，口干苦，眠差，纳差，食后腹胀，小便色黄，大便质稀，3～4次/日，舌暗红，苔白腻，脉弦细。

患者口干苦、乏力、大便质稀、腹胀、舌暗红、脉弦，考虑为上热下寒之厥阴病，方用柴胡桂枝干姜汤清上温下。

患者纳差、食后腹胀、苔白腻，考虑为痰湿阻滞脾胃，方选平胃散健脾利湿，消胀除满。

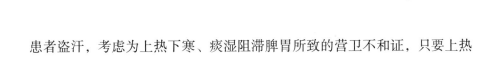

患者盗汗，考虑为上热下寒、痰湿阻滞脾胃所致的营卫不和证，只要上热下寒及脾胃痰湿解决了，营卫不和之证必缓解，肌腠致密，盗汗一证必缓解。

另外，加用一味生龙骨，合上生牡蛎，既能重镇安神，又能收涩止汗。

另外，患者既往有肝炎病史，且小便色黄，加用一味茵陈清热利湿、保肝降酶。

处方：柴胡桂枝干姜汤合平胃散加生龙骨、生牡蛎、茵陈。

柴胡 15g，桂枝 10g，干姜 8g，天花粉 15g，生牡蛎 15g，生龙骨 15g，黄芩 5g，炙甘草 5g，苍术 10g，厚朴 15g，陈皮 20g，茵陈 30g。7 剂，水煎服，日一剂。

嘱忌酒，忌食辛辣、刺激、甘甜、生冷之品。

结果：患者纳食较前增多，盗汗、腹胀、口干苦较前好转，大便较前成形，2 次 / 日，睡眠改善，舌苔由白腻转为薄白腻，乏力好转。后以柴胡桂枝干姜汤合当归芍药散、柴平煎、小柴胡合桂枝茯苓丸相继调理两月，盗汗明显减少，纳食正常，睡眠、乏力较前明显改善。

案7　范姓腰脊强痛案

范左，病六七日，形寒，发热，无汗而喘，头项、腰脊强痛，两脉浮紧。

伤寒，为不传也，麻黄汤主之。

麻黄一钱　桂枝一钱　炙草八分　杏仁三钱

【独立全解】

该患者初诊时症见：恶寒、发热、无汗而喘、头项腰脊强痛、脉浮紧，曹颖甫未记录患者的舌象及其他症状，若排除患者"口干、咽痛、口苦、大便干或稀"的情况下，辨证为单纯的太阳伤寒表实证，可以用麻黄汤原方发汗解表，只要汗出，上述症状均可速愈。临床上对于单纯的风寒表实证，笔者往往用葛根汤代替麻黄汤，因为葛根具有解肌作用，而风寒表实证多兼身体疼痛。

反观曹颖甫的治疗经过，曹颖甫根据患者的恶寒、发热、无汗而喘、头项腰脊强痛、脉浮紧等症状，亦辨证为太阳伤寒表实证，予麻黄汤解表而愈。

现代人遇到这些症状，服用一些解热镇痛药或自煎生姜红糖水，只要出汗了，表证亦随之而解。但是往往会有一部分患者服用退烧药后汗出过多，或本身体内已有内热，或平素脾胃虚弱，或平素水饮痰湿内停，再强制发汗，均可导致表证不解，变证百出，治疗当"观其脉证，知犯何逆，随证治之"。

案8　黄汉栋恶寒欲呕案

黄汉栋，夜行风雪中，冒寒，因而恶寒，时欲呕，脉浮紧。

宜麻黄汤。

生麻黄三钱　川桂枝三钱　光杏仁三钱　生甘草钱半

汉栋服后，汗出。继以桔梗五钱、生草三钱（桔梗汤），泡汤饮之，愈。

【独立全解】

该患者夜行风雪中，冒寒，症见：恶寒，时欲呕，脉浮紧。笔者考虑为太阳伤寒表实证，可予麻黄汤或葛根汤解表。

反观曹颖甫的治疗经过，曹颖甫根据患者恶寒、时欲呕、脉浮紧，结合病史，亦考虑为太阳伤寒表实证，故予麻黄汤原方。

按照常理来说，单纯的太阳伤寒表实证用麻黄汤，方证对应，应该是"汗出而解，病告痊愈"的，可为什么又"继以桔梗五钱、生草三钱（桔梗汤），泡汤饮之，愈"？

桔梗汤见于《伤寒论》第311条："少阴病二三日，咽痛者，可与甘草汤；不瘥，与桔梗汤。"由此可以判断：患者在初得伤寒表实证时已经有了"咽痛"，或初得伤寒表实证时无"咽痛"，而在服用麻黄汤过程中，有了"咽痛"一症。

笔者在临床上体会到：若外感的患者出现了咽痛，这时疾病往往已经传入了少阳病，若患者同时有口干、渴欲饮水，说明是少阳阳明合病，方用小柴胡汤加生石膏、桔梗、生薏苡仁的机会比较多。

而温病学派或时方派在临床上见到初期外感的患者有"咽痛"一症，往往考虑为风热感冒，选用银翘散的可能性比较大。笔者早期亦是这样用的，有时会有效，有时会无效。自从学习经方，运用柴胡剂加减治疗"咽痛"症后，感觉柴胡剂加减的有效率远远大于银翘散，特别是对于合并有发热的患者，小柴胡汤合麻杏石甘汤、桔梗汤、生薏苡仁的有效率更高，读者可以在临床上亲自试验为证。

有人会问：条文中明明说是"少阴病二三日，咽痛者，可与甘草汤；不瘥，与桔梗汤"，为什么还说"咽痛"是少阳病呢？这个首先要正确理解《伤寒论》条文的内涵。少阴病是表阴病，也就是在表的阴证。少阴病津血本虚，最易传里或半表半里，二三日后，由于外因包括饮食辛辣、情绪急躁易怒，疾病会由表传里、或半表半里，今见咽痛（相当于"咽干"重症，诸孔窍的疾病多归入半表半里证），又不见其他症状，故病在少阳病，可用甘草汤或桔梗汤治疗。

假如患者初得伤寒表实证时，有咽痛一症，又加上恶寒、时欲呕、脉浮紧，考虑太阳少阳阳明三阳合病的可能性大，曹氏单用麻黄汤可能会使患者汗出、发热、恶寒等症会减轻，而咽痛一症往往会加重，为了避免这种情况，往往用小柴胡汤合大青龙汤、桔梗汤，或小柴胡汤合麻杏石甘汤、桔梗汤，既可以使患者汗出表解，又可以清里热、和解少阳而使咽痛治愈，不需要发汗后再单用桔梗汤治疗咽痛。

假如患者初得伤寒表实证时无"咽痛"，而在服用麻黄汤过程中，有了"咽痛"一症，说明患者初得病时就存在里热证之阳明病。这时的阳明病有时并没有特别明显的症状，有时仅仅有轻微的口干，或舌红，或苔薄黄，而治疗时必须加入一些清热的药物，假如单纯用麻黄汤发汗，往往会使里热加重，或疾病传至少阳病出现"咽痛"。特别是现代人工作压力大，饮食辛辣刺激之品，往往会有内热，临床上出现了类似的"太阳伤寒表实证"，其实大多都不是单纯的，而是合并有内热的阳明病，临床上大青龙汤运用的机会要远远大于麻黄汤。

案9 口角生疮案

予忆得丁甘仁先生逝世之一年，若华之母（编者按：指曹颖甫妻子也，若华为曹颖甫之长女）于六月二十三日（天时炎暑），亲至小西门外观看房屋。迨回家，已入暮。曰：今夜我不能亲视举炊，急欲睡矣。遂盖被卧，恶寒甚，覆以重衾，亦不温。口角生疮，而目红。腹中和，脉息浮紧有力。天时炎暑，温覆已久，汗仍不出，身仍无热。

盖被卧，恶寒甚，覆以重衾，亦不温，似寒证；口角生疮，而目红，又似热证。

当以天时炎暑，但予：

麻黄二钱　桂枝二钱　杏仁三钱　甘草一钱

服后，温覆一时，不动声色。再作一剂，麻桂均改为三钱，仍不效。更予一剂，如是续作续投，计天明至中午，连进四剂，了无影响。计无所出，乃请章生次公来商。章次公按脉察证，曰：先生胆量，何其小也？曰：如之何？曰：当予麻桂各五钱，甘杏如前。

服后，果不满半小时，热作，汗大出，臭气及于房外，二房东来视，掩鼻而立。人立房外内望，见病者被上腾出热气。口干渴，脉洪大，而烦躁。

于是太阳病罢，随转属阳明，乃以调胃承气下之。嗣后病证反复，调理月余方愈。周身皮肉多作紫黑色，历久乃退。

【独立全解】

该患者初得病时既有恶寒、无汗、脉浮紧有力之太阳伤寒表实证，又有口角生疮、目红之里实热之阳明病，综合辨证为太阳阳明合病。

太阳阳明合病，应该解表清里热之法同时应用才能使病解，方选麻黄汤或葛根汤解表，清里热可用甘草泻心汤加生石膏。患者目赤，考虑有少阳病可能，可以再合上小柴胡汤加菊花。

反观曹颖甫的治疗经过，曹颖甫根据患者的上述症状，亦辨证为太阳阳明合病，但曹颖甫先单用麻黄汤强制发汗，其结果是表证不解，而里热加重。虽然最后通过增加麻桂剂量才使汗出表解，但又出现了口干渴、脉洪大、烦躁之里实热重症，后以调胃承气汤通腑泄热而愈。

对于本案的太阳阳明合病，治疗上为了避免这种情况发生，应该解表与清里热同时进行。

【举一反三】

笔者就曾治疗一例"外感合并口腔溃疡"的患者，虞某，女，34岁。初诊日期：2011年7月5日。

主诉：发热1天。

1天前，患者无明显诱因出现发热，体温最高达38.6℃，伴有恶寒，身痛，自服日夜百服宁等退烧药，汗出后热退，1小时后又重新高热。患者既往体健，自述近一周来，口腔溃疡明显，饮食较差，经人介绍前来诊治。复查血常规及胸片均未见异常。刻下症见：发热，恶寒，无汗，身痛，口腔溃疡，口干，无咽痛、口苦，纳少，二便调。舌红，苔薄白，脉浮滑。

患者发热、恶寒、无汗、身痛、脉浮，考虑为太阳表实证，方选葛根汤发汗解表。

口腔溃疡、口干、脉滑，考虑为里实热之阳明病，方选甘草泻心汤，因大便正常，下寒不明显，将方中的干姜换为生姜。

笔者认为里实热证的口腔溃疡多有血分之热，故在治疗口腔溃疡时常在泻心汤的基础上加用生石膏、玄参、生地黄加强清热凉血之功。

处方：葛根汤合甘草泻心汤加生石膏、玄参、生地黄。

葛根 15g，生麻黄 5g，桂枝 10g，白芍 10g，生甘草 15g，生姜 10g，大枣 10g，黄连 8g，黄芩 10g，清半夏 10g，党参 10g，生石膏 45g（先煎），玄参 15g，生地黄 20g。5 剂，水煎服，日一剂。

嘱忌食辛辣、刺激、甘甜、生冷之品，服完药后覆被出汗。

结果：患者服完第一剂药覆被后汗出，发热、恶寒消失，身痛较前缓解，口腔溃疡疼痛减轻。继服 4 剂药后，表证消失若无，口腔溃疡消失，纳增，二便调，无明显不适，病告痊愈。

麻黄汤以及大青龙汤、麻杏石甘汤中麻黄的量应该是多少克合适？麻黄的剂量要根据患者的症状轻重、体质强弱有所不同，笔者常规的剂量是 5～10g。这些方中应用麻黄的根本作用就是发汗，只要汗出了，太阳伤寒表实证就能缓解一大部分，笔者经常在临床上告诫外感发热的患者："发热一定要出汗，不出汗不退烧。"虽然麻黄的剂量越大就越容易使患者汗出，但临床上我们也不能用很大的量，一方面要考虑患者里热情况，假如患者里热比较重的话，往往不能加太大剂量，否则会使里热更重，影响病情转归；另一方面，为了使患者出汗，我们除了适当增加麻黄剂量外，耐心向患者交代服药后的调摄亦非常重要。比如中药一定要热着喝，喝完药后一定要覆被出汗，假如不出汗还得喝热水或热稀粥，不要贪凉等。

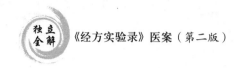

案 10　房客贫病一月案

予友沈镜芙先生之房客某君，十二月起即患病。因贫无力延医，延至一月之久。沈先生伤其遇，乃代延予义务诊治。察其脉浮紧，头痛，恶寒，发热不甚，据云初得病时即如是。

因予麻黄汤加姜枣：

麻黄二钱　桂枝二钱　杏仁三钱　甘草一钱

又因其病久胃气弱也，嘱自加生姜三片、红枣两枚，急煎热服，盖被而卧。果一刻后，其疾若失。按每年冬季气候严寒之日，患伤寒者特多，我率以麻黄汤一剂愈之，谁说江南无正伤寒哉？

【独立全解】

该患者初诊时症见：脉浮紧、头痛、恶寒、发热不甚，曹颖甫未记录患者的舌象及其他症状，若排除患者"口干、咽痛、口苦、大便干或稀、舌红、苔白腻或黄腻"等症状的情况下，笔者辨证为太阳伤寒表实证，可予葛根汤或麻黄汤解表。

反观曹颖甫的治疗经过，曹颖甫根据患者的上述症状，亦辨证为太阳伤寒表实证，当用麻黄汤。但曹颖甫考虑患者病久胃气虚弱，故在麻黄汤的基础上加生姜、大枣，急煎热服，汗出而愈。

患者太阳伤寒表实证一月而不愈，多是由于正气无力祛邪外出所致，正邪势均力敌，才致病程持续月余。就其原因，考虑患者家境贫寒，饮食多有不善，脾胃损伤，才致正气亏虚。现代人生活条件富裕，每日摄入过多的辛辣、油腻，加之工作压力大，情绪容易急躁易怒等，内热容易产生，假如患太阳伤寒表实证，可能一两天就会传变，很少会保持太阳伤寒表实证一个月不变的，临床上需注意。

案 11　俞姓头项强痛案

俞右，住高昌庙维德里一号。头项强痛，恶寒，时欲呕，脉紧（脉浮紧，大便不通）。

宜麻黄汤。

麻黄五钱　桂枝五钱　杏仁三钱　生草三钱

病者未进药之先，自以为大便不通，用泻盐下之。其脉即由浮紧转为微细。

姜佐景按　病者服此方（编者按：此方指麻黄汤）后，绝不汗出。

阅者或疑余作诳言，安有服麻桂各五钱，而无反响者乎？非也，有其故在。缘病者未进药之先，自以为大便不通，误用泻盐下之。及其中气内陷，其脉即由浮紧转为微细，故虽服麻黄汤，而汗勿出。

二诊，师加附子以振心阳，救逆而瘥。

【独立全解】

该患者初诊时症见：头项强痛，恶寒，时欲呕，脉紧（脉浮紧，大便不通），曹颖甫未记录患者的舌象及其他症状，若排除患者"口干、咽痛、口苦、大便干或稀、舌红、苔白腻或黄腻"的情况下，笔者辨证为太阳伤寒表实证，予葛根汤或麻黄汤解表。

反观曹颖甫的治疗经过，曹颖甫根据患者的上述症状，亦辨证为太阳伤寒表实证，予麻黄汤本应汗出而愈，但患者在服药之前，误用泻盐下之，耗伤津液，导致脉微细之中气内陷证，疾病由太阳病转化为少阴病，所以服用麻黄汤后无汗，后又在麻黄汤的基础上加上一味附子，取麻黄附子甘草汤之意，温阳解表，汗出而愈。

案 12　封姓筋骨疼痛案

封姓缝匠病，恶寒，遍身无汗，循背脊之筋骨疼痛不能转侧，脉浮紧。

余诊之曰：此外邪袭于皮毛，故恶寒无汗。况脉浮紧，证属麻黄，而项背强痛，因邪气已侵及背腧经络，比之麻黄证更进一层，宜治以葛根汤。

葛根五钱　麻黄三钱　桂枝二钱　白芍三钱　甘草二钱　生姜四片　红枣四枚

方意系借葛根之升提，达水液至皮肤，更佐麻黄之力推运至毛孔之外。两解肌表，虽与桂枝二麻黄一汤同意，而用却不同。

服后顷刻，觉背内微热。再服，背汗遂出，次及周身，安睡一宵，病遂告瘥。

【独立全解】

该患者初诊时症见：恶寒、遍身无汗、循背脊之筋骨疼痛不能转侧、脉浮紧，若能排除患者"口干、咽痛、口苦、大便干或稀、舌红、苔白腻或黄腻"的情况下，笔者辨证为太阳伤寒表实证，因患者背脊疼痛明显，故予葛根汤发汗解表。

反观曹颖甫的治疗经过，曹颖甫根据患者的上述症状，亦考虑为太阳伤寒表实证，予葛根汤解表而愈。

本案是典型的葛根汤证，但若将葛根汤仅仅局限于"太阳病，项背强几几，恶寒恶风"，那么本方的应用范围也就比较狭窄了。其实，葛根汤的重要应用指征是"项背强几几",而"恶寒、无汗、脉浮紧"之太阳病只是其中的一种情况而已,假如患者没有"恶寒、无汗、脉浮紧",只有"项背强几几",临床上亦可加减应用,比如以颈、背、腰部强痛拘急、紧束不舒为特征的颈椎病、肩周炎、腰椎间盘突出症、慢性腰肌劳损等均可加减应用。

【举一反三】

笔者曾治疗一例"后背疼痛"的患者,孙某,女,32岁。初诊日期:2011年6月10日。

主诉:后背部疼痛3月余。

3月前,患者无明显诱因出现后背部疼痛,患者自己怀疑是"心脏病",就诊于某三甲医院,行心电图、腹部B超等检查,均未见异常。行颈椎X片检查,亦未见异常。服用逍遥散、气滞胃痛颗粒均未见好转。近一月来,后背疼痛加重,常影响睡眠,为求中医治疗前来诊治。刻下症见:后背部疼痛,以左侧肩胛骨内侧为著,总感觉后背有风,时有胸闷、气短、乏力,口中和,无口干、口苦,无头痛、头晕,纳可,二便调。舌淡红,苔薄白,脉沉细,以双寸为著。

该患者寸脉沉细、胸闷、气短、口中和,考虑为水饮内停上冲心胸所致,与"心下逆满、气上冲胸"类似,方选苓桂术甘汤合茯苓杏仁甘草汤利水化饮;另外,患者后背疼痛亦考虑为水饮上冲后背所致,本想苓桂术甘汤合茯苓杏仁甘草汤亦可治疗后背疼痛,但患者后背恶风,考虑为水饮上冲,导致背部肌肉营卫不和、拘急不舒,故在上方的基础上合上葛根汤生津舒肌。

处方:苓桂术甘汤合茯苓杏仁甘草汤、葛根汤。

茯苓30g,桂枝10g,炒白术15g,炙甘草5g,杏仁10g,葛根15g,生麻黄6g,白芍10g,生姜10g,大枣10g。7剂,水煎服,日一剂。

嘱服完药后覆被使周身微微汗出。

结果:患者服完第一剂后即覆被,并喝了热稀粥,周身汗出,当时即觉后背疼痛缓解,上方继服6剂后,后背疼痛消失若无,无恶风,胸闷、气短、乏力均较前好转。后以苓桂术甘汤合茯苓杏仁甘草汤、五苓散调理两周，无明显不适，病告痊愈。

或许有人会问：既然是肌肉不和，又伴有恶风，为什么不用桂枝汤调和营卫？其实葛根汤也就是桂枝汤的变方，是在桂枝汤的基础上加上了麻黄、葛根而成，葛根汤本身就有调和营卫之功。桂枝汤偏于益气健脾治中，而葛根汤中葛根能升津液、舒筋骨，使葛根汤能使用的范围更广泛。

或许还有人问：从《伤寒论》条文看，葛根汤的脉象应该是浮紧脉或浮脉，该患者脉是沉细脉，为什么还能用呢？《伤寒论》第 31 条："太阳病，项背强几几，无汗恶风，葛根汤主之。"《伤寒论》第 32 条："太阳与阳明合病者，必自下利，葛根汤主之。"从条文看，葛根汤的主症均未明确脉象，说明脉象在葛根汤的应用中并不占主要因素。因为葛根汤的本质是桂枝汤，方中麻黄的作用主要是开表，并不全是发汗解表。临床上无论是什么原因引起的颈、背、腰部肌肉不和、强痛拘急、紧束不舒，均可加减应用，而脉象的表现可以是浮紧，也可以是沉细、沉滑、沉弦等。本例患者后背疼痛是因为水饮内停上冲所致的后背部肌肉不和，其脉象就表现为沉细脉，但并不影响葛根汤的使用。

笔者亦曾治疗一例"腰痛"的患者，韩某，女，42 岁。初诊日期：2012 年 2 月 5 日。

主诉：腰痛反复发作 1 年余。

1 年前，患者无明显诱因出现腰骶部疼痛，以晨起为著，活动后方可部分缓解。时常因为腰痛不能忍受而请假治疗，曾服用六味地黄丸，外敷活血止痛膏及理疗，疗效欠佳。近两月来，腰痛症状时有加重，现为求中医治疗前来诊治。刻下症见：腰骶部疼痛，以晨起为著，活动后疼痛部分缓解，腿沉、乏力，双下肢轻度水肿，口干，无口苦、咽干，纳可，眠可，二便调。舌红，苔薄黄腻，脉沉滑。

患者舌红、苔薄黄腻、脉沉滑、双下肢轻度水肿、腿沉、乏力、口干，考虑为湿热下注之阳明病，方选四妙散加生石膏清热利湿。

　　患者腰骶部疼痛已考虑为湿热下注所致，因患者夜间休息平卧，湿热之气下沉至腰部，所以晨起会感觉疼痛比较重，而活动后湿热之气逐渐散开，故疼痛缓解。

　　湿热下注至腰骶部日久，大多数情况下会导致该部位的肌肉不和，会加重腰骶部的酸痛不适。故在上方的基础上合上葛根汤开表利湿、舒肌和络。

　　处方：四妙散合葛根汤加生石膏。

　　苍术 10g，黄柏 10g，川牛膝 15g，生薏苡仁 30g，生石膏 45g（先煎），葛根 15g，生麻黄 6g，桂枝 10g，白芍 10g，炙甘草 5g，生姜 10g，大枣 10g。7剂，水煎服，日一剂。

　　服完药后嘱患者覆被使周身微微汗出。

　　结果：患者服完 7 剂后，腰骶部疼痛大减，晨起仍时有疼痛，白天疼痛明显减轻，口干、双下肢水肿、腿沉、乏力好转，舌苔由薄黄腻转为薄黄。后以上方为基础加减调理 1 月，并嘱患者忌食辛辣、刺激、甘甜、生冷之品，坚持锻炼身体，腰痛已不明显，已能正常工作。

案 13　夏姓太阳穴剧痛案

予近日在陕州治夏姓一妇，见之其证太阳穴剧痛，微恶寒，脉浮紧，口燥。

予用：葛根汤（去生姜）加天花粉，予盖因其燥渴，参用瓜蒌桂枝汤意。吾愿读经方者，皆当临证化裁也。

葛根六钱　麻黄二钱　桂枝三钱　白芍三钱　生草一钱　天花粉四钱　枣七枚

曹颖甫按　葛根汤方治取效之速，与麻黄汤略同。且此证兼有渴饮者。

诊病时已在南归之前晚，亦未暇问其效否。及明日，其夫送至车站，谓夜得微汗，证已痊愈矣。

【独立全解】

该患者初诊时症见：太阳穴剧痛，微恶寒，脉浮紧，口燥。笔者考虑患者太阳穴剧痛、微恶寒、脉浮紧为太阳伤寒表实证，口燥考虑为里实热之阳明病，综合辨证为太阳阳明合病，方选葛根汤加生石膏以解表清热。

反观曹颖甫的治疗经过，曹颖甫亦根据患者太阳穴剧痛、微恶寒、脉浮紧，辨证为太阳伤寒表实证，予葛根汤治疗。此外，曹氏认为患者口燥，为津液亏虚之燥渴，参用瓜蒌桂枝汤之意，加用一味天花粉生津止渴而愈。

【举一反三】

笔者在临床上体会到，外感的患者出现口燥，往往是里实热之阳明病的可能性比较大，可以用葛根汤加生石膏或大青龙汤治疗，并非要出现口干渴欲饮水、烦躁。

头痛是临床常见的一个自觉症状，可以单独出现，也可以见于各种急慢性疾病中，中医如何治疗头痛，简单地说不是"头痛医头"，堆积白芷、蔓荆子等对症中药，而是"头痛医证"，细辨不同头痛的精细病机，方可取得显著疗效。

笔者曾治疗一例头痛患者，王某，男，27 岁。

患者既往有颈椎病，最近由于外感后出现头痛、脖子疼痛，经刮痧、按摩稍微缓解一点，但是仍感觉头痛难忍，他当时的症状是：头痛、脖子后面正中及两侧疼痛，转头也比较困难，就是有时候连及后背、腰部的疼痛，无汗，口干渴，晨起有口苦，舌红苔薄白，脉弦滑有力。

对于这位患者的辨证，我当时是这样考虑的：

虽然患者没有发热、恶寒、无汗等典型的表证，但患者有一个明确的外感史，头痛、脖子后面正中及后背、腰部疼痛、无汗，故考虑为太阳病。

脖子两侧疼痛、口苦、脉弦，辨证为少阳病。

口干渴、脉滑有力，考虑为阳明病。

综合辨证为三阳合病。

对于三阳合病的治疗，《伤寒论》提出了明确的治则，就是治从少阳。《伤寒论》第 99 条："伤寒四五日，身热、恶风、颈项强、胁下满，手足温而渴者，小柴胡汤主之。"发热恶风为太阳病未解。脖子两侧为颈，后则为项。颈强属少阳，项强属太阳，胁下满为少阳柴胡证。手足温而渴属阳明。此为三阳合病，宜以小柴胡汤主之。三阳合病为什么要治取少阳呢，因为少阳病不可发汗或吐下。但"治取少阳"，并不一定只是"和解少阳"，而是根据太阳病、阳明病的轻重，适当加减，或兼解太阳表证或清阳明里热。有时候合并有太阴病时还要治疗太阴。

所以这个病例用小柴胡汤和解少阳，因患者头痛、脖子后面正中及后背、腰部疼痛、无汗等太阳表证较明显，故用葛根汤解太阳表实证，生石膏清解阳明里热。

处方：小柴胡汤合葛根汤加生石膏。

柴胡 15g，黄芩 10g，半夏 10g，党参 10g，炙甘草 6g，生姜 10g，大枣 10g，葛根 15g，麻黄 5g，桂枝 10g，白芍 10g，生石膏 30g（先煎）。3 剂，水煎服，日一剂。

嘱患者服完药后喝热稀粥或开水，并盖上被子使微汗出。

结果：患者服完第一剂药以后，就遍身微微汗出，头痛、脖子及后背、腰部疼痛大减，口干较前好转，晨起口苦消失，又服了 2 剂药，诸症消失，病告痊愈。

现在中医内科教材上将头痛分为外感头痛和内伤头痛，外感头痛又分为风寒、风热、风湿头痛，内伤包括肝阳上亢、气虚、血虚、肾虚、痰浊、瘀血头痛，对于这个病人来说，他既有头腰疼痛的表不解症状，又有口干、口苦等里热证，很难与教材上的证型对上。所以要拓展思路，就要走出教材的局限。如果要想提高临床疗效，必须将辨证思路由辨别大法的"准确"，转变为辨别整体细微病机的"精确"，甚至直接精确到最终的目标：方证、药证。

笔者亦曾治疗一例高血压头痛的患者，陈某，男，54 岁。

患者以前有高血压病史 5 年，最近无明显诱因出现头痛、恶心，经服用各种西药利尿剂、降压药，血压降至正常，但是头痛等症状仍不缓解来诊。当时患者的症状是：左侧头痛，头晕沉，偶有胸闷气短，胃脘部不适，偶有隐痛，食纳差，眠差，口中和，二便调，舌淡苔白微腻、脉沉细。

对这位患者的辨证思路是：患者脉沉细、舌淡苔白微腻、口中和，考虑为水饮内停。

《伤寒论》243 条："食谷欲呕，属阳明也，吴茱萸汤主之。"还有 309 条："少阴病，吐利，手足逆冷，烦躁欲死者，吴茱萸汤主之。"《伤寒论》378 条："干呕，吐涎沫，头痛者，吴茱萸汤主之。"因患者又有恶心、头痛，故考虑为寒饮内停之吴茱萸汤证，吴茱萸汤证有胃气虚的表现，故患者有胃脘部不适、偶有隐痛、食纳差的表现。

再者，吴茱萸汤的病机为寒饮上冲，故患者有头痛、头晕沉，还有胸闷、气短、眠差的表现，这些症状都是寒饮上冲的一个表现。

另外患者舌苔微腻，考虑水湿较重，加一味茯苓利湿，另外茯苓还可以安神，《本经》言茯苓："主胸胁逆气，忧患惊恐，心下结痛，寒热烦满咳逆，口焦舌干，利小便。久服安魂养神，不饥延年。"

处方：吴茱萸汤加茯苓。

吴茱萸 6g，大枣 15g，生姜 15g，党参 10g，茯苓 30g。3 剂，水煎服，日一剂。

结果：患者服完 3 剂药后，头痛消失，头晕沉、胸闷、气短、胃脘部不适也较前明显好转，食纳增，眠安，善后调理一月，血压平稳，饮食睡眠都正常，二便调，无其他不适。

本案患者头痛经分析判断为寒饮上冲所致，但临床上治疗水饮上冲的方子很多，为何唯独要选用吴茱萸汤呢？为什么不选用苓桂术甘汤、苓桂枣甘汤等治疗水饮上冲的方子呢？

因为苓桂术甘汤主要治疗水饮上冲导致的"心下逆满、气上冲胸、起则头眩、脉沉紧"。《伤寒论》第 67 条："伤寒，若吐若下后，心下逆满、气上冲胸、起则头眩、脉沉紧，发汗则动经，身为振振摇者，苓桂术甘汤主之。"《金匮要略·痰饮咳嗽病脉证并治》第 16 条："心下有痰饮，胸胁支满，目眩，苓桂术甘汤主之。"苓桂术甘汤和吴茱萸汤的病位都涉及中焦，但苓桂术甘汤的水饮内停之证较轻，而吴茱萸汤的水饮较重而且偏寒，有严重的头晕沉，往往患者有恶心、呕吐、头痛等寒饮重症，所以条文中也说到了"食谷欲呕""吐利、手足逆冷、烦躁欲死""干呕、吐涎沫、头痛"等。

另外为什么不选用"苓桂枣甘汤"呢？《伤寒论》第 65 条说了"发汗后，其人脐下悸者，欲作奔豚，苓桂枣甘汤主之"。苓桂枣甘汤可以治疗水饮内停上冲导致的头晕沉、胸闷气短，但此方之水饮部位偏于下焦，多在肚脐以下的小腹部，故条文说"脐下有悸"，而吴茱萸汤的病位涉及中焦和上焦，且寒饮上冲较严重。

通过上面的分析就可以看出：临床上无论是用经方，还是用时方，它们都有严格的适应证，临床上病机相同的方子很多，但是他们的适应证相差很大，这就是感觉证是辨对了，但方子用上去不好的原因，主要还是对方证的了解不够细腻和精确。中医辨证论治实际是非常细腻的，一个症状的改变，处方思路就完全不一样了。而经方精确的就更像是一个"狙击手"，直接击中疾病的"靶心"。比如临床上大家都知道，病机相同的上热下寒的方剂有生姜泻心汤、甘草泻心汤、半夏泻心汤、附子泻心汤、黄连汤、柴胡桂枝干姜汤、干姜黄芩黄连人参汤、乌梅丸等，每个方子都有自己独特的适应证，临床上辨出来是上热下寒证的时候，你选择其中的一个，比如说甘草泻心汤，但在你的潜意识里面，在你的思维里面，你应该能够辨出来，我为什么不选生姜泻心汤、半夏泻心汤等其他的上热下寒方子的原因。这样时刻对自己有一个严格的要求，这样辨证用药，可能刚开始有点难度，但是时间长了以后，你看好了的病，你心里是明明白白的；看不好的也是明明白白的，而且对这个方子的理解也就更深刻了。

还比如临床上有些外感后出现湿疹且表证未除的患者。对于表证未除的湿疹，有很多方子可以治，如桂枝麻黄各半汤、消风散、麻黄连翘赤小豆汤等。通过条文及桂枝麻黄各半汤的药物组成可以看出，该方侧重治疗表证，无里湿热；消风散侧重治疗表证兼有热邪，湿邪不重；麻黄连翘赤小豆汤侧重治疗表证兼有里湿热。

再比如见到临床上所谓的"口苦、咽干、目眩"以及"胸胁苦满、默默不欲饮食、心烦喜呕"等柴胡证的时候，不能只想到一个小柴胡汤。因为虽然都是柴胡剂，但临床上柴胡剂的方子很多，如小柴胡汤、大柴胡汤、四逆散、柴胡疏肝散、逍遥散、丹栀逍遥散、龙胆泻肝汤等统统属于柴胡剂的范畴，但它们的适应证都是不一样的，临床上必须弄清楚，"方证相对"，"准确找到靶心"才能达到"十拿九稳"的地步。

另外，上面除了辨析方证外，脉诊也是需要重视的。

前段时间我看了一位银屑病的患者，刘某，男，28 岁，患银屑病 8 年余。当时患者症见：口干苦，渴欲饮水，胃脘部胀满，大便偏稀，周身乏力，头昏沉，时有胸闷心悸，食纳可，眠差，舌淡苔白厚腻。脉沉细滑无力。

当时我是这样想的：患者口干苦、渴欲饮水考虑为上热证；但患者的大便偏稀、胃脘部胀满就一定是下寒吗？不一定，这时需要通过脉诊才能决断。

若脉沉滑无力，则考虑为里不足之证，说明大便偏稀为下寒，考虑为上热下寒，可用柴胡桂枝干姜汤。

若脉象弦滑有力，则大便偏稀就是里热所致，就应该用小柴胡汤加减了。因为小柴胡汤也可以治疗大便稀溏。《伤寒论》第 229 条："阳明病，发潮热，大便溏，小便自可，胸胁满不去者，与小柴胡汤。"

柴胡桂枝干姜汤和小柴胡汤虽然表面上很容易区分，但在临床上，特别是有腹泻或大便偏稀的患者，有时症状很类似，这时脉诊起着很重要的鉴别作用。

这位患者的脉象是沉细滑无力，故辨证为上热下寒证。

用柴胡桂枝干姜汤加减，吃了 7 剂药，大便就正常了，其他的症状也明显减轻了，善后调理了两个月，病情稳定，未再复发。

案14　袁姓昏不知人案

予昔在西门内中医专校授课，无暇为人治病，故出诊之日常少。光华眼镜公司有袁姓少年，其岁八月，卧病四五日，昏不知人。其兄欲送之归，延予诊视以决之。余往诊，日将暮。病者卧榻在楼上，悄无声息。余就病榻询之，形无寒热，项背痛，不能自转侧。诊其脉，右三部弦紧而浮，左三部不见浮象，按之则紧（视其舌，舌苔抽心）。

心虽知为太阳伤寒，而左脉不类。时其兄赴楼下取火，少顷至。予曰：乃弟沉溺于酒色者乎？其兄曰：否，惟春间在汕头一月，闻颇荒唐，宿某妓家，挥金且甚巨。予曰：此其是矣。今按其左脉不浮，是阴分不足，不能外应太阳也。然其舌苔必抽心，视之，果然。予用：葛根汤（后加粳米）。

葛根二钱　桂枝一钱　麻黄八分　白芍二钱　炙草一钱　红枣五枚　生姜三片

予微语其兄曰：服后，微汗出，则愈。若不汗，则非予所敢知也。临行，予又恐其阴液不足，不能达汗于表，令其药中加粳米一酒杯，遂返寓。

明早，其兄来，求复诊。予往应之，六脉俱和。询之，病者曰：五日不曾熟睡，昨服药得微汗，不觉睡去。比醒时体甚舒展，亦不知病于何时去也。随请开调理方。予曰：不须也，静养二三日足矣。闻其人七日后，即往汉口经商云。

【独立全解】

该患者初诊时症见：形无寒热，项背痛、不能自转侧、右三部弦紧而浮，左三部不见浮象，按之则紧（视其舌，舌苔抽心）。

笔者考虑为太阳伤寒表实证，予葛根汤解表。但该患者病起因夜宿妓女家，沉溺酒色，肾精及津液亏乏，导致人体肌腠疏松，容易感受外邪而致病。现患者项背痛、不能自转侧、右三部弦紧而浮，考虑为太阳伤寒表实证，而左三部不见浮象，按之则紧，考虑有津液亏虚之象。

或许有人会担心，患者虽然是太阳伤寒表实证，但有津液亏虚，单用葛根汤发汗是不是会更加损伤津液？因为葛根汤是由桂枝汤加麻黄、葛根而成，用葛根汤时可以用桂枝汤益气健脾、滋阴和阳，同时用少量的麻黄开表，并不能损伤津液，所以可以大胆使用。

反观曹颖甫的治疗经过，曹颖甫根据患者项背痛、不能自转侧、右三部弦紧而浮，亦考虑为太阳伤寒表实证，予葛根汤加粳米解表而愈。

案 15　伙友三人同病案

南阳桥有屠宰公司伙友三人，一日同病，求余往诊。诊视既毕，心甚奇之，盖三人病均头痛，身恶寒，项背强痛，脉浮数。二人无汗，一人有汗。

余乃从其证情，无汗者同与葛根汤，有汗者去麻黄，即桂枝汤加葛根。服后皆愈。

后询三人何以同病，盖三人于夜半同起宰猪，深宵受寒所致也。

【独立全解】

本案涉及三位患者，三人其中两人症见：头痛、恶寒、项背强痛、无汗、脉浮数，考虑为太阳伤寒表实证，予葛根汤或麻黄汤解表；另一人症见：头痛、恶寒、项背强痛、有汗，脉浮数，考虑为太阳表虚证，可予桂枝加葛根汤。

反观曹颖甫的治疗经过，曹颖甫亦根据其中两人的症状：头痛、恶寒、项背强痛、无汗、脉浮数，考虑为太阳伤寒表实证，予葛根汤而愈；根据另外一人的症状：头痛、恶寒、项背强痛、有汗、脉浮数，考虑为太阳表虚证，予桂枝加葛根汤而愈。

这里需要注意的是，假如患者既有发热、头痛、恶寒、项背强痛，又有汗出，并不一定都是桂枝加葛根汤证。

因为"汗出"一定要辨析出具体的"证"，是营卫不和，还是内热熏蒸。假如是营卫不和证，辨证为太阳表虚证，就用桂枝加葛根汤；假如是内热熏蒸所致的自汗出，又有头痛、恶寒、项背强痛、脉浮数的太阳伤寒表实证，辨证为太阳阳明合病，可以用葛根汤加生石膏。

【举一反三】

方证对应与辨方证是目前大家比较公认的运用经方的主要思想。《伤寒论》中有"观其脉证，知犯何逆，随证治之"。《伤寒论》中亦有"桂枝证""柴胡证"等提法，如"病如桂枝证""如柴胡证不罢者，复与柴胡汤。"其中所强调的就是方证相应。

仲景之后，方证相应的临证所用逐渐广泛。

唐代孙思邈遵循张仲景方证相应的原则，建立了"方证同条，比类相附"的方证体系。

宋代朱肱对方证相应做了更明确的阐述：将方证称为药证，"所谓药证者，方前有证也，如某方治某病是也"，并进一步指出"须是将病对药，将药合病，乃可服之"。

明代张介宾在《景岳全书·新方八略引》有"补方之制，补其虚也""和方之制，和其不和者也""攻方之制，攻其实也""用散者，散表证也""寒方之制，为清火也，为除热也""热方之制，为除寒也""固方之制，固其泄也"，是方证相应的进一步描述，体现了辨证论治的思想。

清代喻嘉言将方证相应解释为"有是病即用是药，病千变药亦千变"。

伤寒家柯韵伯在《伤寒来苏集》中高度评价方证相应的思想，认为"仲景之方，因证而设，非因经而设，见此证便与此方，是仲景活法"。

清代名医徐灵胎对方证相应说也做过阐述，他在《伤寒论类方》中指出："方之治病有定，而病之变迁无定，知其一定之治，随其病之千变万化而应用不爽。"忽略辨证的过程，注重主症的识别。

由于方证对应与辨方证的主要着眼点是方与症（包括舌脉），而且在《伤寒论》中大篇幅亦是在阐述脉症与方的关系，让人感觉似乎使用经方时忽略辨证的过程，注重主症的识别，只需辨别患者的症状与方的适应证是否吻合，假如一致就可以直接用经方治疗。其实不然，其中间的辨析过程亦是非常重要的，也就是"辨证"的过程。目前有部分学者认为辨方证不同于辨证论治，把辨方证与辨证论治对立起来，其实质是并没有完全理解辨方证与方证对应的内涵。

方证相应的关键是病机层面上的对应，方剂所治病证有一定的病机，证候所体现的病机应与方剂所针对的病机吻合，方能取得疗效，因此方证对应必须有辨析病机或"证"的过程。辨证论治过程中辨析出了具体的病机或"证"后，也一定需要辨方证，找到与该病机或"证"比较吻合的方剂。因此，辨方证的过程中处处体现了辨证论治的思想，而辨证论治的过程中亦处处讲究辨方证、方证对应，辨方证与辨证论治是互相包涵，是"你中有我""我中有你"的关系，具体在临床上一定要将二者结合起来，绝对不能将二者区分、对立。

笔者在对曹氏医案的解析过程中，处处体现了这两种思想，读者可以从中慢慢品味。

比如本案中的患者症见"头痛、恶寒、项背强痛、汗出"，与桂枝加葛根汤的适应证一致，故用桂枝加葛根汤。之所以曹氏用了桂枝加葛根汤能治愈，其前提是曹氏根据患者的"头痛、恶寒、项背强痛、汗出"，在根据方证相对初选出桂枝加葛根汤后，又复核了到底病机是否确认无疑为"太阳表虚证"，且排除了太阳阳明合病等其他经病可能。

初学者，绝对不能忽略中间的"辨"的过程，把"症"与"方"简单机械地对号入座，这样做是非常危险的。还比如前面讲到的，若临床上见到"发热、汗出、恶风、头痛、鼻塞、脉浮而缓"的患者，其症状与《伤寒论》中第13条"太阳病，头痛、发热、汗出、恶风，桂枝汤主之"描述的症状亦吻合，这时就能用桂枝汤吗？答案是：不一定。

为什么不一定？因为还必须辨证论治，必须结合患者的整体情况辨析出太阳表虚证时才能用。

假如患者有口干或口干渴，则辨证为太阳阳明合病，可以用桂枝汤加生石膏或桂枝二越婢一汤。

若患者有咽痛、口苦，则应辨证为太阳少阳合病，可以用柴胡桂枝汤；若再伴有口干渴，则应辨为太阳少阳阳明合病，可以用小柴胡汤合桂枝汤、白虎汤或用小柴胡汤合大青龙汤。

案 16　蔡姓百日咳案

镇江赵锡庠，章次公门人也，诊所在曹家渡。尝治康脑脱路忻康里四十八号蔡姓女孩，约一周岁，先病百日咳，月余未全，忽股背间隐约有红点，咳甚剧，目赤多泪，惟身热不扬，手足逆冷，常自汗出，皮肤宽缓，颜面淡白，无出疹状。

锡庠告其母曰："瘄疹欲出，表阳虚而不足以达之，此即俗所称白面痧也。"方用：

葛根三钱　桂枝一钱　杭芍钱半　生草一钱　姜一片　枣二枚

因其咳也，加前胡钱半、射干钱半、桔梗八分、象贝三钱，复加牛蒡子三钱以助其提达出表。

明日复诊，颜面红疹渐显，神色虽佳，而手足尚冷，遂令再进一剂。二日后，手足温和，周身红疹透达。越二日而回，一切平安，是咳亦愈。

姜佐景按　吾师遇麻疹病之遏伏甚而不透发者，且用麻黄汤。服汤已，疹乃畅发。惟窃细心考察，间有透发之后引起灼热者，是正所谓"若发汗已，身灼热者，名曰风温"。但余早已言及，此所谓灼热并非不得了之谓，其轻者将自已，其重者亦可以补治。惟窃意与其补治于后，宁早用葛根预防于前，故余之治小儿麻疹，葛根乃为第一味要药。

回观本案赵先生方中，既用前胡、牛蒡、桔梗等开发之品，即可以代麻黄之司。故谓本方为桂枝汤加葛根加味，毋宁谓葛根汤加味，与余之方治乃密合无间也。

海上诸医视麻、桂若蛇蝎，何况疹病宜凉之说深入人心，谁敢以之治麻疹者。吾乃不得已变通其说，曰：葛根汤以葛根为君，麻桂为臣，君药不可去，臣药可取而代也。若薄荷、桑叶，若牛蒡、桔梗，若西河柳、芫荽，若樱桃核、蝉衣，皆可以代麻、桂，独葛根当勿易。嘻，高价不售，降格以求，其有能谅吾苦心者乎？

曹颖甫曰 今姜生佐景能于大论中发明"葛根汤为太阳温病之主方"，真能发前人所未发。盖葛根汤证与伤寒不同者，原以津液不足之故，故于桂枝汤中加麻黄而君葛根。

中风证而津液不足者，即用桂枝汤本方而加葛根。

太阳标热内陷而下利者，即用葛根芩连汤，以清热生津为主。

盖人体中水分多于血分，则易从寒化，故藏于精者，春不病温；血分多于水分，则易从热化，故冬不藏精，春必病温。

从寒化者，伤寒不愈，浸成痰饮，虽天时转阳，犹宜小青龙汤。

从热化者，中风误治即成热病，为其津液少也。即此意以求之，则葛根为太阳温病主药，葛根汤为太阳温病主方，不益可信乎？

【独立全解】

该患者患百日咳一个月后出现皮疹，初诊时症见：股背间隐约有红点、咳甚剧，目赤多泪，惟身热不扬，手足逆冷，常自汗出，皮肤宽缓，颜面淡白，无出疹状。

笔者考虑患者咳嗽日久、自汗出、目赤多泪，为少阳病，予小柴胡汤和解少阳，并兼能治疗咳嗽。

目赤多泪，加用一味菊花，清利头目。

同时患者自汗出、咳嗽，相当于"汗出而喘"之证，予麻杏石甘汤开表清热平喘。

患者皮疹，可以合用升麻葛根汤解肌透疹。

反观本案的治疗经过，赵锡庠根据患者股背间隐约皮疹、咳嗽，目赤多泪，惟身热不扬、手足逆冷、常自汗出、皮肤宽缓、颜面淡白等症状，考虑患者手足逆冷，并非是里虚寒之证，是由于自汗出导致肌腠不固所致。所以身热不扬、手足逆冷、自汗出考虑为太阳表虚证，予桂枝汤调和营卫。

而患者股背、咳嗽、皮疹、目赤多泪，考虑为里实热之阳明病，予葛根解肌、开表、透疹，牛蒡子、象贝、桔梗、射干、前胡清热化痰止咳而愈。

【举一反三】

笔者曾治疗一例"过敏性皮炎"的患者，张某，女，29岁，学生。初诊日期：2009年6月3日。

自诉一周前使用过一种化妆品后面部出现皮疹，瘙痒，经用西药外用药后皮疹加重，高出皮肤，颜色鲜红，皮肤较正常皮肤粗糙。口干苦，渴欲饮水，眠差，舌红苔薄白，脉弦滑有力。

患者口苦、脉弦滑有力，辨证为少阳病。

口干、渴欲饮水辨证为阳明病。

另外，患者面部湿疹、颜色鲜红、皮肤鲜红，为少阳阳明之热上冲所致，用一味菊花，清头面之热，《神农本草经》曰菊花："苦、平，无毒。主诸风头眩肿痛，目欲脱，泪出，皮肤死肌，恶风湿痹。"

综合辨证为少阳阳明合病，用小柴胡汤和解少阳之热，生石膏清阳明之热，菊花清头面之热，故处方用小柴胡汤加生石膏、菊花。

柴胡16g，黄芩10g，清半夏10g，党参10g，炙甘草6g，生姜10g，大枣10g，生石膏30g（先煎），菊花30g。3剂，水煎服，日一剂。

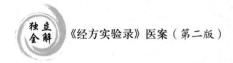

嘱忌食辛辣、刺激、甘甜、生冷之品。

结果：患者服完一剂后，面部皮肤鲜红之色已完全退去，但仍感皮肤粗糙、口干苦、渴欲饮水、睡眠已明显改善，继服 2 剂而诸症痊愈。

本案处方中虽没有专治皮肤病的药物，但调理了患者内在机体的环境，就可以达到治疗皮肤病的目的。因此，临床见到局部的皮肤病或其他的外科疾病，一定要有整体观念，通过调理整体来治疗局部的疾患。

案 17 吴某之室大渴案

住三角街梅寄里屠人吴某之室，病起四五日，脉大，身热，大汗，不谵语，不头痛，惟口中大渴。时方初夏，思食西瓜，家人不敢以应，乃延予诊。

予曰：此白虎汤证也。随书方如下：白虎加人参汤。

生石膏一两　肥知母八钱　生甘草三钱　洋参一钱　粳米一小杯

服后，渴稍解，知药不误，明日再服原方。至第三日，仍如是，惟较初诊时略安。

本拟用犀角地黄汤，以其家寒，仍以白虎原剂，增石膏至二两，加赤芍一两、丹皮一两、生地一两、大小蓟五钱，并令买西瓜与食，二剂略安，五剂全愈。

【独立全解】

该患者初诊时症见：身热、大汗、口中大渴、脉大，不谵语，不头痛，曹颖甫未记录患者的其他症状，笔者考虑患者为里实热之阳明病兼有津液亏虚，可予白虎加人参汤清热生津。

假如患者大便干，可根据患者大便干的程度，加上生大黄或合上小承气汤、调胃承气汤或大承气汤；假如患者有口干苦、胸胁苦满、脉弦滑，考虑合并有少阳病，可合上小柴胡汤。

反观曹颖甫的治疗经过，曹颖甫根据患者身热、大汗、口中大渴、脉大，亦考虑为里实热之阳明病，予白虎汤加人参汤而愈。

案18　缪姓恶风自汗案

江阴缪姓女，予族侄子良妇也，自江阴来上海，居小西门寓所。偶受风寒，恶风，自汗，脉浮，两太阳穴痛。

投以轻剂桂枝汤，计桂枝二钱，芍药三钱，甘草一钱，生姜二片，大枣三枚。

汗出，头痛瘥，寒热亦止。不料一日后，忽又发热，脉转大，身烦乱。

因与白虎汤。

生石膏八钱　知母五钱　生草三钱　粳米一撮

服后，病如故。次日，又服白虎汤，孰知身热更高，烦躁更甚，大渴引饮，汗出如浆。

又增重药量为：石膏二两、知母一两、生草五钱、粳米二杯，并加鲜生地二两、天花粉一两、大小蓟各五钱、丹皮五钱。令以大锅煎汁，口渴即饮。

共饮三大碗，神志略清，头不痛，壮热退，并能自起大小便。尽剂后，烦躁亦安，口渴大减。

翌日停服。至第三日，热又发，且加剧，周身骨节疼痛，思饮冰凉之品，夜中令其子取自来水饮之，尽一桶。

因思此证乍发乍止，发则加剧，热又不退，证大可疑。适余子湘人在，曰：论证情，确系白虎，其势盛，则用药亦宜加重。第就白虎汤原方，加石膏至八两，余仍其旧。仍以大锅煎汁冷饮。

服后，大汗如注，湿透衣襟，诸恙悉除，不复发。惟大便不行。

用麻仁丸二钱，芒硝汤送下，一剂而瘥。

【独立全解】

该患者初诊时症见：两太阳穴痛、恶风、自汗、脉浮，笔者考虑为太阳表虚证，当予桂枝汤而愈。

反观曹颖甫的治疗经过，曹颖甫根据患者两太阳穴痛、恶风、自汗、脉浮，亦考虑为太阳表虚证，予桂枝汤。

服后汗出，头痛、发热、恶寒消失。一日后，忽又发热、脉转大、身烦乱，考虑为里实热之阳明病，予白虎汤，生石膏用量为八钱，服用两日后，病情未见缓解，反而身热更高、烦躁更甚，大渴引饮，汗出如浆，继用白虎汤，生石膏用量增至二两，并加用鲜生地二两、天花粉一两、大小蓟各五钱、丹皮五钱，加强清热凉血之功。

服完后神志略清，头不痛，壮热退，并能自起大小便。尽剂后，烦躁亦安，口渴大减。而至第三日，患者又出现发热，周身骨节疼痛，思饮冰凉之品，继用白虎汤原方，生石膏用量增至八两，服后，大汗如注，湿透衣襟，诸恙悉除，不复发。后因大便不行，用麻仁丸二钱，芒硝汤送下，一剂而瘥。

本案有一点值得我们思考：既然患者两太阳穴痛、恶风、自汗、脉浮，考虑为太阳表虚证，予桂枝汤，服后汗出，头痛发热、恶寒消失。为什么一日后又发热、脉转大、身烦乱呢？

《伤寒论》第 26 条："服桂枝汤，大汗出后，大烦渴不解，脉洪大者，白虎加人参汤主之。"一种解释是：服桂枝汤以微似汗出者佳，若服之不得法，而使大汗出，则病必不除。由于大量亡失体液，胃中干燥，故大烦渴不解。脉洪大为热盛津虚的反应，这种情况只用白虎汤清热，津液不能复生，则口渴不除，惟有用人参补胃，胃气健津液才能生，口渴才能解，故以白虎加人参汤主之。另一种解释是：患者有桂枝汤证，医者认证不误，予桂枝汤，服汤已，应热退病除，但出现了阳明里热证。

以上两种解释似乎说明，服桂枝汤后出现阳明里热证是正常的，到时随时再更换处方就行了。其实，在现在的医疗环境下，医生很难做到随时更改患者的处方，一天一换方，患者一般在两剂之内不能退烧的话，往往会直接去医院急诊治疗，也很少有机会再找医生调方，除非是自己的一些亲人。因此，医生在予患者处方时都得有提前预防的思想，把患者将来要出现的情况一并考虑进去，争取一次处方能把病治愈。

其实，我们在临床上观察到，以上解释的两种情况都忽略了患者内热的一面，这时候患者可以没有口干渴，可以没有烦躁、咽痛等典型的内热证，但只有小便色黄、大便干、舌红、苔白腻或黄腻，或脉滑数等，单用桂枝汤，使大汗出，虽有暂时的汗出、热退，但因加重了内热，必然又会出现发热、脉大、烦躁等阳明里热证。

其实，我们在临床上是可以避免这种入里化热的情况的，因为单纯桂枝汤证的患者，大多数平素脾胃比较虚弱，稍微吃凉食物，会有胃脘胀满不适的症状。假如患者没有脾胃虚弱证，这时就要警惕内热的存在。仲景在《伤寒论》第 26 条中一方面是向医者介绍了服用桂枝汤后里热内传的补救之法，另一方面也是向医者提出警示，要警惕患者内在蕴热的可能，争取做到辨证细微。

【举一反三】

笔者曾治疗一例感冒患者，男性，25 岁。初诊日期：2011 年 5 月 6 日。

主诉：低热 3 天。

3 天前，患者无明显诱因出现发热、恶寒，体温最高为 38℃，自服退烧药及抗生素，效欠佳，仍时有低热，为求中医治疗，前来诊治。刻下症见：低热，体温 37.8℃，恶风，汗出，周身酸痛，纳少，眠可，二便调。既往体健。舌红，苔薄黄，脉浮滑。

患者发热、恶风、汗出、周身酸痛、脉浮，考虑为太阳表虚证，心想应该是典型的桂枝汤证。但是患者舌红、苔薄黄、脉滑，并不与桂枝汤相符合，应该是有内在蕴热，假如要是单用桂枝汤必然会使里热加重，而出现里热重症，出现类似《伤寒论》第 26 条的白虎加人参汤的情况，于是就在桂枝汤的基础上加上了一味生石膏以清里热。

处方：桂枝汤加生石膏。

桂枝 10g，白芍 10g，炙甘草 5g，生姜 10g，大枣 10g，生石膏 30g（先煎）。3 剂，水煎服，日一剂。

嘱忌食辛辣、刺激、甘甜、生冷之品，服完药后，喝小米粥并覆被使周身微汗出。

结果：患者服完一剂后，即周身汗出，发热、恶风消失，周身酸痛好转，继服两剂，诸症消失，纳可，舌质由红转变为淡红，舌苔由薄黄转为薄白，脉象变为缓脉，病告痊愈。

案 19 郁姓消渴病案

友人郁祖安君之女公子，方三龄，患消渴病。每夜须大饮十余次，每饮且二大杯，勿与之，则吵闹不休，小便之多亦如之，大便不行，脉数，别无所苦。

时方炎夏，尝受治于某保险公司之西医，盖友人也。逐日用灌肠法，大便方下，否则不下。医诚勿与多饮，此乃事实上所绝不可能者。累治多日，迄无一效。

余诊之，曰，是白虎汤证也。方与：白虎汤加生津止渴之品。

生石膏四钱　知母二钱　生草钱半　粳米一撮

加其他生津止渴之品，如洋参、花粉、茅根之属。

五剂而病全。顾余热未除，孩又不肯服药，遂止服。越五日，旧恙复发，仍与原方加减，连服十五日，方告全愈，口不渴，而二便如常。先后计服石膏达半斤之谱。

【独立全解】

患者患消渴病，初诊时症见：口干渴，小便多，大便干，脉数。笔者辨证为里实热之阳明病，因患者口干渴明显，可予白虎加人参汤清热生津，且患者大便干，考虑患者胃肠实热之证比较明显，由此推断患者可能有消食善饥，可合上大黄黄连泻心汤，既可清热，又可通腑，改善消谷善饥。这时生石膏的量一定要大，可用 50～200g，量少了疗效不显。

反观姜佐景的治疗经过，姜佐景根据患者口干渴，大便干，脉数，亦辨证为里实热之阳明病，方选白虎汤清里热，并加用洋参、花粉、茅根清热生津之品而痊愈。

【举一反三】

笔者曾治疗一例消渴患者，夏某，女，53 岁。初诊日期：2011 年 4 月 13 日。

主诉：腰痛、乏力两月余。

近两月来，患者无明显诱因出现腰痛、乏力，口干，以晨起尤甚，自认为是"肾虚"，自服六味地黄丸两月，症状未见明显改善，为求中医系统治疗前来诊治。既往有高血压病史 5 年，现服用硝苯地平缓释片 30mg，每日一次，血压不稳定，晨起高压在 140～160mmHg，低压在 80～100mmHg；空腹血糖在 7～8mmol/L，餐后血糖在 10～11mmol/L，医生建议服用降糖药，患者曾服用降糖药，血糖时高时低，空腹血糖有时下降至 4mmol/L，有明显不适，遂停用。刻下症见：腰痛，左侧膝关节疼痛，乏力，眼干，口干，渴欲饮水，以晨起尤甚，无口苦，双下肢轻度浮肿，纳可，二便调。舌红，苔白，少津，脉滑数。

患者口干、眼干、渴欲饮水、舌红、脉滑数，考虑为里实热之阳明病，考虑予白虎加人参汤，清热生津止渴（舌苔少津，故加人参）。因患者眼干涩，加一味菊花疏散风热明目。

患者腰痛、左侧膝关节疼痛、双下肢轻度浮肿、乏力、苔白，考虑为湿热内蕴，下注至腰部及关节所致，方选四妙散清热利湿。因患者腰痛及膝关节疼痛，加一味鸡血藤活血通络止痛。

处方：白虎加人参汤合四妙散加鸡血藤、菊花。

生石膏 30g（先煎），知母 20g，炙甘草 5g，粳米 15g，苍术 10g，黄柏 10g，川牛膝 15g，生薏苡仁 30g，鸡血藤 30g，菊花 30g。7 剂，水煎服，日一剂。

嘱忌食辛辣、刺激、甘甜、生冷之品。

二诊：患者服完 7 剂后，口干、腰痛及膝关节疼痛较前好转，舌质红，苔白，仍少津，脉滑。

考虑上方有效，继用上方，但清热力量稍弱，继续加大生石膏及知母量，生石膏增至 60g，知母增至 30g。上方继服 7 剂。

结果：患者继服 7 剂，诸症减轻，但舌质红，苔白，少津，感觉清热力量还是不够，于是将生石膏的量增至 100g，知母量增至 50g，继服 7 剂后，诸症大减，口干、乏力、腿肿已不明显，腰痛及膝关节痛消失，高血压基本正常，硝苯地平控释片 30mg，每日一次改为硝苯地平缓释片 10mg，每日一次，晨起高压在 110 ～ 130mmHg，低压在 60 ～ 80mmHg；空腹血糖在 5 ～ 6mmol/L，餐后血糖在 7 ～ 9mmol/L。继用上方调理，无明显不适。

案 20　杨宜德腹大案

据舍亲童公邃君云："民国六七年间，于役吴门，一山东人名杨宜德者，为先兄卫兵，患腹部膨胀，不更衣者二月有余，而健饭特甚，腹大几如五石瓠，甚至行坐不得。营团各军医百治乏效，复数更外医，亦然，因就诊于曹先生沧洲。

先生闵其情，复怜其贫，即令服生石膏半斤。次日，病依然。于是由半斤加至一斤。至第四日，复加至二斤。便乃大下，

悉属黑粪，其硬如石，约二便桶许。体腹顿时瘦削，向之手臂如碗者至此仅有一握，神志疲倦异常，且须倩人扶掖，而后能行。于是先生令止服，改给四君子等大剂，凡调理三月始瘥。"

姜佐景按　此病为中消，胆胃之火特重，故能健饭；胆汁不自下输，故大便不行。重用石膏以清胃热，胆汁得下，则大便通矣。其用单味石膏者，意犹白虎汤耳。

【独立全解】

该患者初诊时症见：健饭特甚，腹部膨胀、大便干，不更衣者二月有余，姜佐景笔记未记录患者的舌脉及其他症状，笔者考虑患者健饭特甚，相当于消谷善饥，即中消，考虑为胃热之阳明病，另外，患者腹部膨胀、不更衣者二月有余，亦考虑阳明腑实证，可予白虎汤合大承气汤，大便通则热随之而泻；若仍消谷善饥，大便不行，可以增加生石膏及生大黄、枳实、厚朴的用量，还可以合用大黄黄连泻心汤以消除胃热而治消渴证。

反观本案的治疗经过，曹沧洲考虑患者健饭特甚为胃热之阳明病，患者腹部膨胀、不更衣者二月有余，亦考虑阳明腑实证。曹沧洲单独重用生石膏，取白虎汤之意，且生石膏用量增至二斤，相当于现在的 1kg 而取效，足可见其胆识也。

案 21　钟姓一身尽疼案

钟姓少妇，住圣母院路大千世界隔壁福新电料行楼上。

初诊：十一月初三日。（钟姓少妇先因外出探望其父疾，心滋忧戚，归途白雪纷飞，到家即病。曾经中西医师杂治未全，又因身怀六甲，家人忧惧万分）病七日，发热，无汗，微恶寒，一身尽疼，咯痰不畅，痰色黄。病者面赤气喘，频频呼痛，腹部尤甚，按脉浮紧。

咯痰不畅，肺气闭塞使然也。痰色黄，中已化热，宜麻黄杏仁甘草石膏汤加浮萍。

净麻黄三钱　光杏仁五钱　生石膏四钱　青黛四分（同打）　生草三钱　浮萍三钱

二诊：十一月初四日。昨进麻杏甘石汤加浮萍，汗泄而热稍除，一身尽疼者悉除。惟咳嗽咯痰不畅，引胸腹而俱痛，脉仍浮紧（适值天时阴雨）。

二诊时病者已能对语，神情爽适，不若初诊时之但呼痛矣。稔知服药后，微汗出，一身尽疼者悉除。惟于咳嗽时，胸腹部尚觉牵痛耳。

仍宜前法以泄之。本可一剂全愈，适值天时阴雨，故稍缠绵，乃加苡仁、厚朴、苏叶等与之。

净麻黄三钱五分　生甘草二钱　生石膏六钱　薄荷末一钱（同打）　光杏仁四钱　苦桔梗五钱　生薏仁一两　中川朴二钱　苏叶

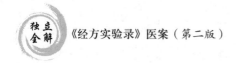

五钱

自服第二方后，又出微汗，身热全除，但胸背腹部尚有微痛，游移不居。又越一日，病乃全瘥，起床如常人。

【独立全解】

该患者初诊时症见：发热，无汗，微恶寒，一身尽疼，咯痰不畅，痰色黄，面赤气喘，频频呼痛，脉浮紧。笔者考虑患者发热、无汗、微恶寒、一身尽疼、脉浮紧为太阳病，而患者咳痰不畅、痰色黄、面赤气喘、频频呼痛，考虑为痰热内蕴之阳明病，综合辨证为太阳阳明合病，方选麻杏石甘汤解表清热化痰。笔者考虑患者咳喘、咳黄痰等症状较明显，单用麻杏石甘汤恐病重药轻，故在上方基础上可合上小陷胸汤加强清热化痰之功。

反观曹颖甫的治疗经过，曹颖甫根据该患者发热、无汗、微恶寒、一身尽疼、脉浮紧，考虑为太阳伤寒表实证，咯痰不畅、痰色黄、面赤气喘、频频呼痛，考虑为里热之阳明病。亦辨证为太阳阳明合病，予麻杏石甘汤解表清热、化痰平喘，加用一味浮萍加强解表之功。结果患者服完上方即汗泄而热稍除、一身尽疼悉除，太阳表证已部分解除，惟咳嗽咯痰不畅，引胸腹而俱痛，脉仍浮紧（适值天时阴雨），说明痰湿仍较重，在上方的基础加上苡仁、厚朴、苏叶增强化痰止咳之功，诸症痊愈。

【举一反三】

麻杏石甘汤见于《伤寒论》第 63 条："发汗后，不可更行桂枝汤，汗出而喘，无大热者，可与麻黄杏仁甘草石膏汤。"以及《伤寒论》第 162 条："下后，不可更行桂枝汤。若汗出而喘，无大热者，可与麻黄杏仁甘草石膏汤。"临床上常用于外感风热，或外感风寒入里化热，表证未解，里热亦未盛时，症见：发热，伴见微恶寒，无汗或有轻微汗出，头微痛，咳嗽，痰白或黄，舌淡红，或稍红，或仅舌边尖略红，苔薄白或薄黄而润或干，脉浮数或沉细，可以用麻杏石甘汤。

笔者曾治疗一例慢性咳嗽的患者，刘某，男，42 岁。初诊日期：2011 年 4

月 20 日。

主诉：间断咳嗽两周。

患者两周前因感冒后出现咳嗽，咳痰，自服复方甘草片、复方鲜竹沥及抗生素，效欠佳，为求中医治疗前来诊治。刻下症见：咳嗽，咳痰，痰少，咽痒，咽部异物感，咳之不出、咽之不下，口干，纳可，二便调，眠可，舌淡红，苔薄白，脉细滑。

细问病史，患者既往有慢性咳嗽病史，常因外感、饮食不慎、劳累、情绪急躁而复发。既然是慢性咳嗽，肯定是反复发作的，而反复发作的咳嗽一定是有原因的，追问病史，患者平素脾胃虚弱，脾气急躁，工作压力大，这可能就是他慢性咳嗽的原因。

脾胃虚弱、脾气急躁为什么会引起咳嗽？脾主运化，胃主受纳，脾失健运不能为胃行其津液，津液的输布发生障碍，而导致水液不化，聚而成湿，留而为饮，积而成水。痰湿内盛上犯于肺，故可见咳嗽、咳痰。

加之患者平素脾气急躁，工作压力大，常导致气机郁滞，气郁夹痰湿郁于喉间，形成痰气互结证，即梅核气，其表现为咳之不出、咽之不下。《金匮要略·妇人杂病脉证并治》第 5 条："妇人咽中如有炙脔，半夏厚朴汤主之。"故患者咳嗽，咳痰，痰少，咽痒，咽部异物感，咳之不出、咽之不下之证为痰气互结证，可用半夏厚朴汤治疗。

另外，痰湿郁久化热，故可见口干，故合用麻杏石甘汤清泄肺热、宣开肺气。

这时可能有人会问患者没有明显的表证为什么还用麻黄？《伤寒论》第 63 条："发汗后，不可更行桂枝汤，汗出而喘，无大热者，可与麻杏石甘汤。"第 162 条："下后，不可更行桂枝汤。若汗出而喘无大热者，可与麻杏石甘汤。"条文中喘是因热壅肺闭不得宣开，汗出乃热迫津液外泄，无大热是因热郁于里，外热反而较轻，所以用麻杏石甘汤清泄肺热、宣开肺气。肺热除而肺气畅，则汗出自止，气喘自平。方中麻黄与杏仁宣肺降气，麻黄、石膏清宣肺热，对于肺热壅闭的气喘咳嗽有效。麻黄假如不配伍桂枝，发汗之力很弱，可以用于没有明显表证的时候，而宣肺平喘之功较明显。

另外，针对患者咳嗽较长时间，加用一味炙枇杷叶加强化痰止咳之功。

处方：半夏厚朴汤合麻杏石甘汤加炙枇杷叶。

生麻黄5g，杏仁10g，生石膏30g（先煎），炙甘草6g，清半夏10g，厚朴15g，茯苓30g，苏子叶各15g，生姜10g，炙枇杷叶15g。7剂，水煎服，日一剂。

结果：患者当晚服完一剂，第二天咽痒、咳嗽、咳痰已明显缓解，口干消失，仍时有咽部异物感，上方继服6剂，咽部异物感已消失，咳嗽咳痰痊愈。建议患者平时注意忌食辛辣刺激之物如海鲜、牛羊肉，平和心态，适当活动。

麻杏石甘汤是治疗太阳阳明合病的，有时表证不是很明显，患者仅有腰痛、鼻塞、流涕，加之有里热，均可加减应用。

笔者曾治疗一例月经提前伴有腰痛的患者。刘某，女，42岁。初诊日期：2012年4月20日。

主诉：月经提前半年余。

近半年来，患者由于儿子要参加高考，情绪紧张、焦虑，出现月经提前十余天，量大，色暗红，伴有头痛、失眠、烦躁症状。经人介绍，前来诊治。刻下症见：时有头痛，以左侧为甚，眠差，易早醒，眼干，咽干痛，口干，渴欲饮水，后背及腰部疼痛，汗出，烦躁，纳可，大便黏滞，小便调。舌淡红，苔白。脉弦滑有力，左脉略浮。

患者眼干、咽干痛、脉弦有力，考虑为少阳病，又因为患者少阳之热上冲所致的头痛、失眠，故选用小柴胡加龙骨牡蛎汤，和解少阳，镇惊安神。

患者口干、渴欲饮水，汗出，烦躁、大便黏滞，脉滑有力，考虑为里热之阳明病，选用白虎汤清解里热。

另外，患者后背及腰部疼痛、左脉略浮，考虑为太阳病。该患者的太阳病症状不是很明显，只有后背及腰部疼痛、左脉略浮，较大可能是由于里热导致肌腠疏松，汗出受风所致，是"里不和则外不谐"所致，故选用麻杏石甘汤加葛根，解表清里，加一味葛根以缓解后背及腰部疼痛。

另外，患者咽痛，加一味桔梗清热排脓以缓解咽痛；加一味菊花清头目风热，以缓解眼干。

综合辨证为少阳阳明太阳三阳合病，而患者的月经提前即是由于三阳合病热迫血行所致，我想只要把三阳合病热之"本"解决，作为"标"的月经提前亦应该能缓解，故方用小柴胡汤合白虎汤、麻杏石甘汤加桔梗、菊花、生龙骨、生牡蛎、葛根。

柴胡 15g，黄芩 10g，清半夏 9g，党参 10g，生甘草 5g，生姜 10g，大枣 10g，桔梗 15g，菊花 30g，生石膏 45g（先煎），知母 20g，生龙骨 30g，生牡蛎 30g，生麻黄 5g，杏仁 10g，葛根 15g。7 剂，水煎服，日一剂。

二诊：2012 年 4 月 28 日。患者服完 7 剂后后背及腰痛、咽痛消失，头痛、眼干、失眠、口干渴较前好转，舌淡红，苔薄白，脉弦滑。患者后背及腰痛消失。

笔者考虑患者太阳病已愈，故上方去麻杏石甘汤及葛根；咽痛消失，故上方去桔梗。

处方：小柴胡汤合白虎汤加菊花、生龙骨、生牡蛎。

柴胡 15g，黄芩 10g，清半夏 9g，党参 10g，生甘草 5g，生姜 10g，大枣 10g，菊花 30g，生石膏 45g（先煎），知母 20g，生龙骨 30g，生牡蛎 30g。7 剂，水煎服，日一剂。

三诊：2012 年 5 月 15 日。患者诉：此次月经已按时来到，仅提前一天，头痛、失眠、口干渴消失，仅时有眼干，舌淡红，苔薄白，脉弦滑。嘱忌食辛辣、油腻，暂停中药。

笔者亦曾治疗一例鼻窦炎患者，鞠某，男，46 岁。初诊日期：2012 年 4 月 5 日。

主诉：鼻塞流涕反复发作 5 余年。

5年前，患者无明显诱因出现鼻塞、流涕，晨起时有喷嚏，就诊于某医院，诊断为过敏性鼻炎，曾服用鼻炎康、西替利嗪以及众多中成药，疗效欠佳，曾对中西医失去信心，不予治疗。患者的儿子因面部痤疮就诊于余，服药半个月，面部痤疮尽除，患者才在家人引荐下前来诊治。刻下症见：鼻塞，流清涕，偶有黄涕，时有喷嚏，以晨起明显，口干苦，咽干，偶有头痛，纳少，眠可，二便调。舌红，苔薄黄，脉弦滑。

患者鼻塞、流清涕、时有喷嚏、偶有头痛，考虑为太阳病；另外，患者口干、偶有黄涕、舌红、苔薄黄、脉滑，考虑为里热之阳明病。方选麻杏石甘汤解表清里热，另外加用辛夷花、苍耳子、白芷宣通鼻窍，桔梗、连翘、桃仁清热排脓。

另外，患者口苦、咽干、纳差、脉弦，考虑为少阳病，方选小柴胡汤和解少阳。

综合辨证为太阳少阳阳明合病。

处方：小柴胡汤合麻杏石甘汤加桔梗、连翘、辛夷花、苍耳子、白芷、桃仁。

柴胡15g，黄芩10g，清半夏10g，党参10g，生甘草5g，生姜10g，大枣10g，生麻黄8g，杏仁10g，生石膏45g（先煎），桔梗30g，白芷15g，辛夷花10g，苍耳子10g，连翘30g，桃仁15g。7剂，水煎服，日一剂。

嘱忌食辛辣、刺激、甘甜、生冷之品。

结果：患者服完7剂后，鼻塞、流涕较前好转，头痛、晨起喷嚏已消失，口干苦、咽干好转，纳食增，继服7剂后，鼻塞、流涕大减，诸症减轻，鼻炎已不影响工作及生活。

或许会有人问：患者是过敏性鼻炎，是过敏性体质，与过敏物有关，中药怎么会有效呢？患者过敏确实与过敏物有关，但是患者的体质处于过敏状态是内因。西医认为患者体质是过敏性体质，而中医认为患者体内是处于有里实热、痰热、湿热、水饮、寒湿、阴虚火旺、气虚、血虚、阳虚等的状态，事实也证明，只要调整了患者的内环境，过敏反应绝大多数是可以改善的。

案 22 冯蘅荪发热案

冯蘅荪，嵩山路萼庐账房。十月廿九日始而恶寒，发热，无汗，一身尽痛。发热必在暮夜。咳而咽痛。

其病属营，而恶寒、发热、无汗，则其病属卫。加以咳而咽痛，当由肺热为表寒所束，正以开表为宜。

净麻黄三钱　光杏仁四钱　生石膏五钱　青黛四分（同打）　生甘草三钱　浮萍三钱

【独立全解】

该患者初诊时症见：恶寒、发热、无汗、一身尽痛、咳而咽痛，笔者考虑患者恶寒、发热、无汗、一身尽痛为太阳伤寒表实证；咳而咽痛考虑为少阳阳明合病，综合辨证为太阳少阳阳明三阳合病，方选小柴胡汤合麻杏石甘汤加桔梗、生薏苡仁，解表清热、和解少阳。发热必在暮夜，不一定有特殊诊断意义。

反观曹颖甫的治疗经过，曹颖甫根据该患者恶寒、发热、无汗、一身尽痛、咳而咽痛的症状，考虑患者恶寒、发热、无汗、一身尽痛为太阳伤寒表实证；而考虑咳而咽痛为寒邪入里化热、热邪灼津所致，综合辨证为太阳阳明合病，方选麻杏石甘汤解表清热，加用浮萍加强开表作用，同时加用咸寒之青黛，加强清热凉血消肿的作用。

【举一反三】

临床上类似该患者的症状比较多，既有恶寒、无汗、发热、身痛，又有口干、咽痛、咳嗽、舌红、苔白厚或黄腻、脉浮紧滑，多是三阳合病的表现，恶寒、无汗、发热、身痛为太阳伤寒表实证，口干、舌红、苔白厚或黄腻为里实热之阳明病，咽痛、伴或不伴口苦，为半表半里实热之少阳病，方选小柴胡汤合麻杏石甘汤加桔梗、生薏苡仁或小柴胡汤合大青龙汤的机会比较多，有时单用麻杏石甘汤力量稍弱，特别是外感患者出现了咽痛、咳嗽，临床上合上小柴胡汤，疗效会更好。这样的病例在临床上，比比皆是，这里就不举例了，读者可以亲自试一下便知。

纵观曹颖甫先生之处方，应用柴胡剂的机会不多，究其原因，是曹氏不认为有半表半里病位的存在，他认为"所谓柴胡汤证，皆以太阳病邪内陷言之"，而"太阳之病，关于少阳者，三焦为之主也"。正因为"小柴胡汤本属太阳标阳下陷方治"，故断言"柴胡汤为汗剂也"。他在《伤寒发微》中解释第 101 条"伤寒中风，有柴胡汤证，但见一证便是，不必悉具。凡柴胡汤证而下之，若柴胡证不罢者，复与柴胡汤，必蒸蒸而振，却复发热汗出而解"时说："凡柴胡汤病证，不惟以口苦、咽干、目眩言之也。少阳无正病，故方治绝少。所谓柴胡汤证，皆以太阳病邪内陷言之。是无论太阳伤寒由水分内陷者当从汗解，即太阳中风从血分内陷者，亦当从汗解。柴胡出土者为柴，在土中如蒜状者为胡，其性升发，能引起内陷之邪而出表。故柴胡证虽经误下，而本证不罢者，复与小柴胡汤，必先寒后热，汗出而解。所以然者，太阳之气，营卫俱弱，不能作汗，必藉柴胡升发之力，然后得从外解。后文云：潮热者实热，先宜小柴胡汤以解外。夫所谓解外者，与上欲解外者宜桂枝汤本同一例。桂枝汤解外曰发汗，柴胡汤之解外，独非发汗乎？不发汗，则营卫二气之内陷者，何自而出乎？况本篇又云：呕而发热，柴胡汤证悉具，而以他药下之（非大柴胡汤），柴胡证仍在者，复与柴胡汤，必蒸蒸而振，复发热汗出而解。合之本条，不皆明言发汗乎？吾故曰柴胡汤为汗剂也。"

大家都知道，柴胡剂的应用包括小柴胡汤、逍遥散、龙胆泻肝汤等非常广泛，一些老百姓都知道这些方子。在中医历史上，有许多以擅用柴胡剂而闻名的一代名医，比如胡希恕、宋孝志等。为什么千古以来，小柴胡汤证的应用广泛到令人咋舌的程度？为什么历史上出现过很多被称为"柴胡某、逍遥某"的一代名医？我认为，这是因为临床上常见的病机，无论是外感，还是内伤，大多数都有化为或兼有少阳病的可能性。为什么这么说呢？因为在我眼中，少阳病即"实热在半表半里（少阳病之'实'，包含'虚实夹杂偏实'。但不包含'虚实夹杂偏虚'，更不包含'纯虚无实'）"。可以广泛的夹杂"虚实寒热气血津液"。而且，"虚实寒热气血津液"也常可转化为"实热在半表半里"的少阳病，大家需注意。

案 23　女婢猩红热案

前年三月间，朱锡基家一女婢病发热，请诊治。予轻剂透发，次日热更甚，未见疹点。续与透发，三日病加剧，群指谓猩红热，当急送传染病医院受治。锡基之房东尤恐惧，怂恿最力。锡基不能决，请予毅然用方。予允之。细察病者疹已发而不畅，咽喉肿痛，有白腐意，喘声大作，呼吸困难不堪，咯痰不出，身热胸闷，目不能张视，烦躁不得眠。

此实烂喉痧之危候，当与：

净麻黄钱半　生石膏五钱　光杏仁四钱　生草一钱

略加芦根、竹茹、蝉衣、蚤休等透发清热化痰之品。

服后，即得安睡，疹齐发而明，喉痛渐除。续与调理，三日全愈。

事后婢女叩谢曰：前我病剧之时，服药（指本方）之后，凉爽万分，不知如何快适云。

姜佐景按　夫麻疹以透净为吉，内伏为凶，尽人所知也。而透之之法却有辨别。盖痧毒内伏，须随汗液乃能外出。而汗液寄汗腺之内，须随身热乃能外泌。故痧前之身热乃应有之现象。惟此种身热亦有一定之标准，过低固不可，过高亦不佳。事实上过高者少，过低者多，故用药宜偏于温，万不可滥用凉剂以过之。及痧毒正发之时，小儿身热往往过度，与未发前成反比。不知身热过重又妨痧毒之外透。此时热迫肺部则喘急，热蒸汗腺则汗出，热灼心君则神昏，热熏痰浊则干咳，此为麻杏甘石之的证，重剂投之，百发百中，又岂平淡之药所能望其项背哉？

疹病之兼喉病者，中医谓之烂喉痧，西医称之曰猩红热。西医治本病主先隔离，视为第一等急性传染病。中医治此，似无若此慌张。丁甘仁先生擅治此病，其治法大意，略曰：喉痧当以痧为本，以喉为标，但求痧透，则喉自愈，可谓要言不烦。而本汤之治喉痧所以得特效者，即此故也。痧毒攻喉，则喉烂而为猩红热；痧毒袭肺，则呼吸急迫而为肺炎。

顾本汤（编者按：指麻杏石甘汤）之用却又不限于喉痧及肺炎，凡属肺热生痰，因痰生喘者，本汤皆能治之，且已验之屡矣。然考之西医说，于肺病有急性慢性支气管炎、肺炎、肺水肿种种名目，究其理，不外因细菌或尘埃之侵入而生炎灶，以致气管支等部分分泌黏液，闭塞孔道，转致呼吸窒塞，预后不良，与吾中医说谓肺津为热熏灼，变为痰涎，因而痰声如锯者，如出一辙。使用麻黄、杏仁以开其肺气，生石膏以清其热，甘草以和其中，吾知其必可效也。

麻杏甘石汤证，由身大热转为身无大热，其证势为由表入里（如邪由肺传脑，则身热更微矣）。惟其逐渐由表入里，由寒化热，故无汗渐转为汗出。独其喘则必不除。然后知"热喘"二字实为本汤之主证。

【独立全解】

该患者初诊时症见：身热、咽喉肿痛、喘声大作、呼吸困难不堪、咯痰不出、胸闷、目不能张视，烦躁不得眠，笔者考虑患者为少阳阳明合病（咽喉肿痛相当于咽干的重症，属少阳病；喘声大作、呼吸困难、胸闷相当于"胸胁苦满"，亦是少阳病），方选小柴胡汤合麻杏石甘汤加桔梗、生薏苡仁、连翘，以和解少阳、清热排脓。烂喉痧是以发热、咽喉肿痛糜烂、皮肤红色疹点密布、舌红绛起刺为主要特征。又称丹痧、痧毒、疫喉痧、疫疹等。多发于冬春季节，具有强烈传染性，并易引起流行，病势急、变化快、病情重，多见于儿童。即西医的猩红热。

反观曹颖甫的治疗经过，曹颖甫根据该患者症状，考虑为里实热之阳明病，予麻杏石甘汤化痰止咳平喘，并加用芦根、竹茹、蚤休清热化痰，蝉衣透表。

或许有人会问：患者并无明显的恶寒、发热等表证，为什么还用麻黄、蝉衣解表之品？因患者里热较重，这里用少量的麻黄及蝉衣重在透表，有"火郁发之"之意。

由于曹氏认为小柴胡汤是解表剂，不承认半表半里的存在，认为"所谓柴胡汤证，皆以太阳病邪内陷言之"，所以曹氏对少阳病的诊断方面恐怕有所缺陷，医案中很少记录能体现少阳病的症状，比如：口苦，咽干痛，寒热往来，胸胁苦满，纳差，脉弦等。比如这个医案，咽喉肿痛相当于咽干的重症，属少阳病，喘声大作、呼吸困难、胸闷相当于"胸胁苦满"，亦是少阳病，因此该患者为少阳阳明合病。假如曹氏能合用上小柴胡汤，假如患者大便干，合上大柴胡汤，对以"咽喉肿痛糜烂"为主症的烂喉痧可能会有更好的疗效。"实践是检验真理的唯一标准"，能证明理论是否正确的唯一方法，就是实践，读者可以亲试为证。

【举一反三】

笔者在临床上治疗有里热之皮肤病，如湿疹、银屑病、荨麻疹等，患者并无明显的恶寒、恶风、发热等症状，但笔者常合用麻杏石甘汤，生麻黄的量宜小，一般在 3～8g，重在"开表并透里热""火郁发之"。

笔者曾治疗一例药物性皮疹的患者，肖某，女，61 岁。初诊日期：2012 年 5 月 15 日。

患者因"发热 1 天"前来就诊。患者诉无明显诱因出现发热，体温 38℃，恶寒，周身酸痛，患者未敢服药。患者自诉为过敏体质，对牛奶、杏等过敏，西药一般都不敢用。三月前由于腰痛，自服某种中成药，发生周身过敏，面部及周身散在皮疹，色黯红，至今仍存在，所以患者自己不敢吃药，生怕再次发生过敏。为求中医治疗，前来诊治。刻下症见：发热，恶寒，周身酸痛，汗出，口干苦，渴欲饮水，无咽痛，时有咳嗽，痰少，面部皮疹，色黯红，无渗出，眼干，舌红，纳少，二便调，苔白腻，脉浮弦滑。

患者发热、恶寒、汗出、周身酸痛、口干、渴欲饮水、咳嗽，考虑为太阳阳明合病，方选用麻杏石甘汤加知母、桔梗解表清里热、止咳平喘；患者眼干，考虑为少阳阳明合病上冲所致，加一味菊花清肝明目。

口苦、脉弦滑考虑为少阳病，方用小柴胡汤和解少阳；

面部皮疹、舌红、苔白腻考虑为少阳病夹有湿热内蕴所致，目前患者以发热、恶寒、咳嗽之外感病为主，先解决外感病，再考虑集中解决面部皮疹，现先加一味白鲜皮清热利湿止痒。

处方：小柴胡汤合麻杏石甘汤、知母、桔梗、白鲜皮、菊花。

柴胡15g，黄芩10g，清半夏9g，党参10g，生甘草5g，生姜10g，大枣10g，生麻黄5g，杏仁10g，生石膏45g（先煎），桔梗20g，白鲜皮30g，知母20g，菊花30g。3剂，水煎服，日一剂。

嘱忌食辛辣、刺激、甘甜之品，服完药后覆被出汗。

二诊：患者诉：服完第一剂药后，体温仍然维持在38℃左右，但感觉神清气爽，周身不适较前明显缓解，继服两剂，发热、恶寒、周身酸痛消失，口干苦、渴欲饮水、咳嗽较前明显缓解。而且面部皮疹亦缓解。舌苔白腻转为薄白腻，脉弦滑。

患者外感太阳病已解，目前我考虑患者仍为少阳病，合并有湿热内蕴之阳明病。而且现在患者以皮疹为主，我想以清热利湿以主，治疗皮疹，湿热一去，少阳病可能也就会随之解决。于是选方以消风散疏风清热利湿为主，合用麻杏石甘汤加白鲜皮加强疏风清热利湿。因为上次开的药对皮疹有效，我自己感觉这次处方可能会使患者皮疹、瘙痒症状大减。

处方：荆芥10g，防风10g，蝉衣10g，火麻仁20g，苦参10g，苍术10g，知母15g，生石膏30g（先煎），牛蒡子15g，通草10g，当归10g，生地黄15g，炙甘草 5g，麻黄 5g，杏仁 10g，白鲜皮 20g。5 剂，水煎服，日一剂。

嘱忌食生冷、辛辣、甘甜之品。

三诊：患者诉：皮疹未见明显好转，还没有上次的药物有效。而且患者诉对杏过敏，服完三剂无效后，自行将方中的杏仁拿出了。

这完全出乎我的意料，湿热内蕴的皮疹用消风散有效的几率是非常大的，为什么会无效呢？我想可能还是少阳病与湿热内蕴之间的轻重没有把握好。

后经仔细询问得知：患者平素急躁易怒，容易发火。现仍面部皮疹暗红，瘙痒，口干苦，舌红，苔薄白腻，脉弦滑有力。

目前患者少阳病合并有湿热内蕴，这时仍以少阳病为主，仍当以小柴胡汤和解少阳为主，麻杏石甘汤加知母、桔梗、菊花疏风解表清热，加用白鲜皮、赤小豆、生薏苡仁、刺蒺藜清热利湿。

处方：柴胡 15g，黄芩 10g，清半夏 9g，党参 10g，生甘草 5g，生姜 10g，大枣 10g，生麻黄 5g，杏仁 10g，生石膏 45g（先煎），桔梗 20g，白鲜皮 30g，知母 20g，菊花 30g，刺蒺藜 30g，赤小豆 30g，生薏苡仁 30g。5 剂，水煎服，日一剂。

结果：患者服完 5 剂后，面部皮疹由暗红色已转为淡红，瘙痒消失，口干苦亦大减，上方继服 7 剂，面部皮疹亦完全消失，仅留轻微的色素沉着。

案 24　王姓乳蛾双发案

王左，乳蛾双发，红肿疼痛，妨于咽饮，身热，微微恶风，二便尚自可，脉微数，舌微绛。

宜辛凉甘润法。

薄荷一钱（后下）　杏仁三钱　连翘二钱　象贝三钱　桑叶二钱　生草钱半　赤芍二钱　蝉衣一钱　僵蚕三钱（炙）　桔梗一钱　马勃八分　牛蒡二钱　活芦根一尺（去节）　另用玉钥匙吹喉中

姜佐景按　当九十月燥气当令之时，喉病常多，其轻者但觉喉中梗梗然妨于咽饮，其略重者则咽喉两关发为乳蛾，红肿如桃。西医称此为扁桃腺肿，治之每用刀割。报载影后胡蝶尝患此，受治于西医，费千金而愈。中医治此，似不须如此小题大做，但须照上列方随意加减，可以一剂知，二剂已。计药所费，当不出一元之数，与千金相较，奚似？蛾退之后，悉如常态。若夫言割法，试问皮肤受蚊咬而发肿，可以削之使平乎？至若乳蛾渐由红肿而化白腐，或生白点，可加玄参一味以治之，其效如神。若更由白腐而化脓，乃可用刺法，使脓出亦愈。然使早用辛凉甘润，必不致如此地步，此辛凉甘润法之所以可贵也。

辛凉甘润乃仲圣大法，温热家不过伸言之耳。何以谓辛凉甘润乃仲圣之法？曰：辛凉甘润四字乃麻杏甘石汤之别称也。

【独立全解】

该患者初诊时症见：乳蛾双发，红肿疼痛，妨于咽饮，身热，微微恶风，二便尚自可，脉微数，舌微绛。笔者考虑患者身热、微微恶风为太阳病，而考虑患者乳蛾双发、红肿疼痛、妨于咽饮、脉微数、舌微绛为少阳阳明合病，综合辨证为太阳少阳阳明三阳合病，方选小柴胡汤、麻杏石甘汤加桔梗、生薏苡仁，解表清热、和解少阳。

反观姜佐景的治疗经过，姜佐景根据患者症状，考虑患者身热、微微恶风，为表不解之征，咽部红肿疼痛考虑为里实热之阳明病，综合辨证为太阳阳明合病，薄荷、僵蚕、蝉衣、桑叶疏风解表，桔梗、杏仁、连翘、牛蒡子、马勃、赤芍、芦根、生甘草、象贝清热化痰、消肿止痛而愈。

前面已经提到了，由于曹颖甫认为小柴胡汤是解表剂，不承认半表半里的存在，认为"所谓柴胡汤证，皆以太阳病邪内陷言之"，所以曹颖甫（可能也要涉及曹氏学生姜佐景等）对少阳病的诊断方面有所缺陷，医案中很少记录能体现少阳病的症状，比如：口苦，咽干痛，寒热往来，胸胁苦满，纳差，脉弦等。大家须注意。

案 25 李孩下利案

李孩，疹发未畅，下利而臭，日行二十余次，舌质绛，而苔白腐，唇干，目赤，脉数，寐不安。

宜葛根芩连汤加味。

粉葛根六钱 细川连一钱 淮山药五钱 生甘草三钱 淡黄芩二钱 天花粉六钱 升麻钱半

李孩服后，其利渐稀，痧透有增无减，逐渐调理而安。

姜佐景按 湘人师兄亦在红十字会医院，屡遇小孩发麻疹时下利，必治以本汤，良佳。又有溏泄发于疹后者，亦可以推治。

麻疹之利属于热者，常十居七八，属于寒者，十不过二三，故宜于葛根芩连汤者十常七八，宜于理中汤或桂枝人参汤者十不过二三。一或不慎，误投汤药，祸乃立至，可不畏哉！

今人每以葛根芩连汤证之利为协热利，实则葛根芩连汤证之利虽属热性，仲圣并未称之为协热利，至桂枝人参汤证之寒性利，反称之为协热而利。盖协热者，犹言挟表热也，此不可不知。

曹颖甫曰 表未解者，必不汗出，盖利不止而脉促为表未解。表未解者，宜葛根汤。利不止而喘汗，为表病入里，则宜葛根芩连汤。脉促为脉紧变文，前于《伤寒发微》中已略申其旨。固知葛根芩连汤惟已经化热者宜之耳。

惟其化热者宜之，而舌苔白腐，唇干目赤，乃无乎不宜，不惟热利为然也。

【独立全解】

该患者初诊时症见：下利而臭、日行二十余次、唇干、目赤、寐不安、舌质绛、苔白腐、脉数，考虑为湿热内蕴之阳明病，即热利，故予葛根芩连汤清热燥湿、分利止泻。

反观曹颖甫的治疗经过，曹颖甫根据患者的上述症状，亦辨证为里湿热之阳明病，予葛根芩连汤而愈。

葛根芩连汤见于《伤寒论》第34条："太阳病，桂枝证，医反下之，利遂不止，脉促者，表未解也；喘而汗出者，葛根黄芩黄连汤主之。"本太阳病桂枝汤证，医不用桂枝汤以解外，而用下药以攻里，遂使邪热内陷而下利不止。如果脉见促象，则可知表证仍在；又见喘而汗出，为热蒸壅逆，宜以葛根黄芩黄连汤主之。由此可见，葛根芩连汤可用于纯里实热之泄泻，亦可以用于湿热内蕴兼有表不解之太阳阳明合病。

案 26 孙宝宝满舌生疮案

孙宝宝，住厅西路。初诊：满舌生疮，环唇纹裂，不能吮饮，饮则痛哭，身热，溲少，脉洪而数，咳嗽，口渴，常烦躁不安，大便自可。

拟葛根芩连汤加味。

粉葛根四钱　淡黄芩钱半　小川连六分　生甘草三钱　灯心三扎活芦根一尺

姜佐景按　孙君维翰，友人也。其小公子未二龄，甚活泼可爱，体肥硕，肖其父。每患微恙，余必愈之。顾以事繁，常无暇面诊，有时仅凭孙君之陈述而疏方焉。一日，孙君又言其孩身热、咳嗽、口渴、不安云云。当遥拟辛凉轻剂与之，服之二日，不瘥反剧。谓口舌生疮矣。当请面诊，允之。细察之下，乃知本为葛根汤证，今乃化热进而为葛根芩连汤证矣。葛根汤证何以化热变剧？盖辛凉轻剂不胜重任故也。

孙孩服此之后，将一剂而愈乎？曰：不然。次日，其病不增不减，仅维原状而已。何以故？盖药量不足故也，尤以黄连之量殊轻，随俗浮沉，故病不能自拔。

二诊：口疮，投葛根芩连汤，不见大效，宜进一步，合承气法。

粉葛根四钱　细川连八分　生川军二钱　生甘草三钱　淡黄芩钱半　枳实钱半　玄明粉钱半（分冲）

姜佐景按　又次日，孙君来告，此方之效乃无出其右，服后一小时许，能饮水而不作痛状，夜寐甚安。越宿醒来，舌疮大退，肯吮乳。嘱减量再服，遂愈。

乃知大黄内服，却胜冰硼外搽，因此散我固曾用于二三日前也。

葛根汤证化热，为葛根芩连汤证，葛根芩连汤证化热，则为承气汤证。我因失治缓治于先，故补治急治于后，不待其大便闭结，而审其即将闭结，预用硝黄以图之，此急治补治之说也。然设使我能及时重用葛根芩连，又何须乎硝黄？我能及时重用葛根汤，又何须乎芩连？溯本穷源，为医者不当若是乎？

曹颖甫曰 葛根芩连汤既为化热而设，服之不效，肠胃燥实即为热病之结果，故佐景谓合承气法为进一步也。

【独立全解】

患者初诊时症见：满舌生疮、身热、咳嗽、口渴、烦躁不安、溲少、大便自可、脉洪而数。笔者考虑该患者满舌生疮可视为主症，同时伴有身热、咳嗽、口渴、烦躁不安、溲少、大便自可、脉洪而数，考虑为里实热之阳明病，可予甘草泻心汤。因大便正常，下寒不明显，将方中的干姜换为生姜。里热明显可加用生石膏、玄参、生地黄加强清热之功。

反观曹颖甫的治疗经过，曹颖甫根据该患者满舌生疮、身热、咳嗽、口渴、烦躁不安、溲少、大便自可、脉洪而数，亦考虑为里实热之阳明病，初予葛根芩连汤加灯心草、芦根清里热，疗效不显，后在葛根芩连汤的基础上加生大黄、枳实、玄明粉加强清热之功，服后而愈。

案 27　眼膜炎案

余先微伤于风，风去而目赤（目赤，西医所称眼膜炎者是也），晨起多眵，封目不易张，张则梗梗然若有物触犯之者。然余不下利，不生口疮。

自服方

粉葛根四钱　生甘草三钱　淡黄芩二钱　黄连一钱　京赤芍三钱密蒙花钱半

不须再剂，不必忌口，眼膜炎退。

姜佐景按　桂枝汤证之病所，言其里，则偏于胃。麻黄汤证之病所，言其里，则偏于肺。葛根汤证之病所，言其里，则偏于血脉神经，而项背为脑脊髓神经分布之地，故患葛根汤证者，其项背独强几几。

白虎汤证之病所同桂枝汤，偏于胃；麻杏甘石汤证之病所同麻黄汤，偏于肺；葛根芩连汤证之病所同葛根汤，偏于血脉神经。

故白虎汤证与麻杏甘石汤证之病所发有定处，若葛根芩连汤证之病所则发无定处。诚以血脉神经本周布于一身，而一身之血脉神经未必尽病，不过病其一部。《经》云"邪之所凑，其气必虚"，即血脉神经较为脆弱之部，则受邪而病之谓。发于肠部，则为下利；发于舌部，则为口疮；发于眼部，则为目赤；发于脑部，则为痉或脑膜炎之类。观此，葛根芩连汤之所以得泛应诸病者，实以本证之病所本无定处故也。

白虎汤证不过为热象，其势较缓。麻杏甘石汤证，热之中夹闭象，其势较急。葛根芩连汤证，热之中夹毒象，其势较险。惟其毒剧，故生腐蚀，毒者，菌也，黄连苦寒，功能杀菌，故仲圣用以为主药。白虎汤证、麻杏甘石汤证传自不伤津之中风、伤寒，葛根芩连汤证传自伤津之温病，然则津伤者即贻毒菌之繁殖，津不伤者反是，此中宁无一贯之妙理？读者请自释之。

曹颖甫曰 凡病入于血分，则易于化热，易于生毒，若痈疽然。为其血分受灼，血郁而毒生也。故麻疹之从热化者尤为重要。推而言之，葛根芩连一方可以治下利，可以治目赤鼻疼。

【独立全解】

本案为姜佐景自患眼膜炎的纪录，未记录舌脉，只言症状为目赤，晨起多眵，封目不易张，张则梗梗然若有物触犯之者。不下利，不生口疮。笔者治疗眼膜炎等眼部疾患常用柴胡剂加减。因眼膜炎为孔窍疾患，半表半里之热往往上冲孔窍，可见眼干、眼涩、眼痛、迎风流泪等症状，可用小柴胡汤加生石膏、菊花、白芷、密蒙花治疗（密蒙花清肝明目）。

反观姜佐景的治疗，予葛根芩连汤加赤芍、密蒙花效如桴鼓，笔者推测，姜佐景如此用药，有几种思路：

一种思路认为：似乎该案症状还应该有大便黏滞不爽、小便色黄、舌红苔薄黄腻、脉滑数等湿热内蕴证，才可用葛根芩连汤。

另一种思路认为：葛根芩连汤不一定仅局限于"热痢"，倘无热痢也可应用，范围为姜佐景所云：葛根汤证之病所，言其里，则偏于血脉神经。诚以血脉神经本周布于一身，而一身之血脉神经未必尽病，不过病其一部。发于肠部，则为下利；发于舌部，则为口疮；发于眼部，则为目赤；发于脑部，则为痉或脑膜炎之类。

笔者认为后一种解释更为合理。

葛根芩连汤以清热坚阴止利为主，兼以透表，具解表清里之功，为表里双解之剂，用于治疗太阳表邪内陷所致的热利证。方中重用葛根，为本方剂量之最，葛根甘、辛而凉，其性轻清升发，入脾胃经，既能解表退热，又能升发脾胃清阳之气而治下利，是一物而二任也，故为君药；臣以苦寒的黄芩、黄连，清热燥湿、直清里热，犹且厚胃肠，坚阴止利；使以炙甘草甘缓和中，协调诸药。四药合用，外疏内清，表里同治，共成解表清里之剂。

从《伤寒论》创立葛根芩连汤以来，该方临床广泛用于泄泻的治疗，虽然其使用范围有所转移，不仅仅局限在表证的存在，但仍以"泄泻"为核心。而我们分析认为此方所针对的病机以"湿热阻滞"为主，而不惟"泄泻"。只要是脾胃或全身与脾胃相关的体、华、窍湿热壅滞，皆可以此方化裁治疗。

案 28　徐姓阴疼案

徐左，美亚十厂。六月十二日。小便已，阴疼。乃治之不当，服某种丸药，以致大便日滞，小便转数，阴疼如故，足腿酸，上及背脊俱酸。胃纳不减，阙上略痛，右脉滑大。小便已，阴疼，此本大肠燥气，熏灼膀胱，《伤寒论》所谓宜大承气汤之证也。

胃纳不减者，阳明燥气用事也。

阙上略痛，阳明余热为病也。

右脉滑大，仍宜大承气汤。惟虚者不可重虚，姑宜葛根芩连汤加绿豆，以清下陷之热，而兼消丸药之毒。

葛根一两五钱　淡芩三钱　川连一钱　绿豆一两　生草一钱

姜佐景按　吾师所谓小便已阴疼，宜大承气汤者，义详《伤寒发微》。

本汤之加绿豆，与葛根汤之加粳米，有异曲同工之妙。

曹颖甫曰　予用此方不过因热利而设，初未尝有退一步想，然亦何尝非退一步想也。小便已阴疼，原属当下之证，设非经西医妄下，何至不用硝黄。此与佐景加硝黄于本方中者适得其反。固知治病用药，当观其通，墨守成方，直土木偶人耳。

【独立全解】

该患者初诊时症见：大便日滞，小便数，阴疼，足腿酸，上及背脊俱酸。胃纳不减，阙上略痛，右脉滑大，笔者考虑为里实热是阳明腑实证，可予大承气汤通腑泄热。因患者小便频数、阴疼，足腿酸，考虑患者兼有湿热下注，可合上四妙散清热利湿。

假如患者在上述基础上兼有口苦、咽痛，考虑合并有少阳病，可再合用小柴胡汤。

反观曹颖甫的治疗经过，曹颖甫根据该患者脉证，亦考虑为阳明病，且考虑患者右脉滑大，应予大承气汤。但曹颖甫考虑患者经西医通便后唯恐患者体质更虚，故宜葛根芩连汤加绿豆，以清下陷之热，而兼消丸药之毒。笔者猜测，患者除了以上症状外，或许还有可能出现舌红苔黄腻或白腻等湿热内蕴症状。

【举一反三】

笔者曾治疗一例腹泻的患者，安某，男，29 岁。初诊日期：2011 年 8 月 4 日。

主诉：腹痛腹泻 1 周。

1 周前，患者因饮食不节出现腹痛，腹泻，5 ～ 6 次 / 日，自服黄连素、整肠生以及头孢抗生素，疗效欠佳。1 周来，患者仍伴有食纳差，乏力，为求中医治疗前来诊治。患者既往体健，否认慢性病史。刻下症见：腹泻，3 ～ 4 次 / 日，上腹部隐痛，口干、口苦，渴欲饮水，纳差，乏力，眠可。舌红，苔薄黄，脉弦滑。

该患者口苦、纳差、脉弦，考虑为少阳病，方选小柴胡汤和解少阳。

口干、渴欲饮水、腹泻、腹痛、乏力、舌红、苔薄黄、脉滑，考虑为里湿热之阳明病，方选葛根芩连汤清热利湿，同时加用生石膏加强清热力量。

处方：小柴胡汤合葛根芩连汤加生石膏。

柴胡 15g，黄芩 10g，半夏 10g，党参 10g，生姜 10g，大枣 10g，葛根 15g，黄连 6g，生石膏 30g（先煎）。5 剂，水煎服，日一剂。

忌食辛辣、刺激、生冷、油腻之品。

结果：患者服完 2 剂后，腹痛、腹泻较前明显好转，大便 1 ～ 2 次 / 日，纳食增，乏力好转，继服 3 剂，腹痛、腹泻消失，纳可，无明显不适，病告痊愈。

或许有人会问：该患者单用葛根芩连汤可以吗？该患者里热明显，假如加大黄芩、黄连用量，用到 10g 左右，应该会有效，可能没有合上小柴胡和生石膏效果好。

案 29　方姓阙上痛案

方左，病延二候，阙上痛，心痛彻背，渴饮，大便八日不行，脉实。

虽今见心痛彻背，要以大承气汤主治。

生川军四钱（后入）　小枳实四钱　中川朴一钱　芒硝二钱（后入）　全瓜蒌五钱

下后，胸膈顿宽，惟余邪未尽，头尚晕。

乃去硝黄，再剂投之，即愈。

姜佐景按　大论曰："问曰：阳明病外证云何？答曰：身热，汗自出，不恶寒，反恶热也。"此概统白虎、承气而言之。若求大承气汤之全部症状，当为：一，大便不行，腹痛拒按，此以胃中有燥矢故也。二，阙上痛，若阳明燥气上冲及脑，则阙上必痛，其不甚者则但胀耳。三，右髀有筋牵掣，右膝外旁痛，此为吾师所独验而得之者。四，脉洪大而实，然亦有迟者。五，日晡潮热。他若舌苔黄燥厚腻，大渴引冷，当在应有之例。然此不过言其常耳，若下列诸案所引，则其变也，知常知变，乃可与言大道。

曹颖甫曰　予遇贫病之家，病太阳而大便累日不行者，于方笺必书二方，一为麻黄汤，一为承气汤，令其先服前方，有汗即用后方，得下则表里之病皆愈。

【独立全解】

该患者初诊时症见：阙上痛、心痛彻背、渴饮、大便 8 日不行、脉实，笔者考虑患者为典型的阳明腑实证，可予大承气汤通腑泄热，因患者口渴欲饮，可合上白虎加人参汤加强清热生津之功。

有人问：心痛彻背，《金匮要略》说得非常明白：胸痹，不得卧，心痛彻背者，瓜蒌薤白半夏汤主之。为何您不用瓜蒌薤白半夏汤而偏用其他方剂呢？本案是否也可用瓜蒌薤白剂？

瓜蒌薤白剂中有辛温通阳之薤白，亦有清热化痰之瓜蒌，但总体上该类方为胸阳不振、痰气互结之胸痹，偏于实证、寒证。因该患者之心痛彻背并无痰气互结之象，而为阳明腑实证之热上冲所致，故不宜用瓜蒌薤白剂。

反观曹颖甫的治疗经过，曹颖甫根据患者症状，亦辨证为阳明腑实证，故予大承气汤加瓜蒌通腑泄热而愈。曹颖甫先生临床善用承气汤，且疗效卓著，故有"曹一帖""曹承气"的称谓，曹颖甫亦根据临床实践总结出了大承气汤的五大常用指征，非常实用。

【举一反三】

临床上"痞满燥实坚"等典型的承气汤症状并不会全部出现，有时仅仅是其中的某一个症状，多表现为大便干，或黏滞不畅，或腹胀纳差，而且这些症状多合并有其他症状，单纯的大承气汤证可能比较少，临床需注意。

患者大便干、腹胀症状，多合并口苦、胸胁胀满、脉弦等少阳病，临床上可用大柴胡汤和解少阳、清阳明里热，若阳明腑实证重时亦可合并大承气汤。

临床上应用大承气汤时根据患者症状轻重、体质强弱，可以调整大黄、枳实、厚朴、芒硝的用量。对于临床比较轻微的承气汤证，笔者常用一味大黄或芒硝取承气之意，达到通腑泄热之目的即可。

笔者曾治疗一位淋巴瘤化疗后周身瘙痒的患者，文某，男，60 岁。初诊日期：2011 年 3 月 6 日。

患者淋巴瘤已一年余，近日化疗后出现严重不适，为求中医治疗前来诊治。刻下症见：面色晦暗，周身瘙痒，口干苦，咳嗽、咳痰，乏力，纳差，眠差，大便干，2 日一行，舌暗红，苔黄腻，脉弦滑有力。

该患者为淋巴瘤化疗后出现周身瘙痒等不适症状，通过主诉，我大概判断患者有两个方面的问题。

一是患者化疗后出现的整体的状况，面色晦暗，口干苦、纳差、眠差、大便干、舌暗红、脉弦滑有力，考虑为少阳阳明合病夹有瘀血（因化疗药相当于中医的毒药，毒药进入身体容易产生瘀血，患者面色晦暗、舌暗红即是明证），方用大柴胡汤合桂枝茯苓丸和解少阳、清解阳明里热，加用生石膏加强清热之功。因患者大便干难解，又加一味芒硝，加强通便之功；患者舌苔黄腻、纳差，考虑有湿滞脾胃，加用平胃散燥湿运脾。患者眠差，加用生龙骨、生牡蛎镇惊安神。

处方1：柴胡15g，黄芩10g，枳实12g，生大黄8g，白芍30g，清半夏10g，大枣10g，生姜10g，桂枝8g，茯苓30g，桃仁15g，丹皮15g，芒硝3g（冲服），厚朴15g，苍术15g，陈皮20g，生石膏30g（先煎），生龙骨30g（先煎），生牡蛎30g（先煎）。7剂，水煎服，日一剂。

第二，患者化疗后出现的瘙痒症状，这个症状要特殊处理。瘙痒一症，临床上可见于很多方面，比如：单纯太阳表虚证之桂枝麻黄各半汤，风湿在表之麻杏苡甘汤，外有风湿、里有热之消风散，里有湿热之龙胆泻肝汤等。该患者舌苔黄腻，乏力，纳差，考虑为湿热内蕴所致，咳嗽咳痰亦为湿热犯肺所致。故用三仁汤清利三焦湿热，麻黄连翘赤小豆汤开表利湿清热，加用桑白皮化痰止咳，白鲜皮利湿止痒。

处方2：杏仁10g，滑石20g，白蔻仁10g，厚朴15g，清半夏15g，通草10g，竹叶15g，生麻黄5g，连翘20g，赤小豆30g，桑白皮15g，白鲜皮30g。7剂，水煎服，日一剂。

以上两方，交替服用。

另外，针对患者周身瘙痒，与外用中药外洗，方宗《医宗金鉴》加减柏叶散：侧柏叶30g，白矾10g，刺蒺藜30g，苦参30g，白鲜皮30g，桃仁15g，红花15g，马齿苋30g。14剂，外洗，每日一次。

结果：2011 年 4 月 1 日复诊。患者诉周身瘙痒明显好转，口干苦、咳嗽、咳痰、乏力均较前明显好转，面色亦较前有光泽，纳食增，眠可。

笔者亦曾治疗一例脑梗、脑出血后遗症的患者。陈某，男，80 岁。初诊日期：2012 年 4 月 13 日。

主诉：左侧肢体活动不利 3 年余，加重 1 月。

患者 3 年前无明显诱因出现左侧肢体活动不利及语言不利，就诊于北京某三甲医院，诊断为：脑出血，经治疗后逐渐康复，未遗留后遗症。1 月前，无明显诱因又出现双下肢乏力，自述走路不稳，不能准确踩到预想位置，就诊于某医院，诊断为脑梗死，经医院对症治疗后，症状好转，现仅能倚靠双拐行走，周身乏力。患者家人经人介绍，请余诊治。刻下症见：口干、偶有口苦，偶有头痛，身痒，大便略干，靠服用某种保健品才能保证通畅，腿沉、乏力，舌淡红，苔薄黄腻，脉沉弦滑。

患者口干苦、大便干、脉弦滑，考虑为少阳阳明合病之大柴胡汤证。加用生石膏加强清内热之功。

患者之头痛、身痒，考虑为少阳之热夹寒饮上冲所致，故加用菊花、吴茱萸、川芎平肝化饮通络止痛。

患者腿沉、乏力、脉沉考虑为湿热内蕴之阳明病，故合用四妙散清热利湿。

综合辨证为：少阳阳明合病夹寒饮上冲、湿热下注。处方大柴胡汤合四妙散加菊花、吴茱萸、川芎、生石膏。

柴胡 18g，枳实 10g，白芍 20g，黄芩 10g，生大黄 8g，清半夏 10g，大枣 10g，生姜 10g，苍术 10g，生石膏 30g（先煎），菊花 30g，吴茱萸 5g，川芎 5g，苍术 10g，黄柏 10g，川牛膝 15g，生薏苡仁 30g。7 剂，水煎服，日一剂。嘱饮食清淡，停服所有保健品。

结果：患者服用 7 剂后，头痛消失，眼干、身痒好转，大便通畅，1 ~ 2 次 / 日，腿沉、乏力较前明显好转，现已能不用双拐自行走路，亦能下楼散步。

上述为笔者用大柴胡汤合四妙散加减治疗脑梗死、脑出血后遗症的医案。

对于一些湿热比较重的阳明腑实证，可以合用四妙散、猪苓汤，亦可以加用生石膏加强清热之力。

笔者曾治疗一例合并有扩张型心肌病、高血压的膝关节疼痛的患者，赵某，女，58 岁。初诊日期：2011 年 2 月 21 日。

主诉：双膝关节疼痛半年余，加重 1 月。

患者半年前无明显诱因出现双膝关节疼痛，蹲坐比较困难，就诊于某医院，诊断为骨关节病，服用大活络丸及外敷活血止痛膏，症状有所缓解；时轻时重。近 1 个月来，双膝关节疼痛加重，为求中医治疗，前来诊治。既往有扩张型心肌病，高血压。刻下症见：口干苦，渴欲饮水，双膝盖疼痛，乏力，腿沉，偶有胸闷气短，汗出多，动则尤甚，纳可，大便干，3 日一行，小便调。舌红苔黄腻，脉沉细滑弦有力。

患者舌红苔黄腻、脉沉细滑有力考虑为湿热内蕴之证，湿热下注故可见双膝盖疼痛，乏力，腿沉，故以四妙散合六一散清利下焦湿热。

患者口干苦，渴欲饮水，脉弦滑有力，大便偏干，考虑为少阳阳明合病，用大柴胡汤和解少阳，清里热，又加白虎汤加强清热之功，芒硝加强清热通便之功。

处方：大柴胡汤合四妙散加芒硝、滑石、生石膏。

柴胡 18g，黄芩 10g，生大黄 8g，枳实 10g，白芍 30g，清半夏 10g，大枣 10g，生姜 10g，生石膏 30g（先煎），知母 20g，芒硝 3g，苍术 10g，黄柏 10g，川牛膝 10g，生薏苡仁 30g，滑石 20g，生甘草 6g。7 剂，水煎服，日一剂。

结果：患者服完 7 剂后，膝关节疼痛明显减轻，已能正常蹲坐，大便已通，口干渴及乏力症状改善。由于患者在外地，路途遥远，嘱再服 7 剂以巩固治疗，膝关节疼痛轻微，已不影响正常的工作生活。

案 30　若华满头剧痛案

若华（编者按：若华乃曹颖甫之女儿也）忽病头痛，干呕。服吴茱萸汤，痛益甚，眠则稍轻，坐则满头剧痛，咳嗽引腹中痛，按之，则益不可忍，身无热，脉微弱，但恶见火光，口中燥。

不类阳明腑实证状。盖病不专系肠中，而所重在脑，此张隐庵所谓阳明悍热之气上循入脑之证也。按即西医所谓脑膜炎之类。及其身无热、脉微弱之时，而急下之，所谓釜底抽薪也。若身有大热、脉大而实，然后论治，晚矣。

生川军三钱　芒硝三钱　枳实四钱　厚朴一钱

服本方后约三小时，即下，所下非燥矢，盖水浊也，而恙乃悉除，不须再诊。

曹颖甫曰　阳明证之头痛，其始则在阙上，甚则满头皆痛，不独承气汤证有之，即白虎汤证亦有之。且阳明腹实证燥气上冲，多致脑中神经错乱，而见谵语头痛。或反在大便之后，无根之热毒上冒，如大便已，头卓然而痛可证也。惟肠中有湿热蕴蒸，其气易于犯脑，为水气易于流动，正如汤沸于下，蒸气已腾于上，不似燥矢之凝结必待下后而气乃上冲也。此证但下浊水，即可证明湿热之蕴蒸阳明。不然，目中不了了，无表里证，大便难，身微热者，何以法当急下乎？

【独立全解】

患者头痛、干呕，服用吴茱萸汤无效，初诊时症见：头痛，咳嗽引腹中痛（按之，则益不可忍），身无热，恶见火光，口中燥，脉微弱。曹颖甫未记录患者的舌象，患者服完吴茱萸汤后不但无效反而加重，故笔者考虑患者头痛、咳嗽、腹痛、口干、脉微弱可排除里虚寒之太阴病，可能为里实热之阳明病，因患者腹痛（按之，则益不可忍）、口干考虑为阳明腑实证，可予大承气汤通腑泄热。

或许有人会问：患者脉微弱怎么会是阳明腑实证呢？笔者考虑大概有两种原因：第一，阳明腑实，实热内结于里，不达于外，故可见脉微弱。第二，里实热耗伤人体津液，导致津液亏虚，故可致脉微弱，这时须釜底抽薪，通腑泄热，方可恢复人体津液。

反观曹颖甫的治疗经过，曹颖甫根据患者症状，考虑为阳明腑实证，予大承气汤通腑泄热而愈。

该医案值得我们学习的地方有很多，不只是经验，更多的是教训。首先患者初诊时主症为头痛、干呕，医者根据《伤寒论》原文第 378 条："干呕，吐涎沫，头痛者，吴茱萸汤主之。"若"抓主症"或"方证对应"，把患者的主症与经方的适应证对照，一看与吴茱萸汤的条文基本类似，就认为是吴茱萸汤，结果不但没有效，反而症状加重。这是为什么呢？医者主要是忽略了辨证，既没有把《伤寒论》原文中吴茱萸汤证的病机搞清楚，也没有对患者头痛、干呕的病机辨明白，只是把患者的症状与条文中的症状"对号入座"，缺乏辨证思维，所以会使患者症状加重。要想学好经方，首先必须要学好《伤寒论》原文。但怎样才算是学好《伤寒论》原文呢？笔者觉得不只是把原文背得滚瓜烂熟，重要的是理解原文背后的内涵和外延，其中最重要的是理解方证及原文的内在病机，假如把原文背后的病机搞明白了，就可以脱离原文的束缚，能站在更高的境界分析疑难杂病，正如刘渡舟老师所说的，将会"天马行空，独来独往"。

【举一反三】

我们还把目光放在上述这个医案，假如医者辨出了患者"头痛、干呕"是阳明腑实证，就应该选用治疗阳明腑实证的方。假如知道吴茱萸汤是归于太阴病这一大方向，而不是单纯机械地对照原文开方，我们是绝对不可能选用吴茱萸汤的，因为这是完全相反的两个证型。

那么我们应该从哪些方面去努力呢？首先得把经方的病机搞清楚，也就是《伤寒论》六经的归属，就是要把方证大方向搞明白。《内经》言：谨守阴阳，无与众谋。无论任何病，首先要分清阴阳。这里所说的阴阳，即是阴性病、阳性病，其中，阴性病里面又分为太阴病、少阴病、厥阴病，阳性病里面亦分为太阳病、阳明病、少阳病。其实，这里的六经包含有病位和病性两个方面，病位为：表、里、半表半里。病性为：阴阳。六经的具体概念即为：太阳病（表阳证）、阳明病（里阳证）、少阳病（半表半里阳证）、少阴病（表阴病）、太阴病（里阴病）、厥阴病（半表半里阴证）。经过几年的努力，笔者不但把经方按照统一的六经标准划分，而且把《方剂学》中全部方剂都归入了具体的六经属性，出版了《经方时方六经辨证应用案解——〈方剂学〉全部方剂之六经解析与名医案解》（鲍艳举、花宝金著，中国中医药出版社，2011 年 7 月）。

有人会说，把时方经方都归入"六经辨证"有必要吗？是不是玩文字游戏？我认为：对于学习六经辨证的经方医家，假如连常用方剂的六经归属的大方向都不是很清楚，不是烂熟于心，在临床上遇到比较复杂的患者，且在时间比较紧的情况下，是很难开好方子的。下面我就通过一个案例来具体说明方剂以及六经辨证大方向的重要性。

患者，女，32 岁，初诊日期：2012 年 3 月 5 日。

主诉：间断胃脘部隐痛两月。

两个月前患者无明显诱因出现胃脘部隐痛，饮食后时有加重，服用中药汤剂以及胃苏颗粒、气滞胃痛颗粒以及西医疗效欠佳。经人介绍前来诊治。刻下症见：胃脘部隐痛，时有胀满、恶心，纳少，时有鼻塞、流涕，口中和，无口干、口苦，眠可，二便调，舌淡红，苔薄白，脉沉细无力。患者既往体健，平素脾胃虚弱。

我当时是这样分析的：患者胃脘部隐痛、时有胀满、恶心、纳少、口中和、舌淡红、苔薄白、脉沉细无力，考虑为太阴病。

鼻塞、流涕、脉沉细无力，考虑为少阴病。综合辨证为太阴少阴合病。

我用平胃散治疗其太阴病，又合用麻黄附子细辛汤加苍耳子、辛夷治疗其少阴病。

处方：平胃散合麻黄附子细辛汤加辛夷、苍耳子。

苍术 10g，厚朴 15g，陈皮 6g，炙甘草 6g，生姜 10g，麻黄 4g，附子 5g（先煎），细辛 3g，苍耳子 10g，辛夷花 10g。5 剂后，水煎服，日一剂。

结果：患者服完 3 剂后，鼻塞、流涕症状消失，纳食增，胃脘部隐痛、胀满明显减轻，继服 2 剂，纳可，胃脘部隐痛、胀满消失，无明显不适，嘱饮食清淡且易消化食物，忌辛辣、油腻。

为什么以前这个患者看过很多别的大夫甚至当地名医，也没有看好呢？我让这位患者把以前别的大夫开的方子拿过来看了一下，那些方子大多都是些健脾益气、燥湿行气的药物。唯一没有考虑到的就是患者的鼻塞、流涕、脉沉细无力这一少阴病的表现。

对于这位患者，假如辨不出少阴病这一大方向，你就不可能想到用麻黄附子细辛汤。假如不知道麻黄附子细辛汤是治疗少阴病的，你也就不可能想到用麻黄附子细辛汤。而你如果不把少阴病解决了，她的胃脘部的不适症状就不容易痊愈，因为表不解则里不和。

笔者在临床上还见到很多没有把握住方剂治疗的大方向而出现沉痛教训的例子。

多年前笔者曾诊治一例脑梗死的患者，男，54 岁。患者症见：左侧肢体活动不利，口干、口苦，头痛，乏力，纳差，大便略干，1～2 日一行，恶寒，舌暗红，苔黄腻，脉沉细滑。

初诊医生根据患者恶寒、脉沉细，辨证为少阴病，用大剂量的麻黄附子细辛汤加上丹参、桃仁、丹皮等活血化瘀药，结果患者不但饮食更少，且出现了恶心、呕吐。

二诊医生就给用了法莫替丁注射液、泮托拉唑注射液抑酸。且因患者出现了大便干，4～5日一行，二诊医生还予患者麻仁润肠丸、四磨汤，均无效，后又给灌肠才把大便通出来。

等我接诊这个病人的时候，已经是三诊了。笔者经过仔细诊断后，和前两诊医生的思路有所不同：

首先该患者口干、口苦，纳差，大便干，舌暗红，苔黄腻，苔沉细滑，考虑是阳明腑实证夹有瘀血，应该用大柴胡汤合桂枝茯苓丸加生石膏。有人说，患者恶寒、脉沉细，有没有可能是少阴病呢？因为一诊医生如此辨证并用药，毫无疗效，故笔者排除了患者少阴病的可能。

结果患者服完笔者所开中药后，大便即通畅，纳食增，乏力好转，左侧肢体活动不利较前好转出院。

或许有人会问：患者恶寒、脉沉细难道不是少阴病吗？一诊医生难道辨证有误吗？！

笔者认为：首先患者恶寒是因为里实热之阳明腑实证加重，与外界温度有温差才有的恶寒，并非是少阴病之表虚证；另外，患者脉沉细是因为患者阳明腑实证夹有瘀血内结，故脉象表现为沉细，亦不是虚证。

事实上，临床上还有很多类似的病例：只要患者乏力，很多人不加分辨是湿热所致，还是阳明腑实证、太阴寒湿证等所致，就认为是气虚，统统加上黄芪补气；只要患者腰痛、腰酸，就认为是肾虚，不是用独活寄生汤，就是用六味地黄丸、金匮肾气丸等。这些教训值得我们反思。无论从理论上还是在临床上，我们必须对方剂及辨证的大方向有准确的把握，才不至于误治。

案 31　吴姓便闭头痛案

予尝诊江阴街肉庄吴姓妇人，病起已六七日，壮热，头汗出，脉大，便闭，七日未行，身不发黄，胸不结，腹不胀满，惟满头剧痛，不言语，眼张，瞳神不能瞬，人过其前，亦不能辨，证颇危重。

余曰：目中不了了，睛不和，燥热上冲，此阳明篇三急下证之第一证也。不速治，行见其脑膜爆裂，病不可为矣。于是遂书大承气汤方与之。

大黄四钱　枳实三钱　川朴一钱　芒硝三钱

并嘱其家人速煎服之，竟一剂而愈。

曹颖甫曰　盖阳明燥气上冲颠顶，故头汗出，满头剧痛，神识不清，目不辨人，其势危在顷刻。今一剂而下，亦如釜底抽薪，泄去胃热，胃热一平，则上冲燥气因下无所继，随之俱下，故头目清明，病遂霍然。——非若有宿食积滞，腹胀而痛，壮热谵语，必经数剂方能奏效，此缓急之所由分。是故无形之气与有形之积，宜加辨别，方不至临诊茫然也。

【独立全解】

该患者初诊时症见：壮热，头汗出，脉大，便闭，七日未行，身不发黄，胸不结，腹不胀满，惟满头剧痛，不言语，眼张，瞳神不能瞬，人过其前，亦不能辨，笔者考虑患者壮热、头汗出、脉大、便闭为阳明腑实证，头剧痛、不言语、眼张、瞳神不能瞬，为阳明腑实证之热扰清窍及心神所致，可予大承气汤通腑泄热。

反观曹颖甫的治疗经过，曹颖甫根据该患者症状，亦考虑为阳明腑实证，故选用大承气汤釜底抽薪，内热一除，则病能速愈。

案 32　陈姓时时下利案

陈姓少年，住无锡路矮屋，年十六。幼龄丧父，惟母是依，终岁勤劳，尚难一饱。适值新年，贩卖花爆，冀博微利。饮食失时，饥餐冷饭，更受风寒，遂病腹痛拒按，时时下利，色纯黑，身不热，脉滑大而口渴。家清寒，无力延医。经十余日，始来求诊。

察其症状，知为积滞下利，遂疏大承气汤方。

怜其贫也，并去厚朴。计大黄四钱，枳实四钱，芒硝三钱。

书竟，谓其母曰：倘服后暴下更甚于前，厥疾可瘳。其母异曰：不止其利，反速其利，何也？余曰：服后自知。

果一剂后，大下三次，均黑粪，干湿相杂，利止而愈。此金匮所谓"宿食下利，当有所去，下之乃愈，宜大承气汤"（编者按：《金匮要略·呕吐哕下利病》第 39 条：下利，脉反滑者，当有所去，下乃愈，宜大承气汤）之例也。

【独立全解】

该患者腹痛拒按、时时下利、色纯黑、身不热、脉滑大而口渴。下利一症，临床上最常见的有里虚寒之太阴病、上热下寒之厥阴病以及里实热之阳明病等，需要根据具体症状进行辨证。

患者脉滑大而口渴，又因饮食失时、饥餐冷饭导致饮食积滞，后又感受风寒，寒邪入里化热，导致饮食积滞化热之阳明腑实证，临床上可予大承气汤或枳实导滞丸。若患者兼有恶寒、发热、汗出，考虑合并有太阳表虚证，可在上方的基础上合上桂枝汤。

反观曹颖甫的治疗经过，曹颖甫根据该患者脉滑大而口渴，辨证为里实热之阳明腑实证，而"下利"相当于"下利清水"之大承气汤证，故予大承气汤而愈。

《金匮要略》云："宿食下利，当有所去，下之乃愈，宜大承气汤。"无论哪种病因，只要出现了上述症状，均可用大承气汤，而不必局限于原文中的宿食。

案 33 彻夜不得眠案

病者在四明医院，满口烂赤。问其状，昼则明了，暮则壮热，彻夜不得眠。病者言经西医用泻盐下大便一次，则中夜略能安睡。诊其脉，沉滑有力，恶寒（编者按：恶寒，乃是曹颖甫在按语中所云）。

口伤烂赤，胃热也；大便燥结，肠热也。手足阳明俱热，不急泻之，病何能去？《内经》云："阳气当隔，隔者当泻，不亟正治，粗乃败之。"此之谓也。

余因用大承气汤，日一剂，五日而热退。

曹颖甫曰 其始病，余未之见，及余往诊，已满口烂赤。已检其前方，则为最轻分量之桂枝汤，案中则言恶寒。夫病在太阳而用桂枝，虽不能定其确当与否，然犹相去不远。既而病转阳明，连服白虎汤五剂，前医以为不治。

《伤寒论》曰："厥应下之，而反发汗者，必口伤烂赤。"按寒郁于外，热伏于里，则其证当俟阳热渐回而下之，俾热邪从下部宣泄，而病愈矣。若发其汗，则胃中液涸，胆火生燥，乃一转为阳明热证，为口伤烂赤所由来。此正与反汗出而咽痛、喉痹者同例。由其发之太过，而阳气上盛也。

夫营气夜行于阳，日暮发热属血分，昼明夜昏与妇人热入血室同。热入血室用桃核承气，则此证实以厥阴而兼阳明燥化。

【独立全解】

该患者初诊时症见：满口烂赤，恶寒，昼则明了，暮则壮热，彻夜不得眠。

病者言经西医用泻盐下大便一次，则中夜略能安睡。诊其脉，沉滑有力。笔者考虑患者满口烂赤、暮则壮热、大便干、脉沉滑有力为里实热之阳明病，彻夜不得眠为里实热上冲头脑所致。而该患者的恶寒一症并非是表证，而是里实热导致患者体内外温差所致。治疗上予三黄泻心汤合大承气汤、白虎汤治疗，清热通腑、釜底抽薪，内热一除，恶寒一症自消。

反观曹颖甫的治疗经过，曹颖甫根据该患者满口烂赤、恶寒、昼则明了、暮则壮热、彻夜不得眠、脉沉滑有力，辨证为里实热之阳明腑实证，予大承气汤而愈。

【举一反三】

《伤寒论》所谓"厥应下之，而反发汗者，必口伤烂赤"，是指真热假寒证，应用清热通腑之法则厥自愈，若用汗法则反而会更加重里热，会出现口伤烂赤。临床上有许多真热假寒证，值得注意。

笔者曾治疗一例产后手脚肿胀麻木的患者，陈某，女，29岁。初诊日期：2011年4月14日。

主诉：手脚肿胀1月。

患者产后3月，近1月出现手脚肿胀。症见：口干渴欲饮水，腰酸痛，腿沉，手脚胀麻，感觉要爆炸似的，汗出，烦躁，后背怕凉，怕风，脚凉，左下腹时有隐痛，大便调，纳可，舌暗红，苔白腻，脉沉细滑。

患者口干渴欲饮水、汗出、烦躁、舌暗红、苔白腻、脉细滑，考虑为里实热之阳明病，可予白虎汤清解阳明里热。

腰酸痛、腿沉、苔白腻考虑为湿热下注所致，可予四妙散清热利湿。

患者手脚胀麻、后背怕凉、恶风、脚凉很容易被认为是外感风寒或里虚寒，实际是由于里湿热阻滞气机不畅所致，可予四逆散行气通滞。

另外，患者舌苔暗红，左下腹隐痛，考虑为产后瘀血未清除所致（患者自述产后又行刮宫术，瘀血之征更明显了），四逆散里面有枳实、芍药亦可以行气活血止痛，方中芍药的量可以加大，取芍药甘草汤之意以止痛。

处方：四逆散合四妙散、白虎汤。

柴胡 15g，枳实 12g，白芍 30g，生甘草 6g，苍术 10g，黄柏 10g，川牛膝 10g，生薏苡仁 30g，生石膏 45g（先煎），知母 30g。7 剂，水煎服，日一剂。

结果：患者服完 7 剂后，手脚胀麻较前好转，口干渴、腰酸痛、腿沉较前好转，后背怕凉、怕风、左下腹时有隐痛消失，舌苔由白腻转为薄白。上方加桑枝 30g、鸡血藤 30g 活血通络，继服 14 剂，手脚胀麻消失，诸症减轻。

寒热真假的病例在理论上比较容易区分，但在临床上自己判断时往往比较难，往往更能体现医生的"胆大心细"的品格。要做到"胆大心细"，要求医生平时辨证就得细腻，遇到疑难病例亦能抽丝剥茧式的辨析。很重要的一点就是辨证要有理有据，处方时首先要能说服自己，为什么辨这个证而不辨那个证，为什么用这个方而不用另外的方子，只要自己开的处方能做到"心安理得"，即使疗效不好也能及时总结，不断深化自己的辨证思维。遇到一些疑难病例，千万不要"想当然""凭经验"，有了疗效不知道为什么，没有疗效也不去做更深地思考，整天做一些"低水平的重复"，这样是很难有所提高的。

为了能使读者对寒热错杂证有更清晰的理解，今特录一则《杏轩医案》于后。

荔翁尊堂，年届六旬，初发寒热，疏散不解，越日头颅红肿，渐及面目颐颊，舌焦口渴，发热脉数。

予视之曰：此大头时疫证也，东垣普济消毒饮最妙。

翁云：家慈向患肠风，体质素弱，苦寒之剂，恐难胜任耳！

予曰：有病当之不害，若恐药峻，方内不用黄连亦可。

市药煎熟，仅饮一杯，旋复吐出。病人自觉喉冷，吸气如冰，以袖掩口始快。

众见其拒药、喉冷，疑药有误，促予复诊，商欲更方。细审脉证，复告翁曰：此正丹溪所谓病人自觉冷者，非真冷也，因热郁于内，而外反见寒象耳；其饮药旋吐者，此诸逆冲上，皆属于火也，如盈炉之炭，有热无焰，试以杯水沃之，自必烟焰上腾。前治不谬，无用迟疑。

令将前药饮毕，喉冷渐除，随服复煎，干渴更甚，头肿舌焦如前。

荔翁着急，无所适从。余曰：无他，病重药轻耳！再加黄连，多服自效。如言服至匝旬，热退肿消，诸恙尽释。

可见寒热真假之间，最易惑人，若非细心审察，能不为所误耶！

案 34 史姓纳谷日减案

史左，阙上痛，胃中气机不顺，纳谷日减。前医投平胃散不应。当必有停滞之宿食，纳谷日减，殆以此也。拟小承气汤以和之。

生川军三钱（后入） 中川朴二钱 枳实四钱

曹颖甫注 服此应手。

【独立全解】

该患者初诊时症见：阙上痛、胃中气机不顺、纳谷日减，曹颖甫未记录患者的舌脉及其他症状，故辨证有很多可能。

假如患者兼有胃脘胀满、大便调，舌淡红或淡白，脉沉细无力，则辨证为里气虚之太阴病，可予厚朴生姜半夏甘草人参汤。

假如患者兼有胃脘胀满、大便稀溏，舌淡红或淡白，脉沉细无力，则辨证为里虚寒之太阴病，可予理中汤。

假如患者兼有大便偏干、胃脘胀满，舌红，苔薄黄或白腻，脉滑数，考虑为里实热之阳明腑实证，可予调胃承气汤或小承气汤。

假如患者兼有大便干、口苦、舌红、苔薄黄、脉弦滑有力，考虑为少阳阳明合病，可予大柴胡汤。

反观曹颖甫的治疗经过，曹颖甫根据患者阙上痛、胃中气机不顺、纳谷日减，辨证为阳明腑实证，予小承气汤而取效。根据曹颖甫诊治取效，笔者推断患者除了上述症状外，或许还可能有口干或口渴、大便干、舌红、苔薄黄或黄腻、脉沉实有力或沉滑等症状。

案 35　沈宝宝大便不通案

沈宝宝，上巳日。病延四十余日，大便不通，口燥渴。前日经用泻叶下后，大便先硬后溏，稍稍安睡。下后，腹中尚痛，脉仍滑数。

此即阳明主中土，无所复传之明证。前日经用泻叶下后，大便先硬后溏，稍稍安睡，此即病之转机。下后，腹中尚痛，余滞未清，脉仍滑数，宜调胃承气汤小和之。

生川军二钱（后入）　生甘草三钱　芒硝一钱（冲）

【独立全解】

该患者大便不通、口燥渴，先服用番泻叶下后仍不解，初诊时症见：大便先硬后溏、腹中尚痛，脉滑数。笔者考虑为阳明腑实证，可予小承气汤或调胃承气汤，若患者口干明显，可合上白虎汤；若患者口干苦，脉兼有弦象，可予大柴胡汤和解少阳、清解阳明里热。

反观曹颖甫的治疗经过，曹颖甫根据患者大便先硬后溏、腹中尚痛，脉滑数，亦考虑为阳明腑实证，予小承气汤而愈。笔者分析，或许患者还可能见有纳差，腹胀，心下痞硬，舌红，苔薄黄或黄腻，脉沉实有力或沉滑。

案 36 王姓寒热往来案

王右，六月二十二日。寒热往来，一日两度发。

仲景所谓宜桂枝二麻黄一汤之证也。前医用小柴胡，原自不谬，但差一间耳！

川桂枝五钱　白芍四钱　生草三钱　生麻黄二钱　光杏仁五钱　生姜三片　红枣五枚

病者服此，盖被自卧，须臾发热，遍身汗出，其病愈矣。

曹颖甫曰　少阳病之所以异于太阳者，以其有间也。若日再发或二三度发，则为无间矣。

太阳所以异于阳明者，以其有寒也；若但热不寒，直谓之阳明可矣，恶得谓之太阳病乎？

固知有寒有热，一日之中循环不已者为太阳病；寒热日发，有间隙如无病之人者为少阳病，此麻、桂二汤合用与柴胡汤独用之别也。

【独立全解】

该患者"寒热往来、一日两度发"，至少有两种情况需要大家注意鉴别：

一是"寒热往来、一日两度发"理解为：恶寒与发热同时发生，且一日有两次，此种情况为纯表证，即桂枝二麻黄一汤证，这里是根据《伤寒论》第25条"服桂枝汤，大汗出，脉洪大者，与桂枝汤，如前法。若形似疟，一日再发者，汗出必解，宜桂枝二麻黄一汤"判断。辨证为表证时，患者除了上述的"寒热往来、一日两度发"的症状外，患者还常见下列症状：有微汗出或无汗，头痛或周身酸痛，舌淡红，苔薄白，脉浮缓等。同时一定要排除了无口干苦、

114

口渴欲饮水、舌红、苔黄腻等里热之阳明病或少阳病或少阳阳明合病，方可应用本方——桂枝二麻黄一汤。

第二种情况的"寒热往来、一日两度发"理解为：先恶寒后出现发热，恶寒与发热并不是同时发生，而是有个先后次序，且一日有两次，此种情况为少阳病之"寒热往来"，此时还必须根据患者的其他症状来佐证，比如：口干苦、咽干、咽痛、胸胁苦满、舌红、苔薄黄或白、脉弦等症状，可予小柴胡汤和解少阳，必"上焦得通，津液得下，胃气因和，身濈然汗出而解"。假若患者还有汗出、咽痛、咳嗽、口渴欲饮水、舌红、苔黄或白腻、脉滑或数，考虑还有阳明病的可能，可用麻杏石甘汤合上小柴胡汤。

反观曹颖甫的治疗经过，曹颖甫根据患者"寒热往来、一日两度发"，考虑患者为太阳表证，予桂枝二麻黄一汤解表而愈。笔者推测患者除了上述症状外，或许还有微汗出或无汗、头痛或周身酸痛、舌淡红、苔薄白、脉浮缓等症状。

【举一反三】

通过本案我们至少可以从中学到两点：

一是我们对"往来寒热"比较熟悉，一般都认为是少阳病，临证时一定不能先入为主，要注意有单纯表证之桂枝二麻黄一汤证的可能。对于比较容易混淆的病例，假如你辨证为桂枝二麻黄一汤证，你一定得找到依据，即其他的表证的症状，且排除了其他经的病。假如你辨证为少阳病，一定得有少阳病的其他症状来佐证，不能过于执著"但见一证便是"。

二是据笔者在临床上的观察，"往来寒热"辨证属于少阳病的病例比较多，且多是合并有太阳病、阳明病之三阳合病，临床上应用小柴胡汤合麻杏石甘汤的机会比较多，大家须注意。

案 37　顾姓寒热交作案

本年七月十五日，予施诊于广益中医院，有施姓妇者蹙告诉曰："先生，我昨服院外他医之方，病转剧，苦不堪言。"余为之愕然，令陈其方，照录如下：

"经事淋沥，入夜寒热，胸闷泛恶，苔灰腻。

治宜荆芩四物汤加味。

炒荆芥钱半　炒条芩钱半　全当归二钱　大川芎八分　炒丹皮钱半　赤白芍各钱半　金铃子二钱　制香附钱半　元胡索钱半　贯仲炭三钱　荷叶一角"

余曰：方未误，安得转剧？妇曰：否。初我夜寐粗安，大便如常，自进昨药，夜中心痛甚剧，辗转不能成寐，且大便转为泄泻，乞先生一治之。予按例首问其病历，妇曰：半月矣。次问其寒热，妇曰：倏冷倏热，不计其次。妇自陈其异状，汗出自首至胸而止，既不达于胸下，亦不及于两臂。察其舌，黑近墨而不焦，口奇干。余疑其方进陈皮梅、松花蛋之属。妇曰：非是，日来苔黑，常作此状。按其脉，幸尚不微细。两肩至臂颇麻木。加以经事淋沥不止，妇几不能悉陈其状。

余闻其言，若有所得焉。予思论有"剂颈而还"之语，此殆"剂胸而还"乎？予对此错杂之证，亦几有无从下笔之苦。使从西医所谓对症治法，琐琐而治之，则用药得毋近数十味？然而此非我所能也。

因书方曰：施右，住唐家湾肇周路仁德里二号。

116

初诊：七月十五日寒热往来，每日七八度发，已两候矣。汗出，剂胸而还，经事淋沥。

法当解表为先，以其心痛，加生地，倍甘草。

桂枝二麻黄一汤，生苡仁、厚朴、生地。

净麻黄一钱　川桂枝二钱　生甘草三钱　生苡仁一两　杏仁三钱　生白芍钱半　生地五钱　制川朴一钱　生姜二片　红枣六枚

二诊：七月十六日。昨进药后，汗出遍身，心痛止，经事停，大便溏薄瘥，麻木减，仅自臂及指矣。黑苔渐退，口干渐和，夜中咳嗽得痰，并得矢气。

是佳象。前方有效，不必更张。

净麻黄一钱　川桂枝钱半　生甘草二钱　生白芍钱半　大生地五钱　制川朴一钱　杏仁三钱　生姜二片　红枣六枚

曹颖甫曰　口干渴，太阳水气留于心下，则津不上承而渴，此意丁甘仁先生常言之。

舌黑不焦、大便又溏，知非阳明热证，而黑色亦为水气。

心痛甚剧，水气凌心，心阳不振，故痛。

大便溏，则为条芩之误，不用条芩，溏薄自止，非本方之功也。

两肩至臂颇麻木，水气不能化汗外泄，故脾阳不振，而指臂麻。

经水淋沥，亦水分多于血分，为水气所压故也。

知病之所从来，即知病之所由去，不待烦言矣。

三诊：七月十七日。寒热如疟渐除，大便已行，舌苔黑色亦淡，麻木仅在手指间。惟余咳嗽未楚，胸胁牵痛，有喘意。

参桂枝加厚朴杏子法。

杏仁四钱　厚朴钱半　川桂枝二钱　生草三钱　白芍二钱　大生地六钱　丝瓜络四钱　生姜一片　红枣六枚

服此大佳，轻剂调理而安。

【独立全解】

该患者初诊时症见：寒热往来，每日七八度发，汗出，齐胸而还，经事淋沥，曹颖甫未记录患者的舌脉及其他症状，暂时考虑患者舌脉正常，故笔者考虑患者寒热往来、汗出为太阳病，方选桂枝二麻黄一汤解表；另外，患者月经淋沥不尽，考虑患者血虚血瘀的可能性比较大，方选胶艾四物汤。

综合辨证为太阳太阴合病，治疗上可以单用桂枝二麻黄一汤先解表，待表解后再予胶艾四物汤以治淋沥不尽，亦可将上方合用治疗，但绝对不能先治淋沥不尽而忽略表证。

反观本案的治疗经过，该患者既有月事淋沥不尽之里证，又有寒热往来、每日七八度发、汗出、齐胸而还之表证。前医未注意到患者的表证，单用治疗里证之荆芩四物汤加味，不但无效，反而出现夜中心痛甚剧、辗转不能成寐，且大便转为泄泻。后姜佐景用桂枝二麻黄一汤解表，加用少量清热凉血之品，服后汗出遍身，心痛止，经事亦停，病告痊愈。

【举一反三】

通过这个医案，我们可以认识到表证的重要性。一般认为表证是外感疾病的初期阶段，不见于内伤疾病，而笔者在临床上见到有些疾病迁延不愈，常有表证存在。

笔者曾治疗一男患儿，12 岁，2007 年 7 月 20 日就诊。

主诉：厌食半年余。

家人代诉，半年前由于家长外出做生意，无人照顾，患儿每日以方便面充饥，渐致厌食，身体逐渐消瘦，学习成绩下降，家人此时才四处求医诊治，尽服中西药，效皆不著。无奈找余诊治。症见：精神差，神疲乏力，食少腹胀，畏食生冷，食多则恶心、呕吐，偶有头晕，口干不欲饮，大便偏干，2～3 日一行，小便调，舌质淡，苔薄白，脉沉细。细问患儿，发现在大热天不敢吹风扇，遇风则恶风，平素汗出较多，活动后尤甚。

观前医处方，皆是健脾益气、消食化痰之品，都没有顾及到汗出恶风的表证，或许正是如此才使疾病迁延不愈。笔者辨证为太阳太阴合病，即汗出、恶风为太阳表虚证，食少、腹胀、畏食生冷、口干不欲饮为寒饮内停之太阴病。

处方：桂枝汤合外台茯苓饮。桂枝汤调和营卫，外台茯苓饮温中祛饮，因患儿有大便干，此为里虚寒津液伤所致，故加重白术用量（18g），以温中生津通便。

桂枝 10g，白芍 10g，茯苓 12g，白术 18g，陈皮 30g，苍术 12g，枳实 10g，党参 10g，清半夏 15g，生姜 10g，炙甘草 6g，大枣 10g。3 剂，水煎服，日一剂。

患者服用 3 剂后，家人代诉患儿"吃得再多也不知饱了"，恶风汗出症状消失，食纳正常，大便调，病告痊愈。

笔者在临床上治疗类似的病例还有不少，都是在兼顾了患者的表证后，取得了较为满意的疗效，但前提是患者有表证的存在。

"有一分恶寒，便有一分表证"。一般认为，表证都有明显的恶寒、发热等症状，医者对于轻微的恶风、汗出往往视而不见。其实，《伤寒论》对表证的含义，分得十分清楚了，即有恶寒、发热、无汗、身疼痛、脉浮紧的太阳伤寒和发热、汗出、恶风、脉缓的太阳中风。临床上的内伤疑难杂病，除了有明显的外感病史外，多呈现太阳中风表虚证，而太阳伤寒表实证则少见，这也是桂枝汤应用广泛的一个原因吧！

在《伤寒论》中，仲景对于里证兼有的表证十分重视，并通过临床实践，确立了较为规范的表里同病的先后诊治规律，亦为中医临床各科提供了辨证和治疗的一般规律。《伤寒论》中所谓表里同病，主要包括太阳阳明合病和太阳太阴合病两端，仲景对此论述也较详。

太阳阳明合病，太阳病明显，而阳明病初结不甚时，急则治其标，必先解表，表解方可攻里。如《伤寒论》第 48 条："二阳并病，太阳初得病时，发其汗，汗先出不彻，因转属阳明，续自微汗出，不恶寒。若太阳病不罢者，不可下，下之为逆，如此可小发汗。"《伤寒论》第 234 条："阳明病，脉迟，法多汗，微恶寒者，表未解也，可发汗，宜桂枝汤。"《伤寒论》第235条："阳明病，脉浮，无汗而喘者，发汗则愈，宜麻黄汤。"阳明病较甚，而太阳表证不解时，当表里同治。若只顾解表，会使津液伤而使阳明里热更甚；若只攻里，则虚其里而引邪入里致变证百出。如《伤寒论》第38条："太阳中风，脉浮紧，发热，恶寒，身疼痛，不汗出而烦躁者，大青龙汤主之。"第34条之葛根黄芩黄连汤证，以及第63条、162条之麻杏石甘汤证等。故太阳阳明合病之表里同病时，当先解表，或表里同治，但绝不可不解表而攻里。

若里虚寒之太阴病而有太阳表证时，治疗必须扶里之虚，才解外之邪。若单治其里，也不能解除疾病，因为表不解则里不和。若只着眼于表证不解，连续发汗，表证虽得一时减退，但不久反复如故，因为患者本有里虚寒之证，若发汗解表则更伤津液、阳气，正气无力抗邪，必使里更虚而表不解。此时，必须急救里之虚寒，扶助正气，兼顾解表，方可祛邪外出。如《伤寒论》第163条："太阳病，外证未除，而数下之，遂协热下利，利下不止，心下痞硬，表里不解者，桂枝人参汤主之。"太阴病之里虚寒证，又常夹饮，或兼津血虚，此外邪里饮证候在《伤寒论》多处提到，治疗不能先解表或温里，必须在解表的同时利饮。如《伤寒论》第40条："伤寒表不解，心下有水气，干呕，发热而咳，或渴，或利，或噎，或小便不利，少腹满，或喘者，小青龙汤主之。"《伤寒论》第71条："若脉浮，小便不利，微热，消渴者，五苓散主之。"《伤寒论》第62条："发汗后，身疼痛，脉沉迟者，桂枝加芍药生姜各一两人参三两新加汤主之。"若太阳表证兼有厥逆、下利等阴寒重证时，更应先救里，里和方可救表，此亦为仲景表里同治之定法。如《伤寒论》第91条："伤寒，医下之，续得下利，清谷不止，身疼痛者，急当救里；后身疼痛，清便自调者，急当救表。救里宜四逆汤，救表宜桂枝汤。"《伤寒论》第372条："下利腹胀满，身体疼痛者，先温其里，乃攻其表。温里宜四逆汤，攻表宜桂枝汤。"

应当特别注意的是，太阳太阴合病的外邪里饮证，当表证未解而里有水饮时，无论伤寒或中风，在治疗时，都须解表的同时驱逐水饮。这是张仲景多次强调的治疗原则。本案中的患儿为何迁延不愈，主要是没有顾及表证，单纯治里，违反了仲景表里同病的先后诊治规律，经方之理不可不明。

笔者亦曾治疗一例月经淋沥不尽的患者，李某，女，30岁。初诊日期：2011年5月8日。

主诉：月经淋沥不尽3周，伴发热两日。

平素月经淋沥不尽至两周左右。此次患者3周前因劳累致月经淋沥不尽至今，两日前又受凉后出现发热、恶寒，周身疼痛，自服云南白药胶囊及退烧药，疗效欠佳，经人介绍前来诊治。刻下症见：发热，体温38.2℃，轻度恶寒、头痛，周身酸痛，汗出，月经淋沥不尽，右侧少腹部隐痛，口干渴欲饮水，无口苦、咽痛，舌红，苔薄黄，脉浮滑。

患者发热、轻度恶寒、头痛、周身酸痛、脉浮，考虑为太阳伤寒表实证，方选葛根汤解表。

另外患者月经淋沥不尽、口干渴欲饮水、右侧少腹部隐痛、舌红、苔薄黄、脉滑，考虑为里实热夹有瘀血，热迫血行所致，方选胶艾四物汤加生石膏，清热凉血、活血止血，同时加用杜仲炭、川断炭加强止血功能。

该患者既有表证，又有里证，当时想先用葛根汤加生石膏把表证解决了，但又想患者月经淋沥不尽亦比较重，故决定表里同治。

处方：葛根汤合胶艾四物汤、生石膏、杜仲炭、川断炭。

葛根15g，生麻黄8g，桂枝10g，白芍10g，生甘草5g，生姜10g，大枣10g，艾叶炭15g，生地黄20g，白芍30g，当归15g，川芎10g，生石膏45g（先煎），杜仲炭15g，川断炭15g。5剂，水煎服，日一剂。

嘱患者服完药物后覆被出汗，忌食辛辣、刺激、生冷、肥甘之品。

结果：患者服完2剂后，周身汗出，发热、恶寒消失，口干、周身酸痛、右侧少腹隐痛较前明显好转，月经淋沥不尽较前好转，继服3剂，患者表证尽除，而且月经淋沥已无，右侧少腹隐痛消失，后用胶艾四物汤加减调理3月，月经周期已基本正常，维持在一周左右，无明显不适。

案38　顾姓寒热交作案

顾左，住方斜路。十月二十一日。寒热交作，一日十数度发。
此非疟疾，乃太阳病，宜桂枝麻黄各半汤。

桂枝三钱　　甘草钱半　　杏仁五钱　　麻黄钱半　　白芍钱半　　生姜二片　　大枣四枚

【独立全解】

该患者初诊时症见：寒热交作，一日十数度发，曹颖甫未记录患者的舌脉及其他症状，笔者考虑该患者至少有两种可能：第一种情况是太阳病，患者除了上述症状外，还兼有微汗出或无汗、头痛或周身酸痛、舌淡红、苔薄白、脉浮缓等症状，予桂枝二麻黄一汤治疗；第二种情况是少阳病，患者除了上述症状外，还有口干苦、咽干、胸胁苦满、不欲饮食、舌红、脉弦，予小柴胡汤和解少阳。

反观曹颖甫的治疗经过，曹颖甫根据该患者"寒热交作、一日十数度发"，辨证为太阳病，予桂枝麻黄各半汤而愈。笔者特别提醒，患者除了上述症状外，或者还有微汗出或无汗、头痛或周身酸痛、舌淡红、苔薄白、脉浮缓等症状，且同时一定要排除"口干苦、口渴欲饮水、舌红、苔黄腻等里热之阳明病或少阳病或少阳阳明合病"，方可应用本方。

案 39　朱姓痉厥案

朱右，住小北门福佑路。十月九日。自坠胎后，即病寒热往来，日夜五度发。乃经西医用止截疟病之针，寒热之交作遂止，变为但热不寒。西医因验其血，谓无疟虫。自此以后，一身尽痛。经王仲奇先生用通络疏风之剂，身痛愈其大半，而大便痞塞不通，今晨已发痉厥，证甚危笃。脉实大有力，日夜渴饮。

病寒热往来，日夜五度发。此本麻桂各半汤证，可以一汗而愈。西医验其血谓无疟虫，病本非疟，安得有疟虫乎？

脉实大有力，血分热度甚高，加以日夜渴饮，阳明燥热显然。治宜调胃承气汤，佐以凉血通络，或可侥幸于万一。

生川军三钱　枳实三钱　芒硝二钱　生草二钱　丹皮五钱　大小蓟各三钱　丝瓜络一条（剪，先煎，去渣，入前药）

姜佐景按　推本病之源，殆因坠胎之后，正气虚弱，因得太阳病。凡太阳病，当从汗解，绝无止截之理。竟止截之，故遂变为深一层之坏病。我更不知用以止截者为何药，使其为奎宁之属，则吾知有服金鸡纳霜数十粒，因热极而死者，故截后之化燥，奎宁不无嫌疑。设此说非是，化燥实本乎病者在里之伏热，则吾以为初起病时，桂枝二越婢一汤当较桂麻各半汤为胜一筹。

【独立全解】

该患者但热不寒，身痛，大便痞塞不通，今晨已发痉厥，证甚危笃，脉实大有力，日夜渴饮。笔者考虑为阳明腑实证，方选大承气汤清热通腑以止痉。

因患者日夜渴饮，可合上白虎加人参汤清热生津。

反观曹颖甫的治疗经过，曹颖甫根据患者病后大便干、脉实大有力、日夜渴饮，考虑阳明燥热及血分有实热，用调胃承气汤清热通腑，加用凉血通络之品而愈。

案 40　大便不行案

庆孙，七月二十七日。起病由于暴感风寒，大便不行，头顶痛。自服救命丹，大便行，而头痛稍愈。脉浮缓，身常有汗。

此为太阳阳明同病。今表证未尽，里证亦未尽，宜桂枝加大黄汤。

川桂枝三钱　生白芍三钱　生草一钱　生川军三钱　生姜三片
红枣三枚

姜佐景按　治病当先解其表，后攻其里，此常法也，前固言之稔矣。

余依临床所得，常有表解之后，其里自通，初不须假药力之助者。缘先表束之时，病者元气只顾应付表证，不暇及里。及表解之后，则元气自能反旌对里。夫元气之进退往返，谁能目之者，然而事实如此，勿可诬也。故余逢表束里张之证，若便闭未越三日者，恒置通里于不问，非不问也，将待其自得耳。

若本汤之合解表通里药为一方者，又是一法。然其间解表者占七分，通里者占三分，不无宾主之分。以其已用里药，故通里为宾，以其重用表药，故解表为主。双管齐下，病魔遁乌有之乡，彼元气主帅乃高枕而无忧。

【独立全解】

该患者暴感风寒，大便不行，头顶痛。自服救命丹，大便已行，初诊时症见：头痛，汗出，脉浮缓。笔者考虑患者为太阳表虚证，予桂枝汤原方即可。

假如患者口干明显，可以加用生石膏；假如患者大便干燥，可加用生大黄；假如患者有口苦、脉弦，可以合上小柴胡汤；假如患者有口苦、大便干、脉弦滑有力，可用大柴胡汤合桂枝汤。

反观曹颖甫的治疗经过，曹颖甫根据该患者头痛、汗出、脉浮缓，考虑为太阳表虚证，予桂枝汤调和营卫解表；虽然患者起初患病时大便不行，服用救命丹后大便已行，但曹颖甫考虑患者里热证恐仍未除殆尽，故在桂枝汤的基础上加一味大黄清解阳明里热而愈。

【举一反三】

该医案为比较单纯的合病的六经辨证，初学《伤寒论》及六经辨证的读者，在学习了六经各经的辨证后，可以加强六经合病辨证的练习，因为无论怎么复杂的病例都跑不出六经辨证的范畴，只不过是合病多了一点而已。

案 41 大便出血案

余二十五岁时，能读医书，而尚不善于治病。随表兄陈尚白买舟赴南京应秋试。陈夫妇同宿中舱，余宿前舱。天方溽暑，骄阳如炽。舟泊无锡，陈夫妇相偕登陆，赴浴惠泉，嘱余守舱中。余汗出浃背，又不便易衣，令其自干。饮食起居又不适，因是心恒悒悒然。舟泊五日，方启碇。又五日，乃抵镇江。下榻后，部署初定，即卧病矣。延医疏方，不外鲜藿香、鲜佩兰之属，服之数日，病反加剧，汗出，热不清，而恶寒无已。当夜乘轮赴京，时觉天昏地黑，不知人事。比抵石城，诸友扶住堂子巷寓所。每小便，辄血出，作殷红色，且觉头痛。

时为八月初五日，距进场之期仅三天矣。是时，姻丈陈葆厚先生已先余到南京。丈精于医，诊脉一过，即亲出市药，及荷叶露三大瓶，生梨十余枚以归。并嘱先饮露，饮已，口即不干。顷之又渴，复啖生梨，梨皮不遑削，仅弃其心，顷刻尽十枚。迨药煎成，即进一大碗，心中顿觉清朗，倦极而睡。醒后，头已不痛，惟汗未出。更进二煎，浓倍于前。服后又睡。醒时不觉周身汗出，先小汗，后大汗，竟至内衣夹袄被褥上下皆湿，急起更易，反被以盖。于是方觉诸恙悉除，腹中知饥，索热粥。侍者曰：粥已备，盖陈丈所预嘱者也。初啜一小碗，觉香甜逾恒。稍停，又续进，竟其夜，竟尽二大碗。初七日，即能进场。试期达九日夜，毫无倦容。

余乃惊陈丈医术之神。叩其药，则桂枝石膏二味同捣也。问其价，曰：适逢新开药铺，共费钱六文而已。遂相与大笑。丈，江阴人，邑庠生，精医之外，又能诗词。

姜佐景按 头痛而恶寒，此太阳病未罢也，法当令其汗出而解。

然小便已见血出，安复有余液可以作汗？故先饮荷叶露及生梨者，增其液以为作汗之张本也。

于是与石膏以清其内蕴之热，与桂枝以祛其外束之寒。寒因汗解，热因凉除。

醒来索粥，是即白虎汤之粳米；向之饮露，亦犹加参汤之人参。

看其啖梨啜露之顷，像煞儿戏。孰知六文二味之中，已含圣法。

呜呼，化仲圣方活而用之，非陈老孰有此巧也！

姜佐景又按 白虎加桂枝汤证多见于夏日，诚以炎暑蒸人，胃肠本已热化，入夜凉风习习，未免贪享，故致表里交病。表为寒束，则热无外泄之机，势必愈炽。热既内炽，则更易伤津，使无从作汗以解表。惟有投白虎汤以治其本（肠胃之热），同时加桂枝以治其标（表证之寒），标本并治，方可热除津复，汗出表解。

依余经验，桂枝轻至一钱，生石膏轻至三钱，亦可有效。设不尔者，但用白虎以清热，则表证将愈甚；但用桂枝以解表，则内热将愈炽，终不免坏病之变。此理较深，请以弈棋为喻。围棋繁密，请以象棋为喻。夫棋法，必也双炮直列，或也双车并驰，或也炮马互峙，或也双马连环，方可制敌将之死命。否则，单枪匹骑，孤掌难鸣，敌方非但可从容他逸，抑且易事反攻。桂枝、石膏二药之合作而不可分离者，理亦犹是。

或曰：君前谓石膏凉胃，桂枝温胃，何能温凉并进，反获奇功耶？曰：仲圣方温凉并用者，诸泻心汤即在其例。若桂枝与石膏，犹其始焉者尔。盖人体之机构复杂繁沓，灵敏万分，及其病时，作用尤显。各部机构每自能吸取其所需，而放任其所不需者。若论本汤证，则胃取石膏之凉而消热，动脉取桂枝之散而致汗，故二者非但不相左，抑且相成。吾人若惊仲圣之神，何能到此造诣？敢答曰：此尚为仲圣大道之藩篱耳，欲尽赏奇花异卉，请细读《伤寒》《金匮》。

前桂枝加大黄汤为七分太阳，三分阳明。今白虎加桂枝汤为七分阳明，三分太阳。二汤之对仗，堪称工整。医者能合用仲圣诸方，即可曲应万变之病，兹二汤特发其凡耳。

【独立全解】

该医案从严格意义而言，并非曹颖甫医治患者的医案，而是曹颖甫被其姻丈治疗的医案。

患者是曹颖甫先生本人，此时他"能读医书，而尚不善于治病"。他在赴南京应秋试时发病，前医予鲜藿香、鲜佩兰之属，服之数日，病反加剧，汗出，热不清，而恶寒已无。初诊时症见：发热恶寒，头痛，汗出，尿血。笔者考虑患者发热恶寒、汗出为太阳病，方选桂枝汤解表；另外患者在溽暑之际出现尿血，考虑为暑湿或湿热下注，迫血妄行所致，笔者考虑曹颖甫除了尿血等里实热证外，或许还可能有口干渴欲饮水、脉滑，可予猪苓汤合白虎汤清热利湿。

反观本案的治疗经过，陈丈根据曹颖甫发热恶寒、头痛、汗出、尿血，亦考虑为太阳阳明合病，用白虎加桂枝汤治愈此病。

【举一反三】

有人会问：本案当然可以考虑用桂枝汤合白虎汤治疗，但是否也可以考虑用"越婢汤或葛根汤加生石膏"呢？因为后者也是"表证＋里热"，也有汗出啊！笔者认为：对于"太阳阳明合病"的汗出，分为两种："表虚＋里热"的桂枝汤合白虎汤证；"表实＋里热"的麻黄剂合石膏剂即越婢汤或葛根汤加生石膏证。

两者皆有汗出，但是，汗出为"里热"造成的汗出，还是"表虚"造成的汗出，还是"里热与表虚"共同造成的汗出？

这两种方证在临床上是比较常见的，而且有时非常难鉴别。二者均可见汗出、恶风、口干渴、脉浮滑等症，但也有细微差别：

桂枝汤合白虎汤证多由于表证不解入里化热所致，这时表证多已不明显，仅有轻微的汗出、恶风，身微痛，而里热往往比较重，多见口干、口燥、渴欲饮水、脉滑等症。

越婢汤见于《金匮要略·水气病》第 21 条："风水，恶风，一身悉肿，脉浮不渴，续自汗出，无大热，越婢汤主之。"根据《金匮要略》原文，大多数人认为越婢汤是治疗面目浮肿、脉浮不渴、汗出的风水证的，与桂枝汤合白虎汤表面上很容易鉴别。

但笔者在临床上体会到，越婢汤除了能治疗风水证，还可以治疗太阳表实证合并有里实热阳明病之太阳阳明合病，这时患者的表证往往比较明显，可见汗出、恶风、恶寒、头身疼痛等症，而里热证亦比较明显，可见口干、口燥、渴欲饮水等症。如果表证比里热更重的话，可以直接用葛根汤加生石膏或大青龙汤代替越婢汤。

这时或许有人会问：太阳伤寒表实证无汗出，为什么越婢汤或葛根汤加生石膏还要有汗出呢？因为这个汗出是里热逼津所致，并非表证即表虚证的汗出。

具体而言，可从如下三方面区分表虚里热型（桂枝汤合白虎汤）与表实里热型（越婢汤或葛根汤加生石膏）。第一，从汗出区分。越婢汤或葛根汤加生石膏虽有里热但毕竟表实，故汗出而不多；桂枝汤合白虎汤虽有里热但毕竟表虚，故汗出而较多，动辄汗出较甚。第二，从身痛恶风区分。越婢汤或葛根汤加生石膏兼有表实证，故身痛较重且多表现周身疼痛，且恶寒较重；桂枝汤合白虎汤兼有表虚证，故身痛较轻，且恶寒或恶风较轻。第三，从脉象区分。越婢汤或葛根汤加生石膏虽有里热但毕竟表实，故脉象兼有浮紧之意；桂枝汤合白虎汤虽有里热但毕竟表虚，故脉象兼有浮缓之意。当然，由于里热之洪滑脉象与浮紧、浮缓相互兼杂，单凭脉象也可能无法判断两者区别，故要结合上述一、二方面进行综合判断。

案 42　高姓但欲寐案

余尝治上海电报局高鲁瞻君之公子，年五龄，身无热，亦不恶寒，二便如常，但欲寐，强呼之醒，与之食，食已，又呼呼睡去。按其脉，微细无力。

余曰：此仲景先圣所谓少阴之为病，脉微细，但欲寐也。顾余知治之之方，尚不敢必治之之验，请另乞诊于高明。高君自明西医理，能注射强心针，顾又知强心针仅能取效于一时，非根本之图，强请立方。余不获已，书：

熟附片八分净　麻黄一钱　炙甘草一钱

与之，又恐其食而不化，略加六神曲、炒麦芽等消食健脾之品。

次日复诊，脉略起，睡时略减。

当与原方加减。

五日而痧疹出，微汗与俱，疹密布周身，稠逾其他痧孩。痧布达五日之久，而胸闷不除，大热不减。

当与麻杏甘石重剂，始获全愈。

一月后，高公子又以微感风寒，复发嗜寐之恙，脉转微细，与前度仿佛。

此时，余已成竹在胸，不虞其变，依然以麻黄附子甘草汤轻剂与之，四日而瘥。

姜佐景按　麻黄能开肺气，附子能强心脏，甘草能安肠胃，三者合则为麻黄附子甘草汤，能治虚人之受邪而力不足以达邪者。若麻黄附子细辛汤则以细辛易甘草，其力更伟。盖细辛芳香，能蠲痰饮而辟秽浊故也。

夫脉微细、但欲寐如本案所云固为少阴病，若更进而兼身热、恶寒、踡卧，亦为少阴病，不过有轻重缓急之分尔。而东人山田氏必欲补恶寒二字，使成"少阴之为病，脉微细，但恶寒欲寐也"一条，其可以已乎？

曹颖甫曰 予治脉微细、但欲寐者，往往以四逆汤取效。然姜生所治高姓小儿，实由太阳表证内伏少阴。故非麻黄不能奏功，断非四逆汤所能治。盖四逆汤仅能由少阴外达肌腠，以干姜、炙草能温脾胃，脾胃固主肌肉也。若改干姜为麻黄，方能由少阴直达肺部，而皮毛为之开泄，以肺主皮毛故也。

观其证治三变，而始终不脱麻黄，其用心之细密，殆不可及。况身热而不恶寒，似无用麻黄之必要，此证竟毅然用之，其识解尤不可及乎。

盖呼之则醒，听其自然则寐，有蒙蔽之象，故可决为非少阴本病，而为太阳内陷之证。且以小儿纯阳之体，不当有此少阴病故也。以此意叩姜生，定当相视而笑，以为不意闷葫芦竟被打破也。

【独立全解】

该患者初诊时症见：但欲寐，无发热、恶寒，二便调，脉微细无力，笔者考虑为典型的少阴病，可予麻黄附子细辛汤强壮温阳。

反观曹颖甫的治疗经过，曹颖甫根据该患者但欲寐、无发热、恶寒、二便调、脉微细无力，亦辨证为少阴病，予麻黄附子甘草汤强制温阳，加用六神曲、炒麦芽等消食健脾之品。后出现痧疹，微汗与俱，疹密布周身，稠逾其他痧孩，痧布达五日之久，而胸闷不除，大热不减，考虑为太阳阳明合病，予麻杏石甘汤解表清热而愈。

【举一反三】

该医案的重心为少阴病的辨证，脏腑辨证多认为少阴病为心肾阳虚，分为少阴寒化证和少阴热化证。临床上有时根据少阴心肾的辨证，运用麻黄附子细辛汤治疗"心动过缓"等所谓心肾阳虚证亦有效，有时患者并没有其他的症状，只要见到所谓的"心动过缓"即可加减应用，笔者曾在《刘渡舟临证验案精选》中看到刘老运用麻黄附子细辛汤治疗心动过缓的医案，大家不妨参考之。

胡希恕老师认为六经的实质是八纲，首次提出少阴病的实质为表阴证，或许有人会问：所谓的表阴证如脉微细、但欲寐、恶寒无热，不就是太阴里虚寒证吗？它与太阴病如何区别？

其实，这个问题也使笔者困惑了很长一段时间，后来才慢慢有点体会。前面已经讲了六经辨证要靠临床症状，太阴病的临床表现多为下利、呕吐、腹痛、口中和等里虚寒证，而少阴病多表现为恶寒、身痛、无发热或低热、脉沉细等表阴证，也可以说少阴病有里虚寒的一面，但患者临床症状仅表现为表部的虚寒证，就为单纯的少阴病。假如患者既有恶寒、身痛、无发热或低热、脉沉细等表阴证，又有下利、呕吐、腹痛、口中和等里虚寒证，这时辨证应为太阴少阴合病。临床上麻黄附子细辛汤可以治疗单纯的少阴病，也可以治疗太阴少阴合病。笔者在临床上根据少阴病即表阴证的理论，广泛应用于"疼痛"的治疗上，为了方便大家理解少阴病的实质，笔者下面列举了一些医案，以期能举一反三。

笔者曾治疗一例双手关节疼痛的患者，陈某，女，34 岁。初诊日期：2011 年 2 月 15 日。

主诉：双手关节疼痛两月余。

两月前，患者无明显诱因出现双手关节疼痛，以晨起为著，伴有酸胀痛，就诊于某医院风湿免疫科，查类风湿因子、抗中性粒细胞抗体（ANCA）及抗中性粒细胞抗体谱均未见异常，为求中医治疗前来诊治。刻下症见：双手指指关节疼痛，感觉有凉气从关节缝隙流出，遇凉水或受凉后疼痛加重，晨起感觉关节有酸胀不适，手脚怕凉，偶有头晕、恶心，胸闷气短，大便干，2 日一行，纳可，眠可，舌淡红，苔少，脉沉细，重按无力。

该患者以双手指指关节疼痛为主诉，我首先想到了治疗"诸肢节疼痛"的桂枝芍药知母汤。《金匮要略·中风历节病》第 8 条："诸肢节疼痛、身体尪羸，脚肿如脱，头眩短气，温温欲吐，桂枝芍药知母汤主之。"但实际上还得靠别的四诊资料来核实是否为桂枝芍药知母汤证，或有合并其他方证的可能性。

患者双手指指关节疼痛，感觉有凉气从关节缝隙流出，遇凉水或受凉后疼痛加重，晨起感觉关节酸胀不适，手脚怕凉，舌淡红、苔少、脉沉细重按无力，考虑为表虚寒之少阴病，还有患者有头晕、恶心、胸闷气短，与原文中的"头眩短气、温温欲吐"完全符合，当时心里非常兴奋，这个病不就是按照《金匮要略》原文得的病吗？应该是典型的桂枝芍药知母汤证。

但桂枝芍药知母汤中的"头眩短气、温温欲吐"的病机是什么？与该患者的病机是不是一致，还得需要核实。原文中的"头眩短气、温温欲吐"是由于里虚寒，寒饮内停，寒饮上冲所致。而该患者关节疼痛、遇冷加重、手脚怕凉、舌淡红、苔少、脉沉细无力，考虑表有虚寒，里亦有虚寒，里虚寒致寒饮内停，寒饮上冲致头晕、恶心、胸闷气短，与原方中的病机相符，可以用桂枝芍药知母汤。

另外，该患者还有大便干一证，此大便干并非是里实热之阳明腑实证，而是里虚寒所致里实寒证，考虑为大黄附子汤证。《金匮要略·腹满寒疝宿食病》第 15 条："胁下偏痛，发热，其脉弦紧，此寒也，以温药下之，宜大黄附子汤。"故综合辨证为少阴太阴合病。

处方：桂枝芍药知母汤合大黄附子汤。

桂枝 10g，白芍 10g，知母 20g，炙甘草 5g，生麻黄 5g，防风 10g，苍术 10g，附子 10g（先煎），细辛 3g，生大黄 3g。7 剂，水煎服，日一剂。

结果：患者服完第一剂药后，即感觉双手关节疼痛缓解，大便已通，手脚渐温。继服完上方 7 剂，双手关节疼痛消失，手脚怕凉，头晕、恶心症状消失，胸闷气短症状明显缓解，大便已通，脉象亦较前略浮且有力，病告痊愈。

或许会有人问：桂枝芍药知母汤中的知母是什么功效？

现代第七版《中药学》教材中认为知母：苦、甘、寒，具有清热泻火、生津润燥之功，在本方中治疗表虚寒与里虚寒之证似乎有些不妥。但原方中为何要配伍知母呢？因为经方多取材于《神农本草经》，很多药物的源头还要查阅《神农本草经》。《神农本草经》曰：知母主消渴热中，除邪气肢体浮肿，下水，补不足，益气。《神农本草经》中提到了知母"主消渴热中"与现代的中医教材相符，而后面的"除邪气肢体浮肿，下水，补不足，益气"可能就是该药在该方中的功效了。

一味中药有很多种功效，并非在一个方子中能发挥所有的功效，而是看它所配伍的药，假若知母与生石膏配伍，那肯定就是清热生津润燥了；假若与麻黄、附子、苍术、细辛等温性药物配伍，那可能就是发挥"除邪气肢体浮肿，下水，补不足，益气"的作用了。这一点还得需要大家临床上细细体会。

笔者亦曾治疗一例恶寒、腰痛案，刘某，女，46 岁。初诊日期：2011 年 6 月 10 日。

主诉：恶寒腰痛两月。

两月前，患者无明显诱因出现腰痛、恶寒，就诊于某医院，行腰椎 X 线示：腰椎退行性病变，腰椎 MR 示：腰椎间盘突出症，服用强骨胶囊、盘龙七片等中成药，疗效欠佳，经用推拿按摩及拔罐，能暂时缓解疼痛，两小时后疼痛、恶寒依旧。遂经朋友介绍，前来中医治疗。刻下症见：腰痛，腰以下恶寒、恶风，轻微吹风后腰痛加重，时值夏日，下身仍穿保暖内衣，脚穿厚袜，自身亦不能靠近铁器或墙面，若靠近，就感觉寒气逼身，下肢恶寒，双手小关节疼痛，双侧膝关节疼痛，上半身烦躁、汗出，口干不欲饮，时有胸闷气短，纳可，二便干稀不调，舌红苔白，双手寸关脉弦细滑，尺脉沉细滑。

该患者既有腰痛、双手小关节疼痛、双侧膝关节疼痛、腰以下恶寒、恶风等下寒证，又有胸闷、气短、汗出、烦躁等上热证，综合辨证为上热下寒之厥阴病，大便干稀不调，仍是下寒的表现，可考虑用柴胡桂枝干姜汤，清上温下。

因患者腰以下恶寒明显、腰及双手关节疼痛，考虑并非单纯的厥阴病下寒证，有合并少阴病的可能，单用柴胡桂枝干姜汤温下寒的功效可能会达不到，故合用麻黄附子细辛汤温阳解表，并加用茯苓、苍术，有合肾着汤之意，加强温下寒以治腰痛的功效。

处方：柴胡桂枝干姜汤合麻黄附子细辛汤、肾着汤。

柴胡 15g，桂枝 10g，干姜 10g，天花粉 15g，生龙骨 15g（先煎），生牡蛎 15g（先煎），黄芩 5g，炙甘草 6g，白芍 10g，生麻黄 8g，附子 10g（先煎），细辛 3g，茯苓 30g，苍术 10g，生姜 10g，大枣 10g。5 剂，水煎服，日一剂。

结果：患者服完 5 剂后，下半身恶寒、疼痛大减，已能脱掉厚衣，可以靠近金属物及墙面了，口干、上半身汗出较前好转。继服上方 7 剂，诸症大减，现能正常活动。

笔者曾治疗一例腰痛、腿疼的患者，孙某，女，36 岁。初诊日期：2012 年 4 月 12 日。

主诉：腰腿疼痛 1 年余。

1 年前，患者无明显诱因渐出现腰腿疼痛，受寒及劳累后加重，因疼痛未影响患者正常工作及生活，未予重视。近日患者渐出现腰腿疼痛加重，平时休息时亦疼痛，于是经人介绍前来诊治。刻下症见：腰痛，双下肢疼痛，时左时右，并有窜痛，口中和，平素手脚凉、恶寒，纳可，二便调，舌淡红，苔白，双侧脉沉细无力。

患者腰腿疼痛、恶寒、舌淡红、苔白、脉沉细，考虑为少阴病，又患者四逆（手脚凉），故用当归四逆汤合麻黄附子细辛汤以治疗少阴病。

患者苔白考虑里有寒湿，亦阻滞气机，会加重四逆，同时患者时有双下肢窜痛，故气滞证确凿，故上方合用四逆散以理气化湿。

因患者腰腿疼痛明显，加一味鸡血藤，养血活血、通络止痛。

综合辨证为少阴病。

处方：当归四逆汤合麻黄附子细辛汤、四逆散、鸡血藤。

生麻黄 8g，附子 10g（先煎），细辛 6g，当归 15g，白芍 20g，桂枝 10g，通草 10g，柴胡 15g，枳实 10g，炙甘草 5g，鸡血藤 30g，大枣 10g，生姜 10g。7 剂，水煎服，日一剂。

结果：患者服完 3 剂后，腰腿疼痛较前已明显好转，继服 4 剂后，腰腿疼痛大减，双下肢窜痛消失，手脚渐温，乏力较前好转。双侧沉细无力脉渐有力。

继服四逆散合当归四逆汤加减 7 剂善后，无不适。

案43　张志明咳嗽案

张君志明为余之好友，尝患疔毒，自以西药治之，增剧，因就余以中药治愈，乃叹中药之神。自后恙无大小，每必垂询，顾余以事冗，居恒外出，致常相左。某晨，君又贲临，曰：咳嗽小恙耳，何中医久治不瘥？并出方相示，则清水豆卷、冬桑叶、前胡、杏仁、赤苓、枳壳、桔梗、竹茹、牛蒡、贝母、瓜蒌皮、冬瓜子、枇杷叶之属。因询之曰：君于夏月尝习游泳乎？曰：然。君之咳遇寒则增剧乎？曰：然。余乃慰之曰：此证甚易，一剂可愈，幸毋为虑。

因书方与之：张志明先生，住五洲大药房。

初诊十月十八日。暑天多水浴，因而致咳，诸药乏效，遇寒则增剧。此为心下有水气，小青龙汤主之。

净麻黄钱半　川桂枝钱半　大白芍二钱　生甘草一钱　北细辛钱半　五味子钱半　干姜钱半　姜半夏三钱

越二日，来告曰：咳瘥矣，何中医亦有上下床之别也。余笑而颔之，并徇其请，书下方调理焉。

二诊十月二十日。咳已全愈，但觉微喘耳。

此为余邪，宜三拗汤轻剂，夫药味以稀为贵。

净麻黄六分　光杏仁三钱　甘草八分

姜佐景按　余屡用本方治咳，皆有奇效。顾必审其咳而属于水气者，然后用之，非以之尽治诸咳也。水气者何？言邪气之属于水者也。如本案张君因习游泳而得水气，其一例也。又如多进果品冷饮，而得水气，其二例也。又如远行冒雨露，因得水气，其三例也。更如风患痰饮，为风寒所激，其四例也。凡此种水气之咳，本汤皆能优治之。

顾药量又有轻重之分，其身热重、头痛恶寒甚者，当重用麻桂；其身微热、微恶寒者，当减轻麻桂，甚可以豆豉代麻黄、苏叶代桂枝。其痰饮水气甚者，当重用姜、辛、半、味，因此四者协力合作，犹一药然，吾师用五味尝多至三钱，切勿畏其酸收。其咳久致腹皮挛急而痛者，当重用芍草以安之。否则，轻用或省除之，奏效如一。

要之。小青龙证，在里为水气，在表为咳（咳之前喉间常作痒），其表证之重轻，初可勿拘，其舌苔亦不必限于白腻。遑论其他或喘、或渴、或利、或噎哉？此皆经验之谈，不必泥于书本者也。本年夏，友好多人皆习游泳，耽之不倦，虽雨天不已，一月前后，十九患咳，余悉以本汤加减愈之。人每誉我为治咳圣手，孰知我之妙药，不过仲圣之一轻方而已哉！

【独立全解】

该患者患咳嗽，暑天多水浴，遇寒则增剧。笔者根据患者上述症状，考虑患者有寒饮内停之证，方选小青龙汤或射干麻黄汤解表化饮止咳。笔者推断患者除了上述症状外，或许还可能有痰色白质稀量多、舌淡红或淡白、苔薄白或白、脉浮滑等里寒饮的表现，当然或许是"但见一证便是"。

反观姜佐景的治疗经过，姜佐景根据患者暑天多水浴，因而致咳，诸药乏效，遇寒则增剧，亦考虑为表寒里饮之小青龙汤证，服用一剂咳已止，后以三拗汤调理而愈。

【举一反三】

小青龙汤方证主要见于《伤寒论》第40条："伤寒表不解，心下有水气，干呕、发热而咳，或渴、或利、或噎、或小便不利、少腹满、或喘者，小青龙汤主之。"《伤寒论》第41条："伤寒，心下有水气，咳而微喘，发热不渴，服汤已渴者，此寒去欲解也，小青龙汤主之。"

从条文及小青龙汤方中药物组成分析，小青龙汤的病机包括伤寒表实证和寒饮内停两个方面，相当于"伤寒表不解"与"心下有水气"。常用于素体寒饮内盛，复感寒邪，既有无汗发热、头身疼痛、无汗、头面浮肿等表实寒证，又有咳喘、痰涎清稀而量多等里寒饮证，舌质多为淡白或淡红，苔薄白或白，苔质多湿润或水滑。

虽然小青龙汤是治疗伤寒表实证和寒饮内停证，但二者还是有所侧重的，笔者认为本方是侧重于治疗寒饮内停，若表证不明显时，亦可加减应用。有表证时，麻黄可以解表；若表证不明显时，麻黄可温散寒饮平喘。凡小青龙汤证的寒饮内留，日久郁而化热而见口干、口渴、烦躁、舌红苔薄黄水滑、脉滑或数等阳明里热证，可以加生石膏，即小青龙加石膏汤。《金匮要略·肺痿肺痈咳嗽上气病》第14条："肺胀，咳而上气，烦躁而喘，脉浮者，心下有水，小青龙加石膏汤主之。"若患者有口苦、咽干或咽痛，说明合并有少阳病，可以合上小柴胡汤。

笔者曾治疗一例咳嗽患者，吴某，女，54岁。初诊日期：2010年9月12日。

主诉：间断咳嗽、咳痰两周。

两周前，患者无明显诱因出现咳嗽、咳痰，痰色白，质清稀，就诊于某医院，行血常规及胸片检查，均未见异常，自服复方鲜竹沥液、止咳枇杷露等中成药，疗效欠佳，经人介绍前来诊治。既往体健。刻下症见：咳嗽、咳痰，夜间明显，痰色白质清稀，量多，口中和，无口干、口渴，左侧腿疼，微恶寒，纳可，眠可，二便调。舌淡红，苔薄白略水滑，脉细滑。

患者咳嗽、咳痰、痰色白质清稀、口中和、舌淡红、苔薄白略水滑、脉细滑，考虑为寒饮内停，我当时想到的第一方子就是小青龙汤，小青龙汤是治疗寒饮咳喘的第一名方，张仲景用它治疗"伤寒表不解，心下有水气"以及"咳逆倚息不得卧"等支饮为患。

但患者并没有明显的太阳伤寒表实证，仅仅有左侧腿疼、微恶寒，这也不是太阳病，而是表阴证，于是就用小青龙汤治疗寒饮，合上麻黄附子细辛汤治疗少阴病。综合辨证为太阴少阴合病。

处方：小青龙汤合麻黄附子细辛汤。

生麻黄 5g，桂枝 10g，白芍 10g，干姜 10g，细辛 5g，五味子 10g，半夏 10g，炙甘草 5g，附子 10g（先煎）。5 剂，水煎服，日一剂。

结果：患者服完 5 剂后，咳嗽、咳痰较前明显好转，左侧腿疼、恶寒症状消失，后又以小青龙汤原方继服 5 剂，咳嗽、咳痰消失，无明显不适，病告痊愈。

或许有人会问：患者夜间咳嗽明显，是否合并有瘀血可能？

患者症状昼轻夜重，有合并瘀血的可能。但从这位患者的症状看，患者舌质淡红，且病程较短，并没有瘀血的具体表现，所以当时并没有加桃仁等活血化瘀药物。而这位患者之所以夜间加重，主要是由于寒饮内停，至夜间邪气重，正气相对略虚而致。

笔者亦曾治疗一例肺炎的患者，初诊日期：2011 年 3 月 20 日。

主诉：间断咳嗽 1 周。

1 周前，患者受凉后出现发热、恶寒，体温最高 38.4℃，偶有咳嗽、咳痰，自服头孢呋辛、散利痛、复方鲜竹沥液等药物，症状未缓解，仍时有发热、咳嗽，遂就诊于我院发热门诊，行血常规示：WBC3.4×10^9/L，N%65%，余未见异常。胸片示：双肺纹理增粗，右下肺有斑片状阴影，考虑肺炎可能。既往体健。刻下症见：发热，体温 37.8℃，微恶寒，无汗，服退烧药后能汗出，腰背部酸痛，咳嗽，咳痰，痰色白量多，口干苦，咽微痛，纳少，眠可，二便调。舌红，苔白，略水滑，脉浮滑。

患者发热、微恶寒、无汗、腰背部酸痛、脉浮，考虑为太阳伤寒表实证，咳嗽、咳痰、痰色白量多、苔白水滑、脉滑，考虑为寒饮内停所致，另外，患者口干苦、咽微痛，考虑为少阳阳明合病，一方面是由于外邪入里化热传变所致，另一方面是由于寒饮入里化热所致。故综合辨证为太阳少阳阳明太阴合病，方选小青龙汤解表化饮、止咳平喘，小柴胡汤和解少阳，加用生石膏加强清热之功，同时加桔梗清热排脓而止咽痛，加一味杏仁，取麻杏石甘汤之意，清热化痰平喘。

处方：小柴胡汤合小青龙汤、生石膏、桔梗。

柴胡15g，黄芩10g，清半夏9g，党参10g，生甘草5g，生姜10g，大枣10g，生麻黄5g，桂枝10g，白芍10g，干姜10g，细辛5g，五味子10g，桔梗20g，杏仁10g，生石膏45g（先煎）。5剂，水煎服，日一剂。

忌食辛辣、刺激、生冷、肥甘油腻之品。

结果：患者服完2剂后，发热、恶寒、腰背酸痛消失，口干苦、咳嗽、咳痰、咽痛较前明显好转，继服3剂，咳嗽、咳痰大减，偶有咽痒、咳嗽、少痰，纳可，二便调，舌淡红，苔薄白，脉细滑。后以半夏厚朴汤合麻杏石甘汤治疗7剂，诸症减轻，无明显不适，病告痊愈。

案 44　张挚甫咳嗽案

前案张君志明之兄挚甫，向居海上，于今岁三月间奉命调任重庆某局要职。重庆多雨，难见天日，一日飞函来陈，谓患咳嗽甚剧，咳声如瓮中出，惧成肺病。挚甫病前曾就浴温泉，冒雨游山。

已请当地名医赵君诊治，断为肺寒。药为金沸草、菊花、杏仁、蝉衣、枇杷叶、川贝、陈皮、桔梗、知母等味，未知合否，请拟方备用云云。余以重庆多雨，难见天日，况挚甫病前又曾就浴温泉，冒雨游山，此水气为病，乃绝无可疑者。更据述咳声如瓮中出，此非水湿而何？当不假思索，径拟小青龙汤加味，飞函报之。

张挚甫先生据函述，悬拟方，无脉案。

净麻黄一钱　川桂枝钱半　细辛一钱　干姜一钱　大白芍钱半
五味一钱　半夏三钱　生草一钱　谷麦芽（炒）各四钱

孰知方到后，张君不敢服，仍请赵医调治。先后诸方略略加减，匝月将届，竟未得愈。久之，方获张君续讯曰："弟之咳疾，服赵方终不断根，不得已于五月十四日改服兄方，竟一帖见效，十五日续服一帖，即见断根。兄治弟病于数千里之外，效如桴鼓，亦太神奇矣！苟不服兄方，目下恐真要变成肺病，则弟之感恩，固非笔墨所能道其万一。交友如兄，诚弟终身之幸也"云云。按此乃铁一般之事实，胜于雄辩。余非好炫己能，不过欲表圣方之功已耳（挚甫感医药之保身济世，年来勤读医书，且能作医论矣。其认识之精确有非吾侪可及者，士别三日，刮目相待，信然）。

【独立全解】

该患者就浴温泉，冒雨游山，后出现咳嗽甚剧，咳声如瓮中出，姜佐景并未记录患者的舌脉及其他症状，笔者认为该患者至少有两种情况需要考虑：

一种情况是：患者除了咳嗽、咳痰症状外，还有发热、恶寒，痰色白，质稀量多，舌淡红或淡白，苔薄白或白，脉浮滑，这时辨证为外寒里饮之太阳太阴合病，方选小青龙汤解表化饮止咳。

另一种情况是：患者除了咳嗽、咳痰症状外，还有发热、恶寒、痰色黄或黄白相间，口干渴，舌红，苔薄黄或白腻，脉浮滑数，这时辨证为太阳阳明合病，方选麻杏石甘汤合半夏厚朴汤，清热化痰止咳；假如患者伴有口苦、胸胁苦满、脉弦，可合上小柴胡汤。

反观姜佐景的治疗经过，姜佐景根据该患者就浴温泉，冒雨游山，后出现咳嗽，辨证为水湿内蕴于肺，故予小青龙汤加炒谷麦芽而愈。

但大家需要明确一点的是：单纯根据就浴温泉、冒雨游山以及出现咳嗽、咳声如瓮中出等症状，我们并不能确定必是水湿内蕴之小青龙汤证。那么可能还有哪些症状呢？笔者认为水湿寒饮内蕴证单纯由于外感湿邪引起的机会不是很多，大多数情况下是由于外邪引动内饮（包括水湿痰饮），所以患者患病之前多已形成水湿痰饮内蕴。正所谓"正气存内，邪不可干；邪之所凑，其气必虚"。假如患者之前没有形成水湿痰饮的话，那么即使患者就浴温泉、冒雨游山也并不一定能患病，这一点需要大家明确。

既然姜佐景用小青龙汤加炒谷麦芽而愈，说明患者或还可见周身酸痛、无汗、微恶风寒等表实寒证，又有咳喘、痰涎清稀而量多等里寒饮证，舌质多为淡白或淡红，苔薄白或白，苔质多湿润或水滑。但是，所谓"但见一证便是，不必悉具"。小青龙汤证固然有多种脉舌症状之表现，但也不一定必然所有症状悉具。

案 45　冯仕觉吐涎沫案

冯仕觉，七月廿一日。自去年初冬始病咳逆，倚息，吐涎沫，自以为痰饮。今诊得两脉浮弦而大，舌苔腻，喘息时胸部间作水鸣之声。

肺气不得疏畅，当无可疑。昔人以麻黄为定喘要药，今拟用射干麻黄汤。

射干四钱　净麻黄三钱　款冬花三钱　紫菀三钱　北细辛二钱制半夏三钱　五味子二钱　生姜三片　红枣七枚　生远志四钱　桔梗五钱

愈。

【独立全解】

患者喘息时胸部间作水鸣之声，诊断为哮病；咳逆、倚息，吐涎沫，喘息时胸部间作水鸣之声、舌苔腻、脉弦大，考虑为寒饮内停证，而脉浮考虑有表不解之证。

综合辨证为外寒里饮之太阳太阴合病，因患者喘息时有水鸡声，故方选射干麻黄汤解表化饮、止咳平喘。

反观曹颖甫的治疗经过，曹颖甫根据该患者症状，亦考虑为外寒里饮之太阳太阴合病，予射干麻黄汤解表化饮、下气止咳。

方中又加用一味远志，远志既可以安神益智，又可以祛痰止咳。《神农本草经》谓远志："主咳逆伤中，补不足，除邪气，利九窍，益智慧，耳目聪明，不忘，强志倍力。"

此外，方中还加用一味桔梗，取桔梗汤之意，祛痰排脓、化痰止咳。

【举一反三】

射干麻黄汤见于《金匮要略·肺痿肺痈咳嗽上气病》第6条："咳而上气，喉中水鸡声，射干麻黄汤主之。"条文中的"水鸡"，即青蛙。咳而上气，即咳嗽气喘，这种咳喘如又见咽喉有痰鸣，如水鸡声者，宜射干麻黄汤主之。

从条文及小青龙汤中药物组成分析，射干麻黄汤的病机与小青龙汤的病机类似，也包括伤寒表实证和寒饮内停两个方面，两方同属解表化饮方剂，但前方主治风寒表证较轻，证属痰饮郁结、肺气上逆者，故于小青龙汤基础上减桂枝、白芍、炙甘草，加入祛痰利肺、止咳平喘之射干、冬花、紫菀等药。因此，小青龙汤治表为主，解表散寒之力大，射干麻黄汤则治里为主，下气平喘之功强。

临床上射干麻黄汤亦常用于素体寒饮内盛，复感寒邪，既有无汗发热、头身疼痛、周身酸痛、无汗等表实寒证，又有咳喘、痰涎清稀而量多、痰鸣明显等里寒饮证，舌质多为淡白或淡红，苔薄白腻或白腻，苔质多湿润或水滑。《神农本草经》谓射干："主咳逆上气，喉痹咽痛，不得消息，散结气，腹中邪逆，食饮大热。"

本方治疗寒饮、痰湿内蕴比较重，所以咳喘、痰涎清稀而量多、痰鸣明显，且舌苔多为薄白腻或白腻，表证可有可无。若水湿痰饮内留日久，郁而化热，而见口干、口渴、烦躁、舌红苔薄黄水滑、脉滑或数等阳明里热证，可合用麻杏石甘汤。若患者有口苦、咽干或咽痛，说明合并有少阳病，可以合上小柴胡汤、桔梗汤。

案46　庄国坤呃逆案

　　有友人庄君国坤者，病呃逆，患之三日，勉饮滚热之开水，则可止呃一分钟许。既治之不瘥，就诊于余。细察之，计每分钟作呃一十三次，甚均停，夜间亦然。稍入睡，辄因呃而醒。如是合计其三日夜之呃，竟已达五万六千余次之多，此宁非惊人之数。

　　余略按其脉，视其舌，抚其额，即疏一方以与之，合计诊察及疏方时间，前后不出五分钟。庄君即电告药铺，嘱遣人来迎方送药。半小时后，药已煎就送到，立饮之，杯未覆，而宿呃顿止。庄君初疑此为热饮之功，非药力之效，勿信焉。既而一分钟后，二分钟后，十分钟后，一点钟后，呃永不发，庄君乃惊为神奇。

　　余曰：何神奇之有哉？此乃古圣人之遗泽，余不过窃其一二耳。余因检《金匮》橘皮汤方后文示之曰："右二味，以水七升，煮取三升，温服一升，下咽即愈。"并告之曰：古圣人用药二味，已能下咽即愈，况余今所用者，不止此二味哉！

【独立全解】

　　该患者初诊时症见：呃逆已三日，勉饮滚热之开水，则可止呃一分钟许。本案没有给出脉舌和其他症状，应该说诊断不全面，不符合标准医案的要求。但是，仅根据如上条件，假设其他条件都接近正常状态，是否可以判断呢？

　　笔者考虑患者为胃气虚弱、胃气上逆之太阴病，笔者推测：患者除了上述症状外，或者是其他症状接近正常，或者是还有纳少、腹胀满、舌淡红或淡白、苔薄白、脉沉细等症状，方选旋覆代赭汤健脾和胃降逆，并加用陈皮、竹茹加

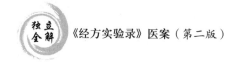

强理气降逆之功。

反观姜佐景的治疗经过，姜佐景根据该患者呃逆频频，且勉饮滚热之开水后可止呃一分钟许，亦考虑为胃气虚弱之太阴病，姜佐景用橘皮汤而痊愈。

【举一反三】

橘皮汤见于《金匮要略·呕吐哕下利病》第22条："干呕哕，若手足厥者，橘皮汤主之。"有声无物为干呕，哕即呕逆。干呕哕甚，气逆而不下，因致手足厥冷者，橘皮汤主之。《神农本草经》谓橘皮：主胸中瘕热、逆气，利水谷，久服去臭，下气。临床上橘皮能理气，调中，燥湿，化痰。治胸腹胀满，不思饮食，呕吐哕逆，咳嗽痰多。

临床上见到呃逆一症，用得比较多的方子包括旋覆代赭汤、生姜泻心汤、半夏泻心汤、甘草泻心汤、外台茯苓饮，对此胡希恕在《胡希恕伤寒论讲座》中比较明确地指出了上述方之间的异同：

《伤寒论》第161条："伤寒发汗，若吐若下，解后心下痞硬，噫气不除者，旋覆代赭汤主之。"太阳伤寒，经过发汗吐下，病好了，可是出现里虚的情况，"心下痞硬"，胃虚了，这也由于吐下之后，大病之后胃气虚，气逆而为"噫气不除""旋覆代赭汤主之"。我们可以这样理解，此人素日胃就不好，可没明显发作，由于外感，经服药吐下等伤胃气，新得的病好了，但素日胃的疾患明显发作。心下痞硬，就是人参证了，为胃虚，饮邪趁胃虚而往胃上来，故心下痞硬，邪气上逆，故嗳气不除，应用旋覆代赭汤主之。此方（与）半夏泻心汤、甘草泻心汤、生姜泻心汤大有相似之处，也有人参、生姜、甘草、半夏、大枣，为健胃治逆的，治呕逆，另外加旋覆花、代赭石。旋覆花是下气去结气的。代赭石是收敛性健胃药，此药在治本病时不要重用，多用反伤胃。后世说是重镇使逆气不往上来，其实是收敛性的健胃药，有点补益的性质，此药重用，对胃不好。所以用人参、生姜、甘草、大枣、半夏，就是健胃降逆，用旋覆下气去结气，代赭有点健胃镇逆作用。

此方与前三泻心汤相比，没有芩连去热，也不解烦，也不治下利，此药在临床上经常用于胃的疾患。嗳气不除，与生姜泻心汤嗳气食臭相似，不同的是生姜泻心汤有下利，而这里没有，反倒治大便干。对便秘，此方有效。旋覆代赭汤往下行的力量相当大，此方治胃疾之嗳气与陈皮之嗳气不同（橘子姜汤，也治嗳气），后者之嗳气是觉得闷，打嗝后舒服，希望打嗝才好，为橘皮证。茯苓饮也有此证候，一般胃不好，食欲不振，有逆气，但打嗝较舒服，主要以痞闷为主，用茯苓饮就好，健胃行气利水。而旋覆代赭石不是的，它是苦于打嗝，嗳气不除嘛，难受，故此方有治噎嗝的机会，就是胃食道发炎、癌症等打嗝相当凶，用此方好。另胃泛酸、胃痛、打嗝、大便干，此方好使，如果酸太多，可加乌贼骨。注意大便稀不行，用茯苓饮比较好，这些都是常用的方。苦于嗳气所以说"噫气不除"。

此外，呃逆还常见于小柴胡汤、橘皮竹茹汤等方，若患者口苦、咽干、胸胁苦满、脉弦，可以合上小柴胡汤；若患者口干、纳差、心下痞硬、舌红苔薄白或少，考虑为胃虚有热、气逆不降，可合上橘皮竹茹汤。

案 47 叶瑞初咳嗽带血案

叶瑞初君，丽华公司化妆部。（患咳凡四阅月，咳见痰中带血，乃惧而就诊）

初诊二月十七日。咳延四月，时吐涎沫，脉右三部弦。

当降其冲气。与苓甘五味姜辛夏杏汤。

茯苓三钱　生甘草一钱　五味子一钱　干姜钱半　细辛一钱　制半夏四钱　光杏仁四钱

二诊二月十九日。两进苓甘五味姜辛半夏杏仁汤，咳已略平，惟涎沫尚多，咳时痰不易出。

宜与原方（苓甘五味姜辛夏杏汤）加桔梗。

茯苓三钱　生草一钱　五味子五分　干姜一钱　细辛六分制　半夏三钱　光杏仁四钱　桔梗四钱

病告霍然。

【独立全解】

该患者初诊时症见：咳嗽、时吐涎沫、脉右三部弦，脉弦可见于少阳病、寒饮内停、痛症，笔者结合该患者咳嗽、吐涎沫等症状，考虑为寒饮内停之太阴病，故方选小青龙汤或用苓甘五味姜辛汤化饮止咳。

或许会有人问：患者没有表证，为什么还能用小青龙汤？

前面已经提到了，小青龙汤的病机包括伤寒表实证和寒饮内停两个方面，相当于"伤寒表不解"与"心下有水气"。对于表证不是很明显而寒饮比较重的患者，亦可运用小青龙汤，只不过麻黄的用量少一点，约 3～5g，主要起到散寒饮的作用，而不是用于解表，大家宜注意。

反观曹颖甫的治疗经过，曹颖甫根据该患者咳嗽、时吐涎沫、脉右三部弦，亦考虑为寒饮内停证，予苓甘五味姜辛夏杏汤而愈。以方测证，除了上述症状外，患者或还有其他症状：痰色白、质稀，舌质多为淡白或淡红，苔薄白腻或白腻，苔质多湿润或水滑，还多有大便稀等脾胃虚寒证。本方重在化饮，饮去咳自止。

案 48　终夜呛咳案

予于宣统二年，侍先姚邢太安人病。咳逆上气，喘息不止。必背拥叠被六七层，始能垂头稍稍得睡。倘叠被较少，则终夜呛咳，所吐之痰黄浊胶黏。先姚平时喜进厚味，又有烟癖，厚味被火气熏灼，因变浊痰，气吸于上，大小便不通。

予不得已，自制皂荚丸进之，长女昭华煎枣膏汤，如法昼夜四服。以其不易下咽也，改丸如绿豆大，每服九丸。凡四服，浃晨而大小便通，可以去被安睡矣。

曹颖甫曰 《要略》曰："咳逆上气，时时吐浊，但坐，不得眠，皂荚丸主之。"按：射干麻黄汤证但云"咳而上气"，是不咳之时，其气未必上冲也。若夫本证之咳逆上气，则喘息而不可止矣。病者必背拥叠被六七层，始能垂头稍稍得睡。倘叠被较少，则终夜呛咳，所吐之痰黄浊胶黏。

【独立全解】

患者咳喘、咳嗽、咳痰、痰黄浊胶黏、二便不通，笔者考虑为痰热内蕴的阳明病，方选小陷胸汤清热化痰。

此外，患者恶寒明显，必背拥叠被六七层，始能垂头稍稍得睡，倘叠被较少，则终夜呛咳，考虑痰热内蕴导致肌表不和，方选麻杏石甘汤加强解表、清热、平喘之力。

反观曹颖甫的治疗经过，曹颖甫根据患者症状考虑为痰浊内蕴所致，予皂荚丸祛浊化痰，凡四服，浃晨而大小便通，可以去被安睡矣。

皂荚丸见于《金匮要略·肺痿肺痈咳嗽上气病》第 7 条："咳逆上气，时时吐浊，但坐不得眠，皂荚丸主之。"皂荚辛、咸、温，有毒，能祛痰止咳、开窍通闭，外用可以杀虫散结，本方佐用枣糕以缓其峻猛，故治里虚寒饮阻滞而咳逆上气者。患者里有痰饮故时时吐浊痰，坐位时饮气能舒，卧则饮逆气迫，故呈但坐不得眠状态。此咳逆上气为痰饮所引起，宜用皂荚丸治疗。

因皂荚性味比较峻猛，且有小毒，笔者在临床上治疗顽痰并没有用过皂荚丸，而是用其他药物代替治疗。

【举一反三】

对于热性顽痰，笔者常先以大剂量清热药物为主，比如生石膏、黄芩、黄连、生大黄、瓜蒌等，祛其热，热去则痰液自然就稀释，然后再用一些化痰药物比如桑白皮、厚朴、浙贝、紫菀等。

对于一些寒性的顽痰，笔者常以温药为主散其寒，待寒去则痰液亦自然稀释，然后再用一些化痰药物祛痰，从药物安全方面还是比较稳妥的，有时候亦可起到很好的疗效。

笔者曾治疗一例顽固性胸闷、心慌的冠心病患者，谢某，男，61 岁。初诊日期：2012 年 3 月 11 日。

主诉：胸闷、心慌反复发作 5 年，加重 2 月。

5 年前，患者因胸闷、心慌，就诊于某三甲医院，诊断为"高血压，冠心病"，予降压、扩冠、改善循环等中西药，症状较前好转，但仍时有发作，自服复方丹参滴丸、速效救心丸等药物能缓解。近两月，患者无明显诱因出现胸闷、心慌等症状加重，且每天晨起咳吐浓稠痰，咳出后胸闷、心慌等症状能缓解，服用复方鲜竹沥液、川贝枇杷露等化痰中成药及中药汤剂，均疗效欠佳，经人介绍前来诊治。刻下症见：时有胸闷、心慌，偶有头晕，口干苦，渴欲饮水，纳可，眠差，大便偏干，2～3 日一行，小便黄。舌红，苔白，苔质粗糙少津，脉弦滑有力。

当时考虑该患者有口干苦、渴欲饮水、大便偏干、小便黄、舌红、苔白、苔质粗糙少津、脉弦滑有力，少阳阳明之证明确，方选大柴胡汤和解少阳、清阳明里热，并合上白虎加人参汤加强清热生津之功。

另外，患者时有胸闷、心慌、偶有头晕、苔白，考虑有水饮内停，上凌心胸及清窍，故合用苓桂术甘汤合茯苓杏仁甘草汤、泽泻汤化饮。

患者眠差，考虑上述少阳阳明之热及水饮上冲所致，故加用生龙骨、生牡蛎镇惊安神。

处方：大柴胡汤合白虎加人参汤、苓桂术甘汤合茯苓杏仁甘草汤、泽泻汤、生龙骨、生牡蛎。

柴胡 15g，黄芩 10g，生大黄 8g，枳实 10g，白芍 20g，清半夏 10g，大枣 10g，生姜 10g，生石膏 45g（先煎），知母 30g，党参 10g，茯苓 30g，桂枝 10g，白术 10g，生甘草 5g，杏仁 10g，泽泻 30g，生龙骨 30g（先煎），生牡蛎 30g（先煎）。7 剂，水煎服，日一剂。

嘱忌食辛辣刺激、肥甘厚腻、生冷。患者平素吸烟，20 支 / 日，建议患者尽量减少抽烟，逐渐减少。

二诊：2012 年 3 月 18 日。患者诉：服完药物后，大便通畅，一日一行，小便颜色有黄逐渐变淡黄、口干、渴欲饮水、头晕、睡眠亦较前好转，但患者诉胸闷、心慌症状较轻无明显好转。

当时我感觉到患者并非简单的水饮内停，假如要是水饮内停、上冲心胸及清窍，服用苓桂术甘汤合茯苓杏仁甘草汤应该会有效，为什么会无效呢？我想患者还应该有其他症状，于是我就问患者还有无其他不适的症状。

患者向我描述了一个信息：患者晨起咳痰，痰色黄黏稠，难咳，黏稠痰咳出后胸闷、心慌症状能缓解，患者初诊时考虑可能与吸烟有关，当时并未说明。

于是我想初诊时考虑患者胸闷、心慌为水饮内停为错误的，应该为痰热内蕴。可能患者初期的胸闷、心慌症状为水饮内停，后随之病程推移，加之患者平素抽烟较多，使水饮化热胶结为痰热之顽痰，故近两月会有症状逐渐加重，再结合舌质仍为舌红，苔质仍为苔白、苔质粗糙少津。因此上述患者的辨证为少阳阳明合病夹痰热内蕴，少阳阳明合病仍选用大柴胡汤和解少阳、清阳明里热，并合上白虎加人参汤加强清热生津之功；痰热内蕴选用小陷胸汤清热化痰，并继用生龙骨、生牡蛎镇惊安神。

处方：大柴胡汤合白虎加人参汤、小陷胸汤、生龙骨、生牡蛎。

柴胡 18g，黄芩 10g，生大黄 8g，枳实 10g，白芍 20g，清半夏 10g，大枣 10g，生姜 10g，生石膏 60g（先煎），知母 30g，党参 10g，黄连 10g，瓜蒌 30g，生龙骨 30g（先煎），生牡蛎 30g（先煎）。7 剂，水煎服，日一剂。

忌口同前。

结果：患者诉服完 7 剂后，心慌、胸闷较前好转，而且晨起咳痰较前明显好转，但再看患者舌苔仍白、苔质粗糙少津，考虑化痰清热的方法有效，但清热力量还是不足，于是将柴胡剂量增加至 30g，增强推陈致新之功，生石膏的剂量增加至 100g，知母量增加至 50g，瓜蒌增加至 50g。

继续服用半个月，胸闷、心慌较前明显好转，晨起咳痰减少，而且痰质变为清稀易咳，舌质转为淡红，苔质变为薄白苔，且有津。患者症状大减，无明显不适，后停药。

因此，笔者体会到对于痰热形成的顽痰，必须加强清热力量以有利于顽痰的排出。

案49　曹殿光吐浊痰案

　　门人卢扶摇之师曹殿光，芜湖人，年五十所，患痰饮宿疾，病逾十载，扶摇不能治，使来求诊。其证心下坚满，痛引胸胁，时复喘促，咳则连声不已，时时吐浊痰，稠凝非常，剧则不得卧。

　　余谓其喘咳属支饮，与《伤寒论》之"心下有水气"、《痰饮篇》之"咳逆不得卧"证情相类，因投以小青龙汤，不效。

　　更投以射干麻黄汤合小半夏汤，又不效。而咳逆反甚，心殊焦急。

　　更思以十枣汤攻之，而十枣又为胸胁悬饮之方。思以葶苈大枣泻肺汤降之，而泻肺系为肺胀肺痈而设。皆非的对之剂。纵投之，徒伤元气，于病何补？

　　因念其时吐痰浊，剧则不得卧，与《金匮》所载皂荚丸证大旨相同。遂以皂荚炙末四两，以赤砂糖代枣和汤，与射干麻黄汤间服之。共八剂，痰除喘平，诸恙尽退。

【独立全解】

　　该患者痰饮宿疾病程较长，初诊时症见：心下坚满，痛引胸胁，时复喘促，咳则连声不已，时时吐浊痰，稠凝非常，剧则不得卧。

　　患者喘促、咳吐黏稠浊痰，笔者考虑有两种可能：

　　一种是痰热内蕴，患者除了上述症状外，还可能有舌红、苔黄燥或黄腻，方选小陷胸汤合麻杏石甘汤清热化痰，因患者心下坚满、痛引胸胁，考虑合并有少阳病，上方合上小柴胡汤。

第二种情况是寒痰内蕴，患者除了上述症状外，还可能有舌淡红或淡白，苔白腻或薄白，方选半夏厚朴汤合苓甘五味姜辛汤温化寒痰，因患者心下坚满、痛引胸胁，亦可合上小柴胡汤。

反观曹颖甫的治疗经过，曹颖甫根据患者心下坚满，痛引胸胁，时复喘促，咳则连声不已，时时吐浊痰，稠凝非常，剧则不得卧，考虑为支饮，予小青龙汤以及射干麻黄汤合小半夏汤无效，此病恐非简单的水饮痰湿。后考虑可能为胶结之顽痰，故予皂荚丸而愈。

案 50　喘咳吐浊案

余尝自病痰饮，喘咳，吐浊，痛连胸胁。

以皂荚大者四枚炙末，盛碗中，调赤砂糖，间日一服。连服四次，下利日二三度，痰涎与粪俱下，有时竟全是痰液。病愈后，体亦大亏。

于是知皂荚之攻消甚猛，全赖枣膏调剂也。夫甘遂之破水饮、葶苈之泻痛胀，与皂荚之消胶痰，可称鼎足而三。惟近人不察，恒视若鸩毒，弃良药而不用，伊谁之过欤？

【独立全解】

该患者痰饮宿疾病程较长，初诊时症见：喘咳、吐浊、痛连胸胁。

该医案与第 49 案类似，笔者亦考虑有两种可能：

一种是痰热内蕴，患者除了上述症状外，还可能有舌红、苔黄燥或黄腻，方选小陷胸汤合麻杏石甘汤清热化痰，因患者心下坚满、痛引胸胁，考虑合并有少阳病，上方合上小柴胡汤。

第二种情况是寒痰内蕴，患者除了上述症状外，还可能有舌淡红或淡白、苔白腻或薄白，方选半夏厚朴汤合苓甘五味姜辛汤温化寒痰，亦可合上小柴胡汤。

反观曹颖甫的治疗经过，曹颖甫根据该患者痰饮病程较长，喘咳、吐浊、痛连胸胁，考虑为顽痰内停，与皂荚丸祛痰止咳平喘。

案 51　郑姓咳嗽案

郑左，住方浜路口，年八十二岁。咳嗽，四肢浮肿，咳而上气，但坐不眠，痰甚浓厚。两脉结代。

湿痰之体，咳嗽，四肢浮肿，病情属溢饮，原当发汗利小便。但以浊痰阻于胸膈，病急则治其标，法当先用皂荚丸以下胸膈之痰，俾大小便畅行，得以安睡，方是转机。今按两脉结代，结代之脉，仲景原以为难治。药有小效，方议正治。

土皂荚去黑皮，去子，去弦，酥炙研细，蜜丸如桐子大。

每服三丸，日三服，以黑枣二十枚，浓煎去渣送丸

曹颖甫曰　皂荚丸之功用，能治胶痰，而不能去湿痰。良由皂荚能去积年之油垢，而不能除水气也。然痰饮至于嗽喘不已，中脘必有凝固之痰，故有时亦得取效。

惟皂荚灰之作用乃由长女昭华发明。彼自病痰饮，常呕浓厚之痰，因自制而服之。二十年痰饮竟得剿除病根。予服之而效。曹殿光适自芜湖来诊，病情略同，故亦用之而效也。

除痰之药以有碱性者为长，故咯痰不出者，用桔梗甘草汤，无不克日取效，以桔梗含有碱性故也。痰黏胸膈而不出，则用有碱性之桔梗以出之，所谓"在高者引而越之"也。胶痰在中脘，则用有碱性之皂荚以下之，所谓"在下者引而竭之"也。凡用药有彻上彻下之异，可因此而观其通矣。

【独立全解】

该患者初诊时症见：咳嗽，四肢浮肿，咳而上气，但坐不眠，痰甚浓厚，两脉结代。

笔者考虑患者咳嗽、四肢浮肿、咳而上气、但坐不眠，考虑为水饮内停之溢饮证，方选小青龙汤化饮止咳，因患者痰甚浓厚，考虑为水饮郁久化热，加上生石膏，取小青龙汤加生石膏之意，方中亦含有麻杏石甘汤之意；同时加用葶苈子，取葶苈大枣泻肺汤之意以泄浊化痰止咳。

反观曹颖甫的治疗经过，曹颖甫根据该患者咳嗽、四肢浮肿、咳而上气、但坐不眠、痰甚浓厚、两脉结代，亦考虑患者四肢浮肿当属溢饮，应予发汗利小便法治之。但考虑目前患者以浊痰阻于胸膈之咳嗽、但坐不眠、痰甚浓厚为急，病急则治其标，法当先用皂荚丸以下胸膈之顽痰，使顽痰能从大小便而排出。

案 52　管姓眩冒呕吐案

　　管右，住南阳桥花场。九月一日。咳吐沫，业经多年，时眩冒，冒则呕吐，大便燥，小溲少，咳则胸满。（本案病者管妇年三十余，其夫在上海大场莳花为业。妇素有痰饮病，自少已然。每届冬令必发，剧时头眩，不能平卧。）

　　此为支饮，宜泽泻汤。

　　泽泻一两三钱　　生白术六钱

　　姜佐景按　师与本汤，妇服之一剂，既觉小溲畅行，而咳嗽大平。续服五剂，其冬竟得安度。明年春，天转寒，病又发。师仍与本方，泽泻加至二两，白术加至一两，又加苍术以助之，病愈。至其年冬，又发。宿疾之难除根，有如是者！

　　【独立全解】

　　该患者素有痰饮病，自少已然，每届冬令必发，剧时头眩，不能平卧。此次初诊时症见：咳吐沫，业经多年，时眩冒，冒则呕吐，大便燥，小溲少，咳则胸满。

　　笔者考虑患者咳吐沫、时眩冒、冒则呕吐为水饮内停之支饮证，首选方为泽泻汤化饮降逆；水饮上冲心胸故可见咳则胸满，方选苓桂术甘汤合茯苓杏仁甘草汤加强化饮降逆之功。而大便燥、小溲少亦是水饮内停之征。

　　假如患者伴有头痛、呕吐、脉沉紧，考虑为寒饮内蕴、上冲所致，可合上吴茱萸汤加强化饮降逆之功；假如患者伴有口苦、脉弦，考虑合并有少阳病，可合上小柴胡汤和解少阳。

反观曹颖甫的治疗经过，曹颖甫考虑该患者咳吐沫、时眩冒、冒则呕吐、大便燥、小溲少、咳则胸满，为心下之支饮上冲所致，予泽泻汤而愈。

或许会有人问：这位患者大便干是什么原因？用泽泻汤可以治疗大便干吗？

笔者觉得该患者的大便干是由于水饮内停，综合患者整体情况，并非是里实热之阳明病，而是肠道津液枯燥之太阴病，泽泻汤中的白术就可以补中生津、润燥通便。

【举一反三】

笔者曾治疗一例反复呕吐与便秘的患者，张某，女，17岁。初诊日期：2007年2月3日。

主诉：反复发作性呕吐3月余。

患者3月前去南方打工，因水土不服，食纳减，食后约1～2小时即呕吐，腹部微痛，在当地医院行胃镜检查，诊断为浅表性胃炎，予抑酸、增强胃动力药皆不效，无奈请余诊治一试。刻下症见：食纳差，勉强饮食后腹部微胀，1～2小时后呕吐，口干不欲饮，无口苦、口渴，乏力，大便干，3～5日一行，眠可，舌质淡，苔薄白，舌两侧齿痕明显，脉沉细。

该患者食后腹胀呕吐，口干不欲饮，无口苦、口渴，辨证为胃虚有停饮的太阴病，大便干亦是属里虚寒津液虚之太阴病，舌质淡有齿痕、苔薄白、脉沉细亦为太阴病之证。

予外台茯苓饮，重用白术补中生津、润燥通便。小半夏汤温中祛饮、降逆止呕。

处方：外台茯苓饮合小半夏汤。

茯苓15g，苍术12g，白术18g，陈皮30g，枳实10g，党参10g，清半夏12g，生姜15g。3剂，水煎服，日一剂。

患者服完3剂后，食纳较前好转，呕吐止，大便仍偏干，但1～2日一行，又继服上方 3 剂后，食纳基本正常，呕吐未再发作，大便正常，质软成形，1 ～ 2 日一行，余无不适。

泽泻汤见于《金匮要略·痰饮咳嗽病》第 25 条："心下有支饮，其人苦冒眩，泽泻汤主之。"心下有支饮，即胃中有水饮，水饮上冲清窍，可见头冒眩，可用泽泻汤治之。笔者临床上治疗水饮上冲清窍的头晕，单用泽泻汤的机会不多，这是因为：

假如患者是因水饮上冲所致的头晕，往往还合并有其他的症状，比如水饮上冲心胸、水饮凌心可见胸闷、气短、后背疼痛，这时可以合上苓桂术甘汤；假如是寒饮上冲清窍，出现头晕，还伴有头痛，痛时恶心、呕吐、恶寒肢冷、大便溏泄等症，可合上吴茱萸汤；假如患者有口苦、胸胁苦满、脉弦，考虑为少阳病夹水饮上冲所致，可合上小柴胡汤。

前面已经说到了，中医辨证、六经辨证一定要讲求整体观念，综合分析才能处方。有许多初学经方的医生，把《伤寒论》及《金匮要略》的原文背熟了，临床上往往把患者的症状与原文进行对比，假如对上了就用原方，往往不去考虑患者其他的症状，比如有些医生看到了患者有"口苦、咽干、目眩、胸胁苦满"等症状，往往只考虑为少阳病，也不去分析病机，不去考虑少阳病是如何产生的，是否合并有其他经的病，只用小柴胡汤，其他的症状往往"熟视无睹"，效果往往不会非常理想。

笔者曾治疗一例眩晕的患者，赵某，女，32 岁。初诊日期：2012 年 3 月 12 日。

主诉：反复发作性眩晕两月。

两月前，患者无明显诱因出现头晕，重则恶心、呕吐，就诊于某医院神经内科，行头颅 CT 及脑电图检查，均未见异常，当时医生考虑为"美尼尔综合征"，予眩晕宁、天麻胶囊等中成药，疗效欠佳。为求中医治疗，前来诊治。该患者为一大型超市的收银员，平素情绪急躁易怒，现因眩晕而不能正常工作。刻下症见：眩晕，走路、起立或起床时加重，口干苦，胸闷、气短，后背疼痛，乏力，纳少，眠差，二便调。舌淡红，苔白腻，脉沉弦滑。

首先患者口干苦、脉弦、纳少，考虑为少阳病，方选小柴胡汤和解少阳。

眩晕、胸闷、气短、后背疼痛，舌淡红、苔白腻、脉沉细，考虑为水饮内停之证，水饮上冲心胸则胸闷、气短、后背疼痛，相当于"心下逆满，气上冲胸，起则头眩"的苓桂术甘汤证以及"胸痹，胸中气塞，短气"之茯苓杏仁甘草汤证，上冲清窍可见眩晕，相当于"心下有支饮，其人苦冒眩"之泽泻汤。

另外，加一味菊花，清头面之热，《神农本草经》曰菊花"苦、平，无毒。主诸风头眩肿痛，目欲脱，泪出，皮肤死肌，恶风湿痹"。

患者眠差，加用夜交藤、生龙骨、生牡蛎养血、镇惊安神。

综合辨证为少阳病夹水饮。

处方：小柴胡汤合苓桂术甘汤、茯苓杏仁甘草汤、泽泻汤。

柴胡15g，黄芩10g，清半夏10g，党参10g，炙甘草5g，生姜10g，大枣10g，茯苓40g，桂枝10g，炒白术15g，杏仁10g，泽泻30g，夜交藤30g，生龙骨30g（先煎），生牡蛎30g（先煎）。7剂，水煎服，日一剂。

结果：因患者服完药后，症状大减，已能正常工作，未能亲自来复诊，打电话诉：服完7剂后，眩晕大减，已能正常工作，口干苦、胸闷、气短、睡眠较前好转，纳增，乏力较前好转。嘱患者上方继服7剂，眩晕消失若无，口苦消失，时有胸闷、气短，纳可，眠可，感觉"身体不错"，暂停服药。

或许会有人问：患者胸闷、气短、眩晕，亦可以见于少阳病，这与水饮上冲有何区别？

其实笔者初诊时已考虑到了这一点，想单用小柴胡汤，但因患者眩晕明显，小柴胡汤的眩晕可能不会这么严重，再加上患者"舌苔白腻，脉沉弦滑"，故考虑为少阳病夹有水饮，结果证明是正确的。

笔者亦想：假如单用小柴胡汤会有什么反应？我想肯定亦会有效，但不一定会这么迅速。

案 53　周姓头晕目花案

周左，早年精气不固，两足乏力，头晕目花。

证属虚劳，宜桂枝加龙骨牡蛎汤。

川桂枝三钱　生白芍三钱　生甘草二钱　龙骨一两（先煎）　左牡蛎三两（先煎）　大黑枣十二枚　生姜八片

姜佐景按　《要略》云："男子失精，女子梦交，桂枝加龙骨牡蛎汤主之。"故本汤之治遗精，医者所尽知也。顾知之而不能用之，其所用者，每偏于肾气丸一方，加补益之品，如续断、杜仲、女贞子、菟丝子、核桃肉之属。吾师治此种病，一二剂即已。余依师法而行之，其效亦然。

曹颖甫曰　此方不惟治遗精，并能治盗汗。十余年中，治愈甚众，但以数见不鲜，未录方案，并姓名居址而忘之矣。

按桂枝汤本方原为营弱卫强、脾阳不振、不能令汗出肌腠而设。故辛甘发散以助脾阳，令肌腠中发出之汗液与皮毛中原有之汗液混合而出，然后营气和而自汗可止。盗汗常在夜分，营气夜行于阳，则其病当属肌腠不密，汗随营气而外泄。营病而卫不病，亦为卫不与营和，故用桂枝汤本方，以和营卫二气，加龙骨、牡蛎以收外浮之阳，故盗汗可止。若营卫未和，而漫事收敛，吾知其必无济也。

【独立全解】

该患者初诊时症见：精气不固，两足乏力、头晕目花，曹颖甫并未记录舌脉及其他症状，但从这些症状可以诊断为虚劳。若患者兼有汗出、舌淡白或淡

165

红，苔薄白，芤脉，可予二加龙骨牡蛎汤；若患者兼有腰酸、腰痛、下肢恶寒，遗精、早泄，舌淡白或淡红，苔薄白，脉沉细，可予八味肾气丸，或可予五子衍宗丸。

反观曹颖甫的治疗经过，曹颖甫根据患者"两足乏力，头晕目花"，判断为"虚劳"证，予桂枝加龙骨牡蛎汤而愈。

【举一反三】

桂枝加龙骨牡蛎汤见于《金匮要略·血痹虚劳病》第8条："夫失精家，小腹弦急，阴头寒，目弦发落，脉极虚芤迟，为清谷、亡血、失精。脉得诸芤动微紧，男子失精，女子梦交，桂枝加龙骨牡蛎汤主之。"

胡希恕老师根据《小品方》所云："虚弱浮热汗出者，除桂加白薇、附子，名曰二加龙骨汤。"临床上直接用桂枝加龙骨牡蛎汤加白薇、附子，而成二加龙骨牡蛎汤，治疗所谓的"虚劳"。

笔者在临床上常用二加龙骨牡蛎汤代替桂枝加龙骨牡蛎汤，用于汗出、乏力、腰痛、舌淡白或淡红、苔薄白等症，上述症状并非特异，本方最重要的特异症状是脉象，多是芤脉。临床上见到芤脉，再有上述所谓的虚劳证，均可加减应用。若腰痛明显，可以加用桑寄生、杜仲、川断等温阳强壮药物。

笔者曾治疗一例腰痛伴有盗汗的患者，王某，男，34岁。初诊日期：2012年4月12日。

主诉：腰痛3月余。

3月前，患者因房室过频出现腰痛，腿沉，乏力，自认为是"肾虚"，自服六味地黄丸1月，疗效欠佳。为求中医治疗，经人介绍前来诊治。刻下症见：腰痛，腿沉，乏力，汗出，动则明显，轻微恶寒，眠差，纳可，二便调。舌淡红，苔薄白，脉芤，重按无力。

该患者给我最明显的印象就是芤脉，当时给我第一感觉就是二加龙骨牡蛎汤，心想还得需要其他症状加以验证。汗出、恶寒、腰痛、腿沉、乏力、舌淡红、苔薄白、脉芤，考虑为少阴病，故确定是二加龙骨牡蛎汤。

另外，患者腰痛明显，在上方的基础上加了桑寄生、川断强壮腰膝。

患者眠差，加用炒枣仁、夜交藤养血安神。

处方：二加龙骨牡蛎汤加桑寄生、川断、杜仲、炒枣仁、夜交藤。

桂枝 10g，白芍 10g，生姜 10g，大枣 10g，炙甘草 6g，生龙骨 15g（先煎），生牡蛎 15g（先煎），川附子 6g（先煎），白薇 12g，桑寄生 15g，川断 15g，炒枣仁 20g，夜交藤 30g。7 剂，水煎服，日一剂。

结果：患者服完 7 剂后，汗出、恶寒、睡眠症状好转，腰痛缓解，体力较前增加，上方继服 7 剂，腰痛明显好转，诸症好转，无明显不适，脉象重按有力。

案54 季姓夜寐盗汗案

季左，十月十二日。夜寐喜盗汗，脉阳浮阴弱。

宜桂枝加龙骨牡蛎汤。

川桂枝四钱　生白芍三钱　生草一钱　龙骨四钱　左牡蛎一两
生姜八片　红枣十二枚

姜佐景按　余亦曾仿此用本汤治高年妇人遗尿，其结果大致甚佳。惜其报告系由人辗转传来，故不甚详明耳。读者如遇此证，大可一用此汤，盖以补治虚，以涩治遗，乃吾中医之大法，复何疑为？

【独立全解】

该患者初诊时症见：盗汗，脉阳浮阴弱，笔者根据患者"脉阳浮阴弱"，考虑该患者为营弱卫强之太阳表虚证，可予桂枝汤调和营卫即可。

若患者盗汗明显，可在桂枝汤上加上浮小麦、麻黄根、生龙骨、生牡蛎收敛固涩止汗之品。

反观曹颖甫的治疗经过，曹颖甫根据该患者脉阳浮阴弱、盗汗，亦考虑为太阳表虚证，故予桂枝汤调和营卫，生龙骨、生牡蛎收敛固涩止汗而愈。

【举一反三】

有人会问：玉屏风散也是止汗剂，和桂枝汤区别何在？

桂枝汤与玉屏风散均可治疗自汗出证，桂枝汤侧重治疗营卫不和所致的自汗证，常兼有恶风或无恶风，舌淡红或淡白，苔薄白、脉浮缓或浮弱；而玉屏风散侧重治疗里气虚所致的表虚不固证，常兼有纳少、乏力、面色白，舌淡白或淡红，苔薄白或㿠白，脉沉细或浮细。有时二者不易区别时，可以合用治疗自汗证，还可加上一些收敛固涩之品，如生龙骨、生牡蛎、麻黄根、浮小麦等。

案 55　姚建心跳不宁案

律师姚建，现住小西门外大兴街。尝来请诊，眠食无恙，按其脉结代，约十余至一停，或二三十至一停不等。又以事繁，心常跳跃不宁。

此仲师所谓"心动悸，脉结代，炙甘草汤主之"之证是也。因书经方与之。

炙甘草四钱　生姜三钱　桂枝三钱　潞党参二钱　生地一两　真阿胶二钱（烊冲）　麦冬四钱　麻仁四钱　大枣四枚

服十余剂而瘥。

曹颖甫曰　阳气结涩不舒，故谓之结；阴气缺乏不续，故谓之代。代之为言，贷也，恒产告罄，而称贷以为生，其能久乎？固知《伤寒论·太阳篇》所谓难治者，乃专指代脉言，非并指结脉言也。

【独立全解】

该患者初诊时症见：眠食无恙，按其脉结代，约十余至一停，或二三十至一停不等。又以事繁，心常跳跃不宁。曹颖甫未记录患者的舌象及其他症状，假如患者有乏力、汗出、舌淡红或淡白、苔少等气阴两虚的表现，或无明显里热证者，可予炙甘草汤；若患者口苦、胸胁苦满、舌红、苔白，考虑为少阳病夹有水饮，可予小柴胡汤合苓桂术甘汤、茯苓杏仁甘草汤。

反观曹颖甫的治疗经过，曹颖甫根据该患者症状，考虑患者有气阴两虚证，予炙甘草汤而愈。

【举一反三】

炙甘草汤见于《伤寒论》第 177 条："伤寒脉结代，心动悸，炙甘草汤主之。"伤寒，由于过用汗、吐、下，亡津液、亡血液，以致血不足以养心，则心动悸。血不足以荣脉，则脉结代，宜以炙甘草汤主之。《金匮要略·血痹虚劳病脉证并治》附方（一）："《千金翼》炙甘草汤，治虚劳不足，汗出而闷，脉结悸，行动如常，不出百日，危急者，十一日死。"虚劳不足的病，若汗出而闷，脉结代心悸者，虽行动如常，若不治，则不出百日死。若已不能行动，病危急者，则于十一日死，治之宜本方。《金匮要略·肺痿肺痈咳嗽上气病脉证并治》附方（一）："《外台》炙甘草汤，治肺痿涎唾多，心中温温液液者。"心中温温液液，即恶心剧甚心中烦恼的意思。病肺痿，若涎唾多，心中温温液液者，本方治之。临床上用于脉结代之房颤或早搏，或心悸之心动过速，有明显气阴两虚的表现，舌淡红，苔薄白或苔少。

笔者曾治疗一例甲亢之心悸患者，王某，男，30 岁。初诊日期：2011 年 7 月 5 日。

主诉：间断心悸 3 月。

3 月前，患者无明显诱因出现心悸，就诊于某医院，经各项检查，诊断为甲亢，予丙硫氧嘧啶片抗甲亢治疗，复查甲功均正常。但患者仍时有心悸，有时会影响工作，紧张或活动后心悸加重，为求中医治疗，经人介绍前来诊治。刻下症见：心悸，口干，乏力，无口苦，纳可，眠可，二便调。舌红，苔薄白，脉沉细滑。

患者心动悸、舌红、苔薄白、脉沉细，只有轻度乏力，无其他明显不适，考虑为气阴两虚，当时考虑首选是炙甘草汤。但患者"口干、舌红，脉滑"是气阴两虚证还是实热证？笔者认为单从症状分析上不容易区别，而脉象在该医案的鉴别诊断上具有非常重要的作用。因该患者脉沉细，考虑里不足之气阴两虚证的可能性比较大。假如患者脉象滑数或弦滑有力，则考虑里实热证的可能性比较大。

处方：炙甘草汤。

炙甘草 10g，生地 20g，麦冬 30g，火麻仁 30g，党参 10g，桂枝 10g，生姜 10g，大枣 20g，阿胶 10g（烊化）。7 剂，水煎服，日一剂。

结果：患者服完 7 剂后，心悸有所好转，无明显不适。患者继服上方近 1 个月，心悸症状基本消失，无明显不适，已能正常工作。

案 56　唐姓心悸案

唐左，初诊十月二十日。唐君居春申，素有心脏病。每年买舟到香港，就诊于名医陈伯坛先生，先生用经方药量特重，如桂枝、生姜之属动以两计。大锅煎熬，药味奇辣，而唐君服之，疾辄良已。今冬心悸、脉结代又发。

脉结代，心动悸，炙甘草汤主之。此仲景先师之法，不可更变者也。

炙甘草四钱　川桂枝三钱　潞党参三钱　阿胶珠二钱　大麻仁一两　大麦冬八钱　大生地一两　生姜五片　红枣十枚

二诊：十月二十三日。二进炙甘草汤，胃纳较增，惟口中燥而气短，大便少。左脉结代渐减，右脉尚未尽和。

仍宜前法加减。加制军者，因大便少也。

炙甘草五钱　川桂枝四钱　潞党参五钱　阿胶珠二钱　大熟地一两　大麻仁一两　麦冬四钱　紫苏叶五钱　天花粉一两　生姜三片　红枣七枚　制军三钱

姜佐景按　师与炙甘草汤，服至三五剂，心悸愈，而脉结代渐稀，尚未能悉如健体。盖宿疾尚赖久剂也。君又素便秘，服药则易行，停药则难行，甚须半小时之久，故师方用麻仁一两之外，更加大黄三钱。

【独立全解】

该患者素有心脏病，初诊时症见：心悸，脉结代，笔者首先考虑到的是炙甘草汤，只要患者无明显内热之象，或有气阴两虚的表现，如舌淡红，苔薄白或苔少，均可运用炙甘草汤加减。当然，可根据患者具体的症状加减，若患者大便质稀，当去火麻仁，或再加干姜或炮姜温中止泻；若大便偏干，方中火麻仁的量当增大，还可以加大黄以通腑。假如患者有口干苦、胸胁苦满，可以合上柴胡剂。

反观曹颖甫的治疗经过，曹颖甫根据患者脉结代、心悸，判断为气阴两虚证，予炙甘草汤。患者服药后胃纳较增，惟口中燥而气短，大便少，大便干，左脉结代渐减，右脉尚未尽和。仍守前法，并加用大黄清热通腑而愈。

案57　陆勋伯下利案

玉器公司陆勋伯寓城隍庙引线弄，年逾六秩，患下利不止，日二三十行，脉来至止无定数（结脉）。玉器店王友竹介余往诊。

余曰：高年结脉，病已殆矣。因参仲圣之意，用附子理中（遇寒湿利则合附子理中）合炙甘草汤，去麻仁，书方与之。凡五剂，脉和利止，行动如常。

曹颖甫按　古方之治病，在《伤寒》《金匮》中，仲师原示人加减之法，而加减之药味，要不必出经方之外，如阴亏加人参而去芍药，腹痛加芍药而去黄芩，成例俱在，不可诬也。如予用此方，于本证相符者则用本方，因次公（编者按：次公，即曹颖甫的弟子章次公）于下利者去麻仁，遂于大便不畅者重用麻仁，或竟加大黄；遇寒湿利则合附子理中；于卧寐不安者，加枣仁、朱砂。要不过随证用药，绝无异人之处，仲景之法，固当如此也。

姜佐景按　余用本方，无虑百数十次，未有不效者。其证以心动悸为主。若见脉结代，则其证为重，宜加重药量。否则，但觉头眩者为轻，投之更效。推其所以心动悸之理，血液不足故也，故其脉必细小异常。妇女患此证之甚者，且常影响及于经事。动悸剧时，左心房处怦怦自跃，不能自已。胆气必较平时为虚，不胜意外之惊恐，亦不堪受重厉之叫呼。夜中或不能成寐，于是虚汗以出，此所谓阴虚不能敛阳是也。及服本汤，则心血渐足。动悸亦安，头眩除，经事调，虚汗止，脉象复，其功无穷。

盖本方有七分阴药，三分阳药，阴药为体，阳药为用。生地至少当用六钱，桂枝至少亦须钱半，方有效力。若疑生地为厚腻，桂枝为大热，因而不敢重用，斯不足与谈经方矣。

【独立全解】

该患者初诊时症见：下利不止，日二三十行，脉来至止无定数（结脉），曹颖甫未记录患者的舌脉及其他症状，患者病下利，笔者考虑为里虚寒之太阴病，里虚寒临床上兼有气阴两虚证，故方选炙甘草汤，因患者里虚寒明显，在上方的基础上去掉火麻仁，并加用干姜或炮姜增强温阳止泻之功。

反观曹颖甫的治疗经过，曹颖甫根据该患者症状，亦考虑为里虚寒之太阴病，予附子理中汤合炙甘草汤去火麻仁治疗。

案 58　王姓腹痛案

王右，腹痛，喜按，痛时自觉有寒气自上下迫，脉虚弦，微恶寒。

此为肝乘脾，小建中汤主之。

川桂枝三钱　大白芍六钱　生草二钱　生姜五片　大枣十二枚
饴糖一两

姜佐景按　惟吾师以本汤治此寒气下迫之证而兼腹痛者，其效如神。

推原药理，有可得而言者，盖芍药能活静脉之血故也。详言之，人体下身静脉之血自下上行，以汇于大静脉管，而返注于心脏。意者本证静脉管中必发生病变，有气逆流下行，故痛。须重用芍药，以增静脉回流之力，而消其病变，故病可愈。

【独立全解】

该患者初诊时症见：腹痛，喜按，痛时自觉有寒气自上下迫，微恶寒，脉虚弦。笔者考虑为里虚寒之太阴病，曹颖甫未记录患者的大便情况，假如患者大便稀溏，可予理中汤温中止泻止痛；假如患者大便正常，考虑患者虚寒程度还不及理中汤的程度，方选小建中汤。

反观曹颖甫的治疗，曹颖甫根据该患者症状，辨证为里虚寒之太阴病，予小建中汤益气温中而愈。

【举一反三】

小建中汤是桂枝加芍药汤加饴糖而成，桂枝加芍药汤原治腹满痛，今加大量甘温补虚缓急的饴糖，虽然仍治腹痛，但已易攻为补，故名之为建中，为治疗里虚寒之太阴病。但小建中汤的里虚寒还没有达到理中汤证里虚寒的程度，但比胃气虚的桂枝汤证、平胃散证及厚姜半甘参汤证程度稍重。小建中汤虽然是由桂枝汤加减而成的，但临床上应用小建中汤可以没有表证，纯里虚寒证均可应用。当然，临床上既有表证，又有里虚寒证，亦可以应用。

笔者曾治疗一例胃脘部疼痛的患者，张某，女，24 岁。初诊日期：2011 年 5 月 15 日。

主诉：间断胃脘部隐痛两周。

两周前，患者食用从冰箱里面拿出来的西瓜后，出现胃脘部疼痛，腹泻，未去医院，自服黄连素及胃苏颗粒后，腹泻消失，但胃脘部仍时有隐痛，纳差，改服用气滞胃痛颗粒，胃脘隐痛及纳差症状未见明显好转，为求中医治疗，前来诊治。刻下症见：胃脘部胀满隐痛，昼轻夜重，影响睡眠，纳少，少食即觉胀满，胃脘部怕冷，口中和，无口干苦，二便调。舌淡红，苔薄白，脉沉细无力。

首先根据患者胃脘部胀满隐痛、纳少、少食即觉胀满、胃脘部怕冷、口中和、舌淡红、苔薄白、脉沉细无力辨证为太阴病无疑，但选用什么方是关键。

患者大便尚调，未见腹泻，说明里虚寒的程度并不是很重，可以排除理中汤及附子理中汤。这时可以考虑脾胃气虚的平胃散证及厚姜半甘参汤证，但患者胃脘部怕冷，而平胃散证及厚姜半甘参汤证的患者胃脘部怕冷的机会往往不多，说明患者里虚的程度比脾胃气虚的平胃散证及厚姜半甘参汤证要重，但还不及里虚寒证，因此，当时我就断定该患者应该为小建中汤证，因为该方是介于理中汤证与平胃散证及厚姜半甘参汤证之间的。

因患者腹胀满明显，在小建中汤的基础上加用陈皮、枳实取橘枳姜汤之意，除满消胀。

处方：小建中汤合橘枳姜汤。

桂枝 10g，白芍 20g，炙甘草 10g，生姜 15g，大枣 10g，饴糖 30g，陈皮

15g，枳实 10g。5 剂，水煎服，日一剂。忌食辛辣、刺激、生冷、油腻之品。

　　结果：患者服完 1 剂后，胃脘怕冷、疼痛的症状亦明显缓解，继服 4 剂后，胃脘部怕冷、疼痛、胀满消失，食纳正常，二便调，病告痊愈。

　　笔者在临床上治疗太阴病的胃脘部疼痛，多分为两种情况：

　　一种情况是大便偏稀，或贪凉后大便偏稀，或饮食稍微不注意就腹泻，多为中焦虚寒，可用理中汤，若关尺脉特别沉细，患者胃脘又有怕凉，可用附子理中汤。若大便稀且患者呃逆明显者，可用旋覆代赭汤加减。

　　第二种情况是大便调，或平素干稀不调的，说明里虚寒不是很重，多为胃气虚弱，多考虑用厚朴生姜半夏甘草人参汤或平胃散，或二者同用，笔者临床上用小建中汤的机会不是很多。这种情况下（大便调，或平素干稀不调）患者脉象多表现为寸关尺三部脉皆沉，尤以关脉沉显著，多提示脾胃虚弱，而且多有痰湿内停，这时可参考患者的舌质以及舌苔来判断湿气的轻重而用方。笔者在临床上治疗脾胃虚弱、痰湿内停的基本方是平胃散和厚朴生姜半夏甘草人参汤，只要患者以脾胃不好为主诉来就诊的，多加减应用。临床上患者舌质多为淡白，舌苔白腻，苔质多为湿润，舌体胖大胖嫩，舌边有齿痕，且有脘腹胀满，时有脘腹隐痛，不思饮食，口淡无味，时有恶心呕吐，嗳气吞酸，肢体沉重，怠惰嗜卧，大便干稀不调，均可以加减应用平胃散，故《医宗金鉴》里讲平胃散："一切伤食脾胃病，痞胀哕呕不能食，吞酸恶心并噫气，平胃苍朴草陈皮。"

　　厚朴生姜半夏甘草人参汤见于《伤寒论》第 66 条："发汗后，腹胀满者，厚朴生姜半夏甘草人参汤主之。"

　　但二者（平胃散与厚朴生姜半夏甘草人参汤）略有差别，平胃散对于舌苔厚腻、食欲差或吃饭少的患者疗效较好，而厚朴生姜半夏甘草人参汤多用于舌苔比较薄、饭后腹胀满的患者。对于既有食纳差又有饭后腹胀满、心下痞硬的患者，二方常可合用。如患者在上述症状的基础上又有反酸烧心，可加用煅瓦楞、乌贼骨等制酸药。

　　笔者曾治疗一例胃脘疼痛的患者，王某，男，29 岁。初诊日期：2012 年 3

月 2 日。

主诉：胃脘部隐痛 1 月。

1 月前，患者因饮食不节后出现胃脘部隐痛，胃脘部胀满不适，纳少，乏力，曾就诊于某医院，行胃镜检查，诊断为"浅表性胃炎"，予抑酸、保护胃黏膜药物以及疏肝理气等中成药，疗效欠佳，现为求中医治疗前来诊治。刻下症见：胃脘部胀满，时有隐痛，偶有反酸，纳少，少食则胀满加重、堵塞感，口中和，无口干苦，眠差，二便调。舌淡红，苔薄白腻，脉沉细无力，以关脉为甚。

首先患者脉沉细无力、关脉为甚、苔薄白腻，说明患者脾胃虚弱、痰湿内蕴，所以才有纳少、胃脘部胀满、时有隐痛、偶有反酸等症状。患者食后胀满、堵塞感，相当于心下痞硬，为人参证。又因患者大便尚调，故首先想到的方子为平胃散和厚朴生姜半夏甘草人参汤，因患者纳差、食后腹胀、心下痞硬、舌淡红、苔薄白腻，故将二方合用。因患者有反酸，故加用一味煅瓦楞制酸。

处方：平胃散合厚朴生姜半夏甘草人参汤加煅瓦楞。

苍术 10g，厚朴 15g，陈皮 20g，炙甘草 5g，生姜 10g，半夏 10g，党参 10g，煅瓦楞 30g。5 剂，水煎服，日一剂。忌食辛辣、刺激、生冷、油腻之品。

结果：患者服完 5 剂后，胃脘部疼痛、反酸已大减，胃脘胀满及食后堵塞感亦明显缓解，上方继服 5 剂，胃脘部疼痛消失，纳食增，胃脘胀满及食后堵塞感消失，舌苔由薄白腻转为薄白，脉象亦较前有力，患者无明显不适，病告痊愈。

案 59　顾姓心下胀痛案

　　顾右，十月二十六日。产后，月事每四十日一行，饭后则心下胀痛，日来行经，腹及少腹俱痛，痛必大下，下后忽然中止，或至明日午后再痛，痛则经水又来，又中止，至明日却又来又去，两脉俱弦。

　　此为肝胆乘脾脏之虚，宜小建中加柴、芩。

　　桂枝三钱　生白芍五钱　炙草二钱　软柴胡三钱　酒芩一钱　台乌药钱半　生姜五片　红枣十二枚　饴糖三两

　　一剂痛止，经停，病家因连服二剂，全愈。

　　姜佐景按　初疑本证当用温经汤加楂、曲之属，而吴兄凝轩（编者按：吴凝轩亦为曹颖甫弟子也）则力赞本方之得。

　　曹颖甫曰：大论云"伤寒，阳脉涩，阴脉弦，法当腹中急痛，先与小建中汤，若不瘥者，小柴胡汤主之。"我今不待其不瘥，先其时加柴、芩以治之，不亦可乎？况妇人经水之病，多属柴胡主治，尔侪察诸云云。

　　【独立全解】

　　产后，月事每四十日一行，饭后则心下胀痛，日来行经，腹及少腹俱痛，痛必大下，下后忽然中止，或至明日午后再痛，痛则经水又来，又中止，至明日却又来又去，两脉俱弦。

　　该患者初诊时症见：饭后心下胀痛，腹及少腹疼痛，下利，脉弦。患者脉弦，笔者考虑为少阳病，方选小柴胡汤和解少阳；患者饭后心下胀痛、腹及少腹疼痛、下利，笔者考虑为太阴病，方选理中汤，或小建中汤。因患者腹痛则泻下，下后则痛止，可合上痛泻要方。

反观曹颖甫的治疗经过，曹颖甫根据该患者症状，考虑为少阳太阴合病，予小建中汤加柴胡、黄芩而愈。

案 60　宗嫂腹痛案

宗嫂，十一月十七日。月事将行，必先腹痛，脉左三部虚。此血亏也，宜当归建中汤。

全当归四钱　川桂枝三钱　赤白芍各三钱　生甘草钱半　生姜三片　红枣七枚　饴糖二两（冲服）

姜佐景按　当归建中汤，即桂枝汤加味也。姑以本方为例，甘草之不足，故加饴糖；白芍之不足，故加赤芍；桂枝之不足，故加当归。《本经》表桂枝治上气咳逆，表当归治咳逆上气，然则其瘥也仅矣。我今用简笔法，略发其义于此，而贻其详异读者。

【独立全解】

该患者初诊时症见：月事将行，必先腹痛，脉左三部虚。患者"月事将行，必先腹痛"相当于现在的"痛经"，古人云"左脉候血，右脉候气"，患者左脉三部均虚，所以考虑为"血亏"，腹痛多有瘀血，说明该患者有血虚兼有血瘀之痛经，可予当归芍药散。

反观曹颖甫的治疗经过，曹颖甫根据患者"月事将行，必先腹痛，脉左三部虚"考虑为气血亏虚，予当归建中汤益气温中养血而愈。假如该患者为单纯的血虚证，用四物汤等补血亦可以，为何用治疗血虚有寒之当归建中汤有效呢？说明该患者还有里虚寒的一面，除了腹痛外，还可能有少腹部恶寒、怕冷、带下清稀量多，舌淡白，苔薄白等里虚寒症状。

【举一反三】

《金匮要略·妇人产后病》附方（二）："千金内补当归建中汤，治妇人产后虚赢不足，腹中刺痛不止，吸吸少气，或苦少腹拘急，挛痛引腰背，不能食饮，产后一月，日得服四五剂为善。令人强壮宜。"条文中所谓"吸吸少气"是指吸气性的呼吸困难。腹中急痛有实有虚，如腹痛血虚明显且有寒者，用本方有效。但不只限于妇人产后，不论男女见血虚有寒之腹痛时，皆可适证服用。

大家在生活中经常听到有人"痛经"了，很大一部分人认为是受寒了，建议喝生姜红糖水或用暖水袋热敷，可能会有点效，但从根本上有时不能解决问题，因为有些"痛经"患者病性属寒，有些病性则属热，还有相当一部分患者的病性为寒热错杂，具体到每位患者时一定要综合辨证。作为医生，更应该辨证，不能见到恶寒就是寒证，见到发热就是热证，其实我们所面对的患者是非常复杂的，有时患者恶寒其实是热证，发热反而是寒证，即所谓的"反佐"现象。

临床上笔者也会经常听到一些大夫辨证时说，"患者口干渴欲饮水，想喝热水说明里有寒，会用一些热药；想喝凉水说明里有热，会用一些凉药。"其实，临床症状复杂多变，完全根据患者喝凉、热水而辨寒热，有时是有偏差的，因为时常会有一些"反佐"现象，必须综合辨证。

笔者曾治疗一例慢性浅表性胃炎的患者：李某，女，24 岁。慢性浅表性胃炎 2 年余，1 周前患者由于未控制饮食及食用生冷水果后出现胃脘部不适。刻下症见：胃脘部胀满不适，时有隐痛，口干，渴欲饮水，且喜热饮，晨起偶有口苦，大便量少不易解，舌红苔白略腻，脉弦滑有力。

患者晨起偶有口苦、脉弦，考虑为少阳病。

口干、渴欲饮水、舌红、脉滑有力，考虑为阳明病。

胃脘部胀满不适、时有隐痛、苔白略腻，考虑为痰湿内蕴。

综合辨证为少阳阳明合病夹湿。故用小柴胡汤和解少阳，生石膏清阳明之热，平胃散化湿，同时加用一味茯苓加强利湿之功。

处方：小柴胡汤合平胃散加茯苓、生石膏。

柴胡 15g，黄芩 10g，党参 10g，半夏 10g，炙甘草 6g，生姜 10g，大枣

10g，苍术 10g，厚朴 15g，陈皮 15g，茯苓 30g，生石膏 30g（先煎）。7 剂，水煎服，日一剂。

结果：患者服用 3 剂后，胃脘部胀满不适、时有隐痛较前好转，口干渴、口苦较前好转，二便调。继服 4 剂，胃脘部胀满及时有隐痛消失，口干渴、口苦消失，但喜热饮诸症痊愈。

本案患者虽然口干渴、喜热饮，亦不能单因为喜热饮而辨为寒证，因为患者口苦、脉弦、口干、渴欲饮水、舌红、脉滑有力为少阳阳明合病，故可用小柴胡汤加生石膏；患者渴喜热饮可能为痰湿内蕴的表现，因为"渴喜热饮而量不多，或水入即吐者，多由痰饮内停所致。因痰饮内阻，津液不能气化上承于口，故口渴，但体内有饮邪，故不多饮，或水入即吐"。

笔者亦曾治疗一例发热的患者：陈某，男，31 岁。

1 周前患者由于外感后出现发热，最高达 39℃，自服退烧药及抗生素后仍低热不退，体温持续在 37.5℃～ 38℃，汗出，活动则汗出加重，大便不成形，腹部胀满，食纳少，偶有怕凉，口微干，但喜凉饮，舌淡红，苔薄白，脉浮细重按无力。

患者外感后出现低热、汗出、活动后加重、舌淡红、苔薄白、脉浮，考虑为太阳表虚证；腹部胀满、食纳少、偶有怕凉、脉细重按无力，考虑为太阴里虚寒证；综合辨证为太阳太阴合病，大致符合解表温里之桂枝人参汤的病机。

本案患者喜凉饮，有多种可能：一种认为其为里热证，或者上热下寒之上热；还有一种可能为"假热"。

本案患者虽然有喜凉饮，不能认为其为里热证，因患者有腹部胀满、食纳少、偶有怕凉、脉细重按无力，故考虑为里虚寒之太阴病。里虚寒之太阴病导致津液不能气化上承，津液亏虚致阴虚（虚热），故可见渴喜凉饮。因此，本案患者之喜凉饮为里虚寒之"反佐"之假热现象。

《伤寒论》第 163 条提出了方药："太阴病，外证未解而数下之，遂协热下利，利下不止，心下痞硬，表里不解，桂枝人参汤主之。"方中桂枝汤调和营卫，以止发热汗出，人参汤（即理中汤）温中补阳以止腹泻。

处方：桂枝人参汤。

桂枝 10g，白芍 10g，生姜 15g，炙甘草 6g，大枣 10g，干姜 10g，茯苓 30g，党参 10g，白术 15g。3 剂，水煎服，日一剂。

结果：患者服用 1 剂后，发热、汗出消失，继服 2 剂，患者腹部胀满、食纳少、偶有怕凉消失，大便调，口微干、但喜热饮消失，病告痊愈。

反佐是方剂配伍的重要法度之一，其基本原则是相反相成。对其涵义，历代方剂学教材皆遵《内经》，多理解为"病重邪甚时防止拒药"。事实上，随着临床实践的不断深入，已不拘于为防拒药时使用。

在中医学理论中，言必阴阳。一部《黄帝内经》，离开阴阳，无以言医理。同样，一部《伤寒论》，离开阴阳，无以言辨证。《素问·阴阳应象大论》曰："善诊者，察色按脉，先别阴阳。"《素问·阴阳别论》曰："谨守阴阳，无与众谋。"就是中医包括《伤寒论》中的任何一个问题，都有至少阴阳两个方面的原因，有时甚至更多。比如上面两个例子可以看出，口干渴喜热饮可以见于里热证，也可以见于里虚寒证。

案 61　王女士停经九月案

病者王女士为友人介绍来诊者，芳龄二八，待嫁闺中。

初诊王女士，经停九月，咳呛四月，屡医未效。刻诊脉象虚数，舌苔薄腻，每日上午盗汗淋沥，头晕，心悸，胸闷，胁痛，腹痛喜按，食少喜呕，夜寐不安，咳则并多涎沫。证延已久，自属缠绵。

经停始于今春，迄今约九月矣。诘其所以，答谓多进果品所致。察其皮色无华，咳呛不已，缓步上梯，竟亦喘息不止。他状悉如脉案所列，盖流俗所谓干血劳也。

曾历访中西名医，遍求村野丹方，顾病势与日俱增，末如之何焉。余初按其脉，即觉细数特甚，按表计之，每分钟得一百四十余至，合常人之脉搏恰强二倍。据述在家终日踡卧被中。如是则恶寒稍瘥。

依旧说，此为木火刑金，凶象也；依新说，肺病贫血甚者，脉管缩小故也，其预后多不良云云。

余何人斯，乃敢当此重证？相对之顷，实难下药。乃默思本证之癥结有三：经停不行，其一也；肺病而咳，其二也；腹痛恶寒而盗汗，其三也。

将用攻剂以通其经乎，则腹无癥瘕，如虚不受劫何？将用肺药以止其咳乎，则痨菌方滋，如顽不易摧何？

无已，姑治其腹痛恶寒而盗汗，用当归建中汤合桂枝龙骨牡蛎法，疏极轻之量以与之。得效再议。

川桂枝一钱　大白芍二钱　生甘草八分　生姜一片　红枣四枚　粽子糖四枚　全当归二钱　花龙骨四钱（先煎）　煅牡蛎四钱（先煎）

粽子糖者，即饴糖所制，糖果店所售，较用饴糖为便捷，此吾师法也。

病家持此方笺以购药，药铺中人又笑曰：糖可以为药，此医可谓幽默矣。

越三日，病者来复诊，喜出望外，欣然告谢。

二诊：三进轻剂当归建中汤加龙骨牡蛎，盗汗已除十之三四，腹痛大减，恶风已罢，胸中舒适，脉数由百四十次减为百二十次，由起伏不定转为调匀有序，大便较畅，咳嗽亦较稀，头晕心悸略瘥。病者曰："吾初每夜稍稍动作，即觉喘息不胜。自服前方三小时后，喘息即定，虽略略行动，无损矣。三服之后，恙乃大减。向吾进饭半盅，今已加至一全盅矣。"

余初以为腹痛稍定，即为有功，不意咳嗽亦瘥，脉搏反减而调。呜呼！圣方之功伟矣。

前方尚合，惟量究嫌轻。今加重与之，俟盗汗悉除，续谋通经。

炙黄芪三钱　川桂枝钱半　肉桂心二分　炙甘草钱半　大白芍三钱　全当归四钱　生姜二片　红枣八枚　粽子糖六枚　龙骨六钱（先煎）　牡蛎八钱（先煎）

三诊：又越三日，病者来三诊，神色更爽于前，扶梯而上，已无甚喘急之状。询之，答谓盗汗悉除，恶风已罢，日间喜起坐，不嗜卧矣。饭量由一盅加至一盅有半。而其最佳之象，则尤为脉数由百二十至减为百十有四至，咳嗽亦大稀，舌苔渐如常人。

曹颖甫曰 通俗医界莫不知培土生金之说，然往往不能用之适当者，不通仲师之医理故也。夫阳浮阴弱则汗自出，汗常出则脾病，而肺亦病。肺病则气短矣，汗常出则恶风矣。故桂枝汤本方原为扶脾阳作用，仲师不曰系在太阴乎？病积既久，脾阳益虚，肝胆之气乘之，乃至胸胁腹中俱病，故加饴糖以补脾。饴糖者麦精所煎也，但使脾阳既动，饮食入胃，自能畅适。当归黄芪亦补脾之药也，加龙骨牡蛎，则《金匮》虚劳盗汗之方治也。要而言之，不过是培土生金之用。苟得其精理所在，幸无为群言所乱也。

【独立全解】

患者经停9月，咳呛4月。初诊时症见：脉象虚数，脉细数特甚，恶寒，舌苔薄腻，每日上午盗汗淋沥，头晕，心悸，胸闷，胁痛，腹痛喜按，食少喜呕，夜寐不安，咳则并多涎沫。

该患者病情比较复杂，大概可以分成3种情况：

第一种情况：患者胸闷、胁痛、食少喜呕、咳嗽，笔者考虑为少阳病，少阳之热上冲心胸，可见心悸、头晕、咳嗽，方选小柴胡汤和解少阳。或许会有人问：患者脉象为虚数，与少阳病的辨证不是很符合。笔者考虑，或许此为该患者病程日久，胃气亏虚所致，与少阳病的辨证并不明显冲突。

第二种情况：患者腹痛喜按、盗汗，脉象虚数、舌苔薄腻，考虑为太阳太阴合病，方可以选用小建中汤益气温中、调和营卫。

第三种情况：该患者经停已9月，恐有下焦蓄血，治疗上亦可选用桂枝茯苓丸或抵当汤、下瘀血汤治疗。

因此，该患者的治疗需要从以上3个方面考虑治疗，有个先后次序，笔者认为目前患者以少阳病与太阳太阴合病为主，先选小柴胡汤合小建中汤治疗，待盗汗、头晕、心悸、胸闷、胁痛、腹痛喜按、食少喜呕等症状改善后，再行化瘀通络治疗。

反观姜佐景的治疗经过，姜佐景先根据患者腹痛、恶寒而盗汗，辨证为太阳太阴合病，予用当归建中汤合桂枝龙骨牡蛎汤，患者服药 3 剂后，盗汗已除十之三四，腹痛大减，恶风已罢，胸中舒适，脉数由百四十次减为百二十次，由起伏不定转为调匀有序，大便较畅，咳嗽亦较稀，头晕心悸略瘥。

案 62　四嫂足肿痛案

四嫂，十一月十三日。足遇多行走时则肿痛，而色紫，始则右足，继乃痛及左足。天寒不可向火，见火则痛剧。故虽甚恶寒，必得耐冷。然天气过冷，则又痛。眠睡至浃晨，而肿痛止，至夜则痛如故。痛甚时筋挛。

按历节病足亦肿，但肿常不退，今有时退者，非历节也。惟痛甚时筋挛，先用芍药甘草汤以舒筋。

赤白芍各一两　生甘草八钱

二剂愈。

【独立全解】

该患者初诊时症见：足遇多行走时则肿痛，而色紫，始则右足，继乃痛及左足。天寒不可向火，见火则痛剧。故虽甚恶寒，必得耐冷。然天气过冷，则又痛。眠睡至浃晨，而肿痛止，至夜则痛如故。痛甚时筋挛。

曹颖甫虽然未记录患者的舌脉及其他症状，但笔者根据患者的表现，考虑为阳性的肿痛，患者虽"天寒"仍不可向火，见火则痛剧，且虽甚恶寒，必得耐冷，考虑为里实热证，而临床上的痹证，若属阳性，则多见湿热下注。足遇多行走时则肿痛，而色紫，始则右足，继乃痛及左足，考虑为瘀血内停。因患者有湿热下注、瘀血内停，这些病理因素在体内病程日久往往会影响到人体气机的正常运行而形成气滞证，患者肿痛明显即是佐证。故综合辨证为湿热下注兼有气滞血瘀。

临床上湿热下注夹有气滞血瘀的情况比较常见，方多选四逆散合四妙散、桂枝茯苓丸清热利湿、理气活血。因患者肿痛明显，可加重方中白芍的用量，取芍药甘草汤缓解痉挛疼痛之意。

反观曹颖甫的治疗经过，曹颖甫根据该患者症状，考虑为筋肉痉挛，予芍药甘草汤缓解痉挛疼痛，又因患者足痛时色紫，又加用赤芍活血化瘀而愈。

【举一反三】

芍药甘草汤见于《伤寒论》第 29 条："伤寒脉浮、自汗出、小便数、心烦、微恶寒、脚挛急，反与桂枝，欲攻其表，此误也。得之便厥、咽中干、烦躁吐逆者，作甘草干姜汤与之，以复甘阳。若厥愈足温者，更作芍药甘草汤与之，其脚即伸；若胃气不和谵语者，少与调胃承气汤；若重发汗，复加烧针者，四逆汤主之。"伤寒脉浮，治应发汗，今见自汗出、小便数、心烦，为津液虚于外和内，而呈阳明内结的情况。脚挛急，已是津液虚竭的明证，故此时见微恶寒、脉浮等症，表还未解，亦不可用桂枝汤再攻其表，若与之则重亡津液，出现厥逆、咽中干、烦躁、吐逆，是因津伤激动里饮，故宜用甘草干姜汤缓急逐饮以止烦逆，所谓以复其阳，是指用甘草干姜汤调理胃气以恢复失去的津液。若厥愈足温，再给予芍药甘草汤亦重在和中，津血恢复正常，则脚活动正常。若见胃气不和而谵语证候，这是阳明里热，则用小剂量调胃承气汤，使胃气和则愈。

芍药甘草汤中，芍药、甘草各四两，甘草的用量比较大。芍药甘草汤不只治脚挛急了，也治腹痛，还可以治疗下肢软，所以古人把这个方剂又叫作"去杖汤"，去杖就是拐杖那个杖。因此，芍药甘草汤具有补中益气、生津养血、缓解拘挛的功效，用于人体津血亏虚，脘腹疼痛、四肢挛急疼痛等痛证。

笔者临床上治疗痛证，运用芍药甘草汤机会亦比较多，但单用的机会不多，多在合方中体现，或与其他方子合用，比如四逆散、枳实芍药散、当归芍药散，类似的例子比较多，前面已经举了很多，此不赘述。

案63 女佣右足拘急案

挚友张君挚甫，客居海上。雇有年老女佣一人，方来自原籍浙江黄岩，未越半月，而病已七日矣。其病右足拘急，不能行，行则勉强以跟着地，足尖上向，如躄者然，夜则呼痛达旦，阖家为之勿寐。右足踝骨处又因乘轮擦伤，溃烂不能收口。老媪早年尝有所谓疯气之疾，缠绵三年方愈，自惧此番复发，后顾堪虞，嗒然若丧，哭求归里。挚甫怜之，亟来请诊。余细察之，右胫之皮色较左胫略青。

此有瘀滞也，宜芍药甘草汤以疏之。乃疏：

京赤芍八钱　生甘草四钱

方成，挚甫以为异，亲为煎煮。汤成，老媪不肯服。曰：服之无济也，吾年前之恙略同于此，三年而后已，今安有一药而瘥者？强而后进。

翌日复诊，媪右足已能全部着地，惟溃烂处反觉疼痛。

余即就原方加生甘草二钱，使成六钱。炙乳、没各八分，外用阳和膏及海浮散贴之。

又翌日访之，老媪料理杂务，行走如健时。及见余，欢颜可掬。察之，右胫青色略减，溃处亦不痛矣。

曹颖甫曰　芍药一味，李时珍《本草》所引诸家之说率以为酸寒。历来医家以讹传讹，甚有疑桂枝汤方中不应用芍药。予昔教授于石皮弄中医专校，与马嘉生等向药房取赤白芍亲尝之。白芍味甘微苦，赤芍则甚苦。可见《本经》苦平之解甚为的当。予谓苦者善泄，能通血络之瘀，桂枝汤为解肌药，肌腠为孙络所聚，风袭肌理则血液凝闭而不宣，故必用芍药以通之。然予说但凭理想，今吴生凝轩乃有"芍药活静脉之血"一解，足证予言之不谬。读《伤寒论》者可以释然无疑矣。

又：芍药为痈毒通络之必要，今人之治外证用京赤芍，其明验也。

【独立全解】

该患者初诊时症见：右足拘急，不能行，行则勉强以跟着地，足尖上向，如躄者然，夜则呼痛达旦。右足踝骨处又因乘轮擦伤，溃烂不能收口。右胫之皮色较左胫略青。曹颖甫未记录患者的舌脉及其他症状，笔者考虑该类病症临床常见至少两种情况：

一种情况是湿热下注导致筋肉痉挛疼痛，患者多有口干、舌红、苔白腻或薄黄等症状，可予四逆散合四妙散清热利湿、理气止痛，并加用一味鸡血藤活血通络止痛。

一种情况是寒湿下注所致，患者多有恶寒、舌淡红或淡白、苔薄白或白，可予四逆散合当归四逆汤温化寒湿、理气止痛，亦可加用一味鸡血藤活血通络止痛。若患者恶寒、疼痛明显，可合上桂枝芍药知母汤、麻黄附子细辛汤散寒止痛。

反观姜佐景的治疗经过，姜佐景根据该患者症状，考虑为有瘀滞，并有津液亏虚、筋肉痉挛，故予芍药甘草汤（赤芍、甘草）以缓解痉挛疼痛，服药后媪右足已能全部着地，惟溃烂处反觉疼痛，姜佐景在上方的基础上加用乳香、没药加强活血通络之功，并外用阳和膏及海浮散贴之而愈。

【举一反三】

笔者亦曾治疗一例右侧下肢湿疹疼痛的患者，康某，男，56 岁。初诊日期：2012 年 4 月 21 日。

主诉：右侧下肢湿疹破溃疼痛两周。

患者既往右侧下肢有湿疹病史，两周前，患者因饮食不节加之饮酒，右侧下肢湿疹破溃，有渗出，瘙痒疼痛，影响睡眠，自用外用西药膏能暂时缓解，仍时有瘙痒疼痛，为求中医治疗，前来诊治。刻下症见：右侧下肢瘙痒疼痛，部分湿疹部位破溃渗出，口干，无口苦，腿沉，乏力，纳可，眠可，二便调。舌暗红，苔薄黄腻，脉沉弦滑。

首先患者舌暗红、苔薄黄腻、脉沉滑、口干，考虑为湿热内蕴，而腿沉、乏力、右侧下肢瘙痒疼痛、部分湿疹部位破溃渗出，考虑为湿热下注所致，方选四妙散清热利湿，加一味银花清热凉血，并加用生石膏加强清热力量。

另外，患者湿热下注日久，多有气滞血瘀的病机，脉弦即为明证，故选用四逆散，方中包括有枳实芍药散、芍药甘草汤之意，加重枳实、芍药的量，行气活血，并能缓解痉挛疼痛。

处方：四逆散合四妙散加金银花、生石膏。

柴胡15g，枳实15g，白芍30g，炙甘草15g，苍术10g，黄柏10g，川牛膝15g，生薏苡仁30g，生石膏45g（先煎），金银花30g。7剂，水煎服，日一剂。

忌食烟酒、辛辣、刺激、肥甘、油腻、生冷之品。

另外，因为患者右下肢湿疹，瘙痒渗出明显，加一个清热利湿止痒外洗方：白矾10g，侧柏叶30g，苦参30g，白鲜皮30g，马齿苋30g，地榆30g，防风15g。7剂，外洗，每日2次。

结果：患者服完及外洗7剂后，右下肢瘙痒、渗出消失，破溃处已经愈合了，疼痛亦较明显缓解，腿沉、乏力亦较前好转。上方内服方原方中白芍量加至40g，加一味白鲜皮30g，外洗方不变，各继用7剂，右下肢疼痛消失，已无明显乏力，右侧下肢湿疹亦明显好转，舌质转为淡红，舌苔亦变为薄白，患者自觉无明显不适，暂停服药。

案 64　陈姓胸部闷极案

沈家湾陈姓孩年十四，独生子也。其母爱逾掌珠，一日忽得病，邀余出诊。脉洪大，大热，口干，自汗，右足不得伸屈。口虽渴，终日不欲饮水，胸部闷极如塞，未见痞硬，按之似痛，不胀不硬。大便五日未通。

病属阳明，然"口虽渴，终日不欲饮水，胸部如塞，按之似痛，不胀不硬"，又类悬饮内痛。大便五日未通，上湿下燥，于此可见。且太阳之湿内入胸膈，与阳明内热同病。不攻其湿痰，燥热焉除？于是遂书大陷胸汤与之。

　　制甘遂一钱五分　大黄三钱　芒硝二钱

返寓后，心殊不安。盖以孩提娇嫩之躯，而予猛烈锐利之剂，倘体不胜任，则咎将谁归？且《伤寒论》中之大陷胸汤证，必心下痞硬而自痛。其甚者，或有从心下至少腹硬满而痛不可近为定例。今此证并未见痞硬，不过闷极而塞。况又似小儿积滞之证，并非太阳早下失治所致。

事后追思，深悔孟浪。至翌日黎明，即亲往询问。据其母曰：服后大便畅通，燥屎与痰涎先后俱下，今已安适矣。其余诸恙，均各霍然。乃复书一清热之方以肃余邪。

嗣后余屡用此方治愈胸膈有湿痰、肠胃有热结之证，上下双解，辄收奇效。

曹颖甫曰　太阳之传阳明也，上湿而下燥。燥热上熏，上膈津液悉化黏痰。承气汤能除下燥，不能去上膈之痰。故有按之不硬之结胸，惟大陷胸汤为能彻上下而除之。原不定为误下后救逆之方治也。治病者亦观其通焉可耳。

【独立全解】

该患者初诊时症见：脉洪大，大热，口干，自汗，右足不得伸屈。口虽渴，终日不欲饮水，胸部闷极如塞，未见痞硬，按之似痛，不胀不硬。大便5日未通。

笔者考虑患者脉洪大、大热、口干、自汗、口渴、大便5日未行为里实热之阳明病，而胸部闷极如塞，相当于"胸胁苦满"，考虑为少阳病，故综合辨证为少阳阳明合病，方选大柴胡汤和解少阳、清解阳明里热。此外，患者右足不得伸屈，考虑为里实热导致津液亏虚、筋肉痉挛所致，故合己芍药甘草汤缓解肌肉痉挛。

反观曹颖甫的治疗经过，曹颖甫根据该患者脉洪大、大热、口干、自汗、右足不得伸屈、口虽渴、终日不欲饮水、胸部闷极如塞、大便5日未通，考虑为水热互结重证之阳明病，予大陷胸汤而解。

笔者独立解析后发现与曹颖甫先生的辨证有别，发现自己居然忽略了患者"口虽渴、终日不欲饮水"一证，此谓水饮内停，津液不能上承而致。再结合脉洪大、口大渴之实热证，可辨别为水热互结证，而不是单纯的里实热证。笔者从此案可以看出曹颖甫先生的辨证精确，而笔者则深悔孟浪！

大陷胸汤方中甘遂苦寒，为下水峻药，使结于上的水和热从大小便而去。芒硝泄热软坚，大黄泄热破结，二味协甘遂泄热和消除心腹部满痛。甘遂攻水峻猛，与硝、黄为伍则攻下更猛，但热实结胸者，又非此不治。即本方治疗阳明里热并与水结于胃上胸胁者。

该方中之甘遂因是剧毒药，目前在一般的医院及药店都买不到了，还有就是因为现在医患关系比较紧张，用方时尽量要避开这些大毒之品。

案65　袁茂荣跨马疽案

有名袁茂荣者，南京人，年四十四，以卖面为业，其面摊即设上海民国路方浜桥顺泰当铺前人行道旁。体素健，今年六月间忽病，缠绵床笫者达一月之久，更医已屡，迄未得效。胸闷异常，不能食，两旬不得大便，一身肌肉尽削，神疲不能起床。半月前，胯间又起跨马疽，红肿疼痛，不能转侧，至是有如千斤重量负系其间。自问病笃，无可为已。曰：有能与我峻剂剧药者，虽死无怨也！按脉察证：

袁茂荣，六月十九日。病延一月，不饥不食，小便多而黄，大便阙，但转矢气，脉形似和。

此易耳。不能食者，湿痰阻于上膈也；不大便者，燥矢结于大肠也。湿痰阻于上者，我有甘遂以逐之；燥矢结于下者，我有硝黄以扫之。一剂之后，大功可期，勿虑也。

径用大陷胸汤，但嘱服初煎一次已足。

脏无他病，下之当愈，上膈有湿痰，宜大陷胸汤。

生川军五钱，后入制甘遂二钱，先煎元明粉三钱，冲。

茂荣以经营为生，性甚敏悟，虽不明医理，顾知此为剧药，必难下咽。因俟药汁稍凉，闭目凝睫，满欲一口而尽饮之。但药汁气味过烈，勉啜二口，辄不能续进，余其小半而罢。服后，呕出浓痰，且觉药力直趋腹部，振荡有声，腹痛随作，欲大便者三四次。卒无所下。至夜三鼓，腹痛更剧，乃下燥矢五六枚，随以溏粪。

翌早，茂荣一觉醒来，方入妙境。向之胸闷如窒者，今则渐趋清

197

明；昨之腹痛如绞者，今则忽转敉平。而胯间之疽亦崩溃而脓出，重痛大除，盖内证愈而外疽无所附丽也。于是思食，能进粥一碗，喜悦之情无以复加。盖其与粥饭绝缘者，已一月有余，不意得重逢时也。后溃疽由西医调治十日，即告收功。

曹颖甫曰 世人读仲景书，但知太阳误下成结胸，乃有大陷胸汤证，而不知未经误下，实亦有结胸一证，而宜大陷胸汤者。夫伤寒六七日，热实，脉沉紧，心下痛，按之石硬；及伤寒十余日，热结在里，无大热，此为水结在胸胁。二条皆示人以未经误下之结胸，读者自不察耳。予谓太阳传阳明之候，上湿而下燥，苟肠中燥火太重，上膈津液化为黏痰，结胸之病根已具，原不待按之石硬，然后定为结胸证。即水结在胸胁，胸中但见痞闷，而不觉痛者，何尝非结胸证也？

【独立全解】

该患者胸闷异常、不能食、两旬不得大便、一身肌肉尽削、神疲不能起床、小便多而黄，脉形似和，笔者考虑患者胸闷异常相当于"胸胁苦满"，辨证为少阳病，而不能食、两旬不得大便、小便多而黄考虑为阳明病，综合辨证为少阳阳明合病，方选大柴胡汤和解少阳、清解阳明里热。

反观曹颖甫的治疗经过，曹氏认为："不能食者，湿痰阻于上膈也；不大便者，燥矢结于大肠也。湿痰阻于上者，我有甘遂以逐之；燥矢结于下者，我有硝黄以扫之。径用大陷胸汤。"曹氏又曰："上湿而下燥，苟肠中燥火太重，上膈津液化为黏痰，结胸之病根已具，原不待按之石硬，然后定为结胸证。即水结在胸胁，胸中但见痞闷，而不觉痛者，何尝非结胸证也？"

因笔者对十枣汤、大陷胸汤证这两个包含剧毒药物的方剂从未用过，故未考虑本案的水热互结之可能。

案 66　罗夫人大便下血案

罗夫人，七月二十三日。腹满胀，转矢气则稍平，夜不安寐。大便行，则血随之而下。脉弦，大便硬。

以症状论，有似脾虚不能统血。然大便硬，则决非脾脏之虚，以脾虚者便必溏也。脉弦，宜桃仁承气汤。

桃仁泥三钱　生川军二钱（后下）　川桂枝三钱　生草一钱　芒硝钱半（冲）

病者服二剂后，大便畅而血止矣。

【独立全解】

该患者初诊时症见：腹满胀，转矢气则稍平，夜不安寐。大便行，则血随之而下。脉弦，大便硬。患者大便硬、腹微胀、脉弦，考虑为少阳阳明合病，方选大柴胡汤。

此外，患者大便行则血随之而下，考虑大肠有出血可能，其原因为里实热导致热迫血行，治疗上只需清热通腑即可，热清则血自止。

但有一点需要注意，出血一症往往会有瘀血形成，所以治疗上除了清热之外，还应适当加用一些活血药物，所以这个患者可以合上桂枝茯苓丸或桃核承气汤。若患者有口干渴、舌红等里热较重时，可以加上生石膏加强清热之功。

反观曹颖甫的治疗经过，曹颖甫根据患者症状，辨证为里实热夹有瘀血之证，予桃核承气汤清热通腑、活血祛瘀，病者服二剂后，大便畅而血止矣。

【举一反三】

桃核承气汤见于《伤寒论》第 106 条："太阳病不解，热结膀胱，其人如狂，血自下，下者愈，其外不解者，尚未可攻，当先解其外。外解已，但少腹急结者，乃可攻之，宜桃核承气汤。"该方的本质是调胃承气汤加桂枝、桃仁而成，临床上治疗阳明里实热夹有瘀血者可加减运用。该方从舌象上分析：实热在里，舌质多为淡红或红舌，舌面多干，瘀血内停，舌质多偏暗，或有瘀斑、瘀点，瘀热内阻，舌质多为暗红或紫红，舌质或有瘀斑或瘀点，苔薄黄或黄燥，其他症状可见腹部刺痛，少腹刺痛，甚至如狂，甚则烦躁谵语易怒，或夜间低热，大便干或略干，小便调，或瘀血闭经、痛经，脉沉实而涩，重按有力，可以用桃核承气汤。若患者有口干苦、脉弦滑有力之少阳病，可合上大柴胡汤；若患者里热明显还可以加上生石膏加强清热之功。

笔者曾治疗一例胆囊炎的患者，张某，男，31 岁。初诊日期：2011 年 5 月 23 日。

主诉：右侧胁肋部疼痛 3 天。

3 天前，患者与朋友饮酒、进食辛辣刺激食物后出现右侧胁肋部疼痛，偶有恶心、呕吐，无发热，自服止痛药疗效欠佳。患者拒绝进医院检查治疗，前来要求中医诊治。刻下症见：右侧胁肋部隐痛，胃脘部堵塞感，纳差，时有恶心，口干口苦，渴欲饮水，无呕吐，无头痛、头晕，眠差，大便干，3 日未行，小便色黄。舌暗红，苔白腻，脉沉弦滑有力。查体：墨菲征（＋）。

从患者的症状及体征分析，患者急性胆囊炎的可能性比较大，同时亦不能排除有胰腺炎的可能，因患者为笔者的朋友，执意要求中医一试。笔者对于这样的病例亦没有十全的把握，而且还容易耽误患者的病情，因此，笔者再三叮嘱患者：我只给你开 3 剂药，假如疼痛缓解了，就再买 3 剂药继续服用，假如疼痛不能缓解，应立即进医院急诊治疗，患者表示同意。

患者右侧胁肋部隐痛相当于"胸胁苦满"，胃脘部堵塞感、纳差，相当于"心下急"，时有恶心，相当于"呕不止"，因此患者右侧胁肋部隐痛、胃脘部堵塞感、纳差、时有恶心、口干口苦、渴欲饮水、大便干、小便色黄、苔白腻、脉沉弦滑有力，考虑为少阳阳明合病之大柴胡汤证。

因患者口干、渴欲饮水明显，加用一味生石膏加强清热力量；因患者大便偏干，加一味芒硝加强清热通腑之功。患者右侧胁肋部隐痛、舌暗红，考虑有瘀血内停的，合用桂枝茯苓丸活血祛瘀止痛；因患者疼痛明显，加重白芍用量，同时加用一味炙甘草，取芍药甘草汤缓解痉挛疼痛的功效。

处方：大柴胡汤合桂枝茯苓丸加生石膏、芒硝。

柴胡 18g，黄芩 10g，半夏 10g，枳实 15g，白芍 40g，生大黄 10g，大枣 10g，炙甘草 10g，生姜 10g，芒硝 5g，桂枝 10g，茯苓 30g，桃仁 15g，丹皮 15g，生石膏 45g（先煎）。3 剂，水煎服，日一剂。

忌食烟酒、辛辣、刺激、肥甘、油腻、生冷之品。

结果：患者服完 3 剂后，大便已通，右侧胁肋部疼痛亦大减，胃脘部堵塞感亦明显缓解，能进食，恶心消失。患者继服上方 3 剂，患者右侧胁肋部隐痛、胃脘部堵塞感消失，已能正常饮食，二便调，眠可，无明显不适，病告痊愈。

该患者当时的处方中虽然没有提到桃核承气汤，但组方中已包含有桃核承气汤之意，因此，临床上不一定拘泥于用哪个方，但其中的病机与症状须与所选的方证对应，即"有是证用是方""有是机用是方"，才能有效。

案67　沈姓发狂案

住毛家衖鸿兴里门人沈石顽之妹，年未二十，体颇羸弱。一日出外市物，骤受惊吓，归即发狂，逢人乱殴，力大无穷。石顽亦被击伤腰部，因不能起。数日后，乃邀余诊。病已七八日矣，狂仍如故。石顽扶伤出见。问之，方知病者经事二月未行。遂乘睡入室诊察，脉沉紧，少腹似胀。

因出谓石顽曰：此蓄血证也，下之可愈。遂疏桃核承气汤与之。

桃仁一两　生军五钱　芒硝二钱　炙甘草二钱　桂枝二钱　枳实三钱

翌日问之，知服后下黑血甚多，狂止，体亦不疲，且能啜粥，见人羞避不出。乃书一善后之方与之，不复再诊。

姜佐景按　狂止体不疲者，以病者体弱不甚，而药复适中病也。即使病者体气过虚，或药量过剂，致下后疲惫者，不妨用补剂以调之。病家至此，慎勿惊惶，反令医者不克竟其技也。

【独立全解】

该患者为一年轻女性，因受惊吓后出现发狂、经事二月未行，少腹似胀、脉沉紧。曹颖甫未记录患者的舌象及其他症状，笔者考虑患者受惊吓等精神刺激后往往会影响到月经，导致闭经，进而形成下焦蓄血证。瘀血内停，化热上冲，上扰心神，出现发狂、神经错乱等类似于精神分裂症。

假如患者有闭经，则可予四逆散合抵当汤（笔者对于下焦蓄血证，常在活血祛瘀的基础上加用四逆散以行气散瘀）。假如患者月经正常，可予大柴胡汤合桂枝茯苓丸，或四逆散合桃核承气汤治疗。对于精神症状比较明显的患者，可在上方的基础上加生龙骨、生牡蛎以镇惊安神。

反观曹颖甫的治疗经过，曹颖甫根据该患者发狂、经事二月未行，少腹似胀、脉沉紧，辨证为阳明里热夹有瘀血，伴或不伴其他实热证，如口干、口渴、腹胀满、大便干、舌暗红等症状，予用桃核承气汤，清热通腑、祛瘀下血。

笔者在临床上经常见到一些年轻女性，常常因为考试失利、失恋、遭人批评、工作压力大、情绪失控等精神刺激，直接会导致闭经，血蓄下焦，进而会出现一些精神症状，比如抑郁、精神狂躁等表现，这时应尽快把下焦之蓄血祛除，精神症状亦可随之缓解。

案68　曹姓鼻衄案

曹右，住林荫路。

初诊：十月二十二日。经事六七月不来，鼻衄时作，腹中有块，却不拒按。阙上痛，周身骨节烘热而咳，体实。

曹右约三十余岁，面目黧黑，一望而知为劳苦之妇人也。妇诉其苦，备如案述。干咳不得痰，其块在少腹之左，久据不移，腹中痛，却喜按。

所以然者，鼻衄宣泄于上故也。此病欲作干血，以其体实，宜桃核承气汤加味，上者下之也。

川桂枝二钱　制川军三钱　枳实二钱　桃仁泥四钱　生甘草钱半牛膝二钱　全当归二钱　大白芍二钱

姜佐景按　假令腹中有块而拒按，此为本汤的证，绝无可疑者。今却喜按，则本汤之中否，实须细考。余以其鼻衄之宣泄为亡血家，法当导之使下，乃径与本方，盖处方之前，未尝不踌躇审顾也！

桃核承气汤亦余所惯用而得效之方也。广益中医院中，每多藜藿之妇女，经停腹痛而乞诊。其甚者更见鼻衄或吐血，所谓倒经是也。余苟察其非孕，悉以本方加减投之，必下黑污之物而愈，本案特其一例耳。

二诊：十月二十三日。骨节烘热已减，咳嗽亦除，癥块已能移动，不如向之占据一方矣。服药半日，见效如此，非经方孰能致之？服药半日云者，盖妇于昨日下午五时服药，迄今日下午五时，方为一日，而今日上午九时妇即来二诊故也。妇谓其块自原处略向上中方向移动，大便畅而未察其色。咳与烘热均减，而夜寐以安。

夫不治其咳而咳瘥，不治其骨蒸而骨蒸减者，何也？所谓治病必求其本，今主病去，而客病随除也。

川桂枝三钱　枳实三钱　当归三钱　制川军四钱　牛膝三钱　白芍三钱　桃仁四钱　甘草三钱

三日，妇未来。四日，续来，曰：服二诊方后，饭量增，体随舒快，其块更向上中方向移动，渐在腹之中道矣。

【独立全解】

该患者初诊时症见：劳苦之妇人，面目黧黑，体实。经事六七月不来，鼻衄时作，腹中有块，却不拒按。其块在少腹之左，久据不移，腹中痛，却喜按。阙上痛，周身骨节烘热而咳，干咳不得痰。

笔者考虑患者当有下焦蓄血证，但患者"腹中有块，却不拒按""腹中痛，却喜按"，却又是典型的虚证表现，和血瘀实证有所冲突。思索良久，笔者悟到：患者下焦蓄血病程日久，"瘀血不去，新血不生"，导致了虚证——血虚证。虽然虚实错杂，但血瘀乃是关键。

另外，患者阙上痛、周身骨节烘热而咳、干咳不得痰，又是什么病机所引起的呢？

笔者考虑为瘀血内停日久化热上冲头、骨节、肺等部位所致。

综合而论，方当用抵当汤，急下瘀血。因患者病程日久，且腹痛明显，笔者考虑单用抵当汤恐药少祛瘀之力较弱（抵当汤中的虻虫多无供货，实际上抵当汤能用的药只有水蛭、桃仁、大黄），可合上四逆散、桂枝茯苓丸，加强祛瘀之功。

或有人问，为何要用四逆散？鉴于气与血之密切关系，笔者认为，临床上对于病程日久的瘀血内停的腹痛，血瘀往往会影响到气机的正常运行而形成气滞，故笔者多考虑有气滞的一面，常在祛瘀的基础上加用四逆散理气活血祛瘀。

205

　　或许还有人会问：患者既有下焦蓄血，又有血虚，能用抵当汤吗？因患者血虚是由于血瘀导致的，且患者病程日久，这时必须用抵当汤急下瘀血，"釜底抽薪"，沉痼之瘀血一祛，则新血自生。若患者血虚明显，体质较弱，初次就诊时，亦可以先用大柴胡汤合桂枝茯苓丸，不效者可直接用抵当汤。

　　反观姜佐景的治疗经过，姜佐景根据该患者经事六七月不来、鼻衄时作、腹中有块、腹中痛、面目黧黑、阙上痛，考虑为瘀血内停，且周身骨节烘热而咳，考虑里实热，综合辨证为里实热夹有瘀血，予桃核承气汤。因患者腹中痛，却喜按，考虑有血虚的可能，故在前方的基础上加用当归、牛膝以补血。同理，患者除了上述症状外，还可能有里实热证，如口干、口渴、腹胀满、大便干、舌暗红等症状，读者须明确。

案 69 周姓经事三月未行案

余尝诊一周姓少女，住小南门，年约十八九，经事三月未行，面色萎黄，少腹微胀。

证似干血劳初起。因嘱其吞服大黄䗪虫丸，每服三钱，日三次，尽月可愈。自是之后，遂不复来，意其瘥矣。越三月，忽一中年妇人扶一女子来请医。顾视此女，面颊以下几瘦不成人，背驼腹胀，两手自按，呻吟不绝。余怪而问之：病已至此，何不早治？妇泣而告曰：此吾女也，三月之前，曾就诊于先生，先生令服丸药，今腹胀加，四肢日削，背骨突出，经仍不行，故再求诊。余闻而骇然，深悔前药之误。然病已奄奄，尤不能不一尽心力。第察其情状，皮骨仅存，少腹胀硬，重按痛益甚。

此瘀积内结，不攻其瘀，病焉能除？又虑其元气已伤，恐不胜攻，思先补之。然补能恋邪，尤为不可。于是决以抵当汤予之。

虻虫一钱　水蛭一钱　大黄五钱　桃仁五十粒

明日母女复偕来，知女下黑瘀甚多，胀减痛平，惟脉虚甚。

不宜再下，乃以生地、黄芪、当归、潞党、川芎、白芍、陈皮、茺蔚子，活血行气，导其瘀积。一剂之后，遂不复来。后六年，值于途，已生子，年四五岁矣。

【独立全解】

患者症见：经事6月未行，面颊以下几瘦不成人，背驼，四肢日削，背骨突出，腹（少腹）胀，两手自按，呻吟不绝，皮骨仅存，少腹胀硬，重按痛

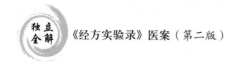

益甚。

笔者根据患者停经 6 月、少腹胀硬、重按痛益甚，考虑为下焦蓄血证，方选抵当汤攻下瘀血，并合用四逆散加强理气祛瘀之功。有时用抵当汤几剂即可见效，而有些瘀血比较顽固的患者需要守方多服用几剂方可取效。

反观曹颖甫的治疗经过，曹颖甫根据该患者初诊时的症状：经事 6 月未行，面色萎黄，少腹微胀，证似干血劳初起，为血瘀证，因嘱其吞服大黄 虫丸，尽月可愈。

笔者分析，大黄 虫丸乃是以祛瘀血为主，攻补兼施的方剂，按理说，用此方比径用猛攻之法为妥。但事实却证明此思路有误。

虽然曹颖甫解释过自己当初的思路，"此瘀积内结，不攻其瘀，病焉能除？又虑其元气已伤，恐不胜攻，思先补之。"但笔者仍不能很好地解释曹颖甫初诊到底错在何处。恭候学高之士赐教耳！

【举一反三】

抵当汤中水蛭、虻虫均为强有力的祛瘀药，合于桃仁、大黄，故治较顽固的瘀血证而大便干者，若大便调，瘀血较重时，亦可运用，只需减少生大黄的用量或用酒大黄，既可以清热，又可以活血祛瘀。

临床上常见的瘀血重症，包括妇女闭经、急慢性盆腔炎、痛经、子宫肌瘤、下焦蓄血、妇科肿瘤以及肿瘤放化疗后出现的瘀血证，有时候并不一定见到少腹满而硬痛、按之腹中有硬块，有时仅是腹部隐痛不适或没有腹部疼痛症状，在正气尚不虚的情况下，均可加减运用，中病即止。有时还常用于以神志失常为特征的疾病如脑外伤、精神分裂症等。因目前药房中大多不备有虻虫，故笔者常用大黄、桃仁、水蛭、土元代替抵当汤。

笔者曾治疗一例闭经的患者，刘某，女，29 岁。初诊日期：2010 年 5 月9 日。

主诉：闭经 5 月。

5 月前，患者无明显诱因出现闭经，偶有少腹部不适，患者曾就诊于某医院妇科，经各项检查均未见明显器质性病变，曾就诊于某中医院妇科，服用桂枝茯苓丸及活血化瘀调经中药汤剂，月经均未至。患者已结婚 3 年，至今未怀孕。患者经人介绍前来诊治。刻下症见：口干，晨起偶有口苦，月经已 5 月未至，左侧少腹隐痛，纳可，眠可，大便略干，2 日一行。舌红，苔白，脉弦滑有力。

首先患者月经 5 月未至、左侧少腹隐痛，考虑有下焦瘀血，这种瘀血还不是一般的瘀血，而是比较顽固胶结之瘀血，故首选抵当汤活血逐瘀。

心想患者这种比较顽固的瘀血应该不会是这几个月形成的，应该是很早以前就有蓄血的表现，只不过没有发现而已。于是我就追问患者以前的月经史如何，患者诉：从小即喜欢吃冷饮，早在十四五岁月经来的时候，亦照样饮食生冷，还有在下雪天穿着裙子，吃着冰激凌，以至于患者到二十几岁的时候每次月经来的时候都痛，颜色比较黑，还有大量的血块。经过患者的陈述，笔者明确了患者早在十余年前就有不良的生活方式及饮食习惯，也就很早就已经形成了瘀血，又经过多年的发展，才形成了今天顽固的瘀血，于是笔者就更加坚定了患者为抵当汤证。同时加用丹皮加强活血通络之功。

另外，患者口干、晨起口苦、大便略干，脉弦滑有力，考虑为少阳阳明合病，方选大柴胡汤和解少阳、通腑泄热。

处方：大柴胡汤合抵当汤。

柴胡 18g，黄芩 10g，生大黄 5g，枳实 15g，白芍 30g，半夏 10g，大枣 10g，生姜 10g，水蛭 6g，土元 6g，桃仁 15，丹皮 15g。7 剂，水煎服，日一剂。

忌食烟酒、辛辣、刺激、肥甘、油腻、生冷之品。

二诊：2010 年 5 月 16 日。患者诉服完 7 剂后，大便通畅，每日 2 次，左侧少腹隐痛、口干较前明显好转，但月经还是未至。

当时想患者服上方后除了"月经未至"外，其他症状均较前改善，应该思路不错，可能是抵当汤的药力不够，继续用原方治疗，水蛭、土元的用量各加至 10g，桃仁用量加至 20g。继服 7 剂，月经还是未至。

当时我也确实没有十全的把握一定能让月经来，但是我从心里感觉到辨证无误，可能还是药力不够所致。这时患者并没有丝毫的着急，对我还是非常信任，这点无论对患者还是对笔者都是非常重要的。到第三次处方时，我把水蛭、土元的用量各加至 15g，桃仁用量加至 30g，继服 7 剂。

结果患者服至第三剂时，月经即来了，当时排出了很多黑色血块儿，并伴随有一过性的腹痛。患者打电话问：还用不用继续把药物服完？笔者坚持让患者继续服用，继续把瘀血多排出一些。

自从那一次以后，笔者以柴胡剂合桂枝茯苓丸、当归芍药散、四逆散、逍遥散等，调理了 3 个月，月经周期及月经量基本正常，至 2010 年 8 月 25 日查尿 HCG 为阳性，后来在医院证实了怀孕，并于 2011 年 5 月 3 日顺产了一个女孩，母女平安。

案 70　少腹胀痛案

某年，余诊一红十会某姓男子，少腹胀痛，小便清长，且目不识物。

论证确为蓄血，而心窃疑之。蓄血一证，见于女子者伙矣，男子患者甚鲜。

乃姑投以桃核承气汤，服后片时，即下黑粪，而病证如故。再投二剂，加重其量，病又依然，心更惊奇。因思此证若非蓄血，服下药三剂，亦宜变成坏病。若果属是证，何以不见少瘥，此必药轻病重之故也。

时门人章次公在侧，曰：与抵当丸何如？余曰：考其证，非轻剂可瘥，乃决以抵当汤下之。服后，黑粪挟宿血齐下。更进一剂，病者即能伏榻静卧，腹胀平，痛亦安。知药已中病，仍以前方减轻其量，计蛀虫二钱、水蛭钱半、桃仁五钱、川军五钱。后复减至蛀虫、水蛭各四分，桃仁、川军各钱半。由章次公调理而愈。后更询诸病者，盖尝因劳力负重，致血凝而结成蓄血证也。

【独立全解】

该患者为男子，负重劳力后症见：少腹胀痛，小便清长，且目不识物。该患者少腹胀痛，病位在少腹，可排除胃肠疾患，我们从《伤寒论》中知道，少腹部位特殊，多为瘀血停聚之处，故首先考虑为瘀血内停即下焦蓄血的可能。这时还要结合患者的其他症状佐证，通过病史我们知道该患者由于负重劳力后出现了少腹胀痛，多考虑有负重损伤血络致内在出血，由于重力作用下降至少腹部位，另外，患者小便利即小便清长，通过《伤寒论》原文中的蓄血证与蓄水证的鉴别可以鉴别。如《伤寒论》第 124 条、125 条、126 条，不复赘述。

　　故考虑患者为瘀血内停证，可予桂枝茯苓丸活血祛瘀，假如瘀血不去的话，还可以考虑予下瘀血汤或抵当汤。因患者少腹胀痛，可合上四逆散。假如大便偏干，亦可合上大柴胡汤。

　　反观曹颖甫的治疗经过，曹颖甫根据患者少腹胀痛、小便清长、且目不识物，考虑为下焦蓄血，先用桃核承气汤，能下黑粪，但病证如故，曹颖甫考虑患者瘀血较重，非轻剂可瘳，乃决以抵当汤下之。服后，患者黑粪夹宿血齐下。更进一剂，病者即能伏榻静卧，腹胀平，痛亦安。

　　抵当汤能破除顽固胶结之瘀血，无论男女老幼，只要与本方证吻合，均可运用。

案71　经停十月案

　　丁卯新秋，无锡华宗海之母经停十月，腹不甚大而胀。始由丁医用疏气行血药，即不觉胀满。饮食如常人。经西医考验，则谓腹中有胎，为腐败之物压住，不得长大，欲攻而去之，势必伤胎。宗海邀余赴锡诊之，脉涩不滑。

　　脉涩不滑，不类妊娠。当晚与丁医商进桃核承气汤，晨起下白物如胶痰。更进抵当汤，下白物更多。胀满悉除，而腹忽大。月余，生一女，母子俱安。孙子云：置之死地而后生，岂其然乎？

　　曹颖甫曰　《金匮·妊娠篇》："宿有癥病，当下其癥，桂枝茯苓丸主之。"方中丹皮、桃仁、芍药极破血攻瘀之能事。丹皮、桃仁为大黄牡丹汤治肠痈之峻药，芍药为痈毒通络之必要，今人之治外证用京赤芍，其明验也。桂枝合芍药能扶统血之脾阳，而疏其瘀结。观太阳病用桂芍解肌，非以脾主肌肉乎；用茯苓者，要不过去湿和脾耳。然方治平近，远不如桃核承气、抵当丸之有力。然当时非经西医之考验，及丁医用破血药之有效，亦断然不敢用此。而竟以此奏效，其亦"有故无殒，亦无殒也"之义乎？

【独立全解】

　　该患者初诊时症见：经停十月，腹不甚大而胀。始由丁医用疏气行血药，即不觉胀满。饮食如常人。经西医考验，则谓腹中有胎，为腐败之物压住，不得长大，欲攻而去之，势必伤胎。宗海邀曹颖甫先生赴锡诊之，脉涩不滑。

笔者考虑患者停经、脉涩为瘀血内停的表现，方选桂枝茯苓丸活血祛瘀；另外，患者腹胀考虑为气滞之证，可合上四逆散。

有人说，患者腹胀是否为厚朴证？厚朴多用于胃肠的气滞证，那么，此患者的"腹不甚大而胀"的腹，是腹部的什么具体位置呢？根据患者为停经所致，故可推测患者的腹胀为少腹部位，多为瘀血所致，临床上多为四逆散证，笔者前面已经提到，此不复赘述。

反观曹颖甫的治疗经过，根据该患者经停十月、腹不甚大而胀，考虑为瘀血内停，但还不是非常确定。后与丁医商后予桃核承气汤，晨起下白物如胶痰，用破血药有效说明患者瘀血内停无疑，故曹颖甫更进抵当汤，下白物更多，胀满悉除，而腹忽大，月余，生一女，母子俱安。

笔者体会到，临床上对于伴有腹胀满的瘀血内停证，大便干或调，可以合上四逆散或大柴胡汤。

案72 经停九月案

常熟鹿苑钱钦伯之妻，经停九月，腹中有块攻痛，自知非孕。医予三棱、莪术多剂，未应。当延陈葆厚先生（编者按：陈葆厚乃曹颖甫先生之姻丈也）诊。

先生曰：三棱、莪术仅能治血结之初起者，及其已结，则力不胜矣。吾有药能治之。顾药有反响，受者幸勿骂我也。主人诺。

当予抵当丸三钱，开水送下。入夜，病者在床上反复爬行，腹痛不堪，果大骂医者不已。天将旦，随大便下污物甚多，其色黄白红夹杂不一，痛乃大除。次日复诊，陈先生诘曰：昨夜骂我否？主人不能隐，具以情告。乃予加味四物汤调理而瘥。

曹颖甫曰 痰饮证之有十枣汤，蓄血证之有抵当汤丸，皆能斩关夺隘，起死回生。近时岐黄家往往畏其猛峻而不敢用，即偶有用之者，亦必力为阻止，不知其是何居心也。

【独立全解】

该患者初诊时症见：经停九月，腹中有块攻痛，自知非孕，医家并未记录舌面及其他症状，笔者但从这两个症状即可判断该患者为下焦蓄血证，因病程日久，瘀血停滞较重，故考虑予抵当汤；因患者腹痛明显，可合上桂枝茯苓丸，加强活血化瘀之功，并加重白芍的用量；亦可合上四逆散加强理气化瘀之功；假如患者大便偏干，亦可合上大柴胡汤。

反观本案陈葆厚先生的治疗经过，该患者经停九月、腹中有块攻痛、自知非孕，前医亦考虑为瘀血内停，予三棱、莪术多剂无效。陈葆厚考虑患者为瘀血已结，而"三棱、莪术仅能治血结之初起者，及其已结，则力不胜矣"。后与抵当汤而愈。曹颖甫谓抵当汤为"斩关夺隘、起死回生"之剂，确实肺腑之言矣！

案 73 米姓夜不安寐案

米右，住方浜路肇方弄十四号。高年七十有八，而体气壮实，利下重，两脉大，苔黄，夜不安寐。

宜白头翁汤为主方。

白头翁三钱　秦皮三钱　川连五分　黄柏三钱　生川军三钱（后下）　枳实一钱　桃仁泥三钱　芒硝二钱（另冲）

老妇服此之后，得快利，得安寐。

姜佐景按　夫肠中热而有燥矢者，此为实热，宜承气汤；

肠中热而无燥矢者，此为虚热（在比较上言，犹言空虚之意），宜白头翁汤。

胃里有实邪者，宜吐法，用瓜蒂散；

胃里有虚热（亦在比较上言）者，宜清法，用白虎汤。

故胃之有白虎，无异肠之有白头翁；肠之有承气，无异胃之有瓜蒂。然而胃患虚热时多，患实邪时少；肠患实热时多，患虚热时少。仲圣取其多者常者为法，故立白虎、承气为阳明正治，而以瓜蒂、白头翁为阳明辅治。若问肠何以患实时多，胃何以患虚时多？曰：胃居肠上，肠生胃下，上者可以传之下，下者莫能还之上也。经旨点穿，令人微笑。

【独立全解】

该患者为一老年男性（78 岁），初诊时症见：体气壮实，利下重，两脉大，苔黄，夜不安寐。考虑为里湿热下注大肠之阳明病，因患者下利重，考虑为里急后重证，相当于现在的"痢疾"。考虑予白头翁汤清热燥湿、涩肠止痢。

若患者舌红绛，考虑里热加重，可加上生石膏加强清热之功。

若患者腹痛、腹胀，可合上大柴胡汤清热通腑、理气止痛，这时白芍的量可以大一些，可用至 40～50g。

反观曹颖甫的治疗经过，曹颖甫根据该患者利下重、夜不安寐、苔黄、两脉大，考虑为里实热之阳明病，予白头翁汤清热利湿以止痢，同时加芒硝、生大黄、枳实清热理气通腑而愈。

【举一反三】

白头翁汤见于《伤寒论》第 371 条："热利下重者，白头翁汤主之。"《伤寒论》373 条："下利欲饮水者，以有热故也，白头翁汤主之。"方中白头翁、黄连、黄柏、秦皮四种药物均属苦寒收敛药而有除热烦、止下利等作用，白头翁更能逐血止痛，合以为方，故治热利下重、心烦腹痛而便脓血者。

若患者兼有口干苦、胸胁苦满、脉弦滑，可以合上小柴胡汤。

口干、口渴明显时，可以加生石膏加强清热之力。

若里急后重，且后重滞下者，为阳明里实，宜加大黄。

案 74　陈姓咯血案

陈姓始病咯血，其色紫黑，经西医用止血针，血遂中止。翌日病者腹满，困顿日甚，延至半月，大便不行。始用蜜导不行，用灌肠法，又不行。复用一切通大便之西药，终不行。或告陈曰：同乡周某，良医也。陈喜，使人延周，时不大便已一月矣，脉无病。

周至，察其脉无病，病独在肠。乃令病家觅得猪胆，倾于盂，调以醋，借西医灌肠器以灌之。甫灌入，转矢气不绝。不逾时，而大便出。凡三寸许，掷于地，有声，击以石，不稍损。乃浸以清水，半日许，盂水尽赤。乃知向日所吐之血，本为瘀血，因西医用针止住，反下结大肠，而为病也。越七日，又不大便，复用前法，下燥矢数枚，皆三寸许，病乃告瘥。

曹颖甫曰　门人张永年述其戚陈姓一证，四明医家周某用猪胆汁导法奏效，可备参究。予于此悟蜜煎导法惟证情较轻者宜之，土瓜根又不易得，惟猪胆汁随时随地皆有。近世医家弃良方而不用，为可惜也。

姜佐景按　本案见《伤寒发微》，以其可备一格，故特转录于此。凡大便多日未行，甚且在十日以上，又不下利清水者，是盖燥矢结于直肠部分。矢与肠壁黏合甚切，故愈结愈不能下。此时倘用硝黄以治之，不惟鞭长莫及，抑将徒损胃气，伐其无辜，此导法之所由作也。蜜煎导法为轻，但能用之合度，亦每克奏肤功。

【独立全解】

该患者始病咯血，其色紫黑，经西医用止血针，血遂中止。翌日病者腹满，困顿日甚，延至半月，大便不行。始用蜜导不行，用灌肠法，又不行。复用一切通大便之西药，终不行。时不大便已一月矣，脉无病。

该患者曾病咯血而色紫黑，大便不通，腹胀满，兼有困顿，考虑患者为瘀血停滞大肠形成实结证，可予麻子仁丸通腑清热，养阴生津，并加用桃仁加强活血化瘀作用。

反观周氏医家的治疗经过，考虑该患者先是咳血、血紫黑，西医用止血药，导致瘀血内阻于肠道而致大便干，腹满，困顿日甚，因前医用蜜导、灌肠法及西医通便药均无效，恐因患者里热大便不通而体质虚弱不宜攻下，故以猪胆汁调醋灌肠以通便。

大猪胆汁汤见于《伤寒论》第233条："阳明病，自汗出，若发汗，小便自利者，此为津液内竭，虽硬不可攻之，当须自欲大便，宜蜜煎导而通之。若土瓜根及大猪胆汁，皆可为导。"阳明病本自汗出，即便微恶寒而表未解，亦宜桂枝汤微发汗治疗。若复以麻黄汤发其汗，则益使津液亡失。汗出多者，小便当少，今反自利，此为津液内竭，胃中干，故令大便硬，此与热盛于里的燥结不同，大便虽硬，亦不可攻之，当须使其自欲大便，宜蜜煎导而通之。余如土瓜根亦可为导。如里热明显者，可用大猪胆汁导之。猪胆汁，苦寒，清热解毒。法醋亦酸苦，《本草拾遗》谓："破血运，除癥块坚积，消食，杀恶毒，破结气。"两者合之灌肠，不仅通便，尚能清热解毒，实为外治良方。该方适用于里热大便不通而不宜攻下者。

案 75　徐姓不寐案

徐左，能食，夜卧则汗出，不寐，脉大，大便难。

此为脾约。脾约麻仁丸一两。作三服开水送下

姜佐景按　本方以麻子仁为君，凡仁中皆有油质，功能润下，故借之以通便，施于虚弱体质之不胜攻伐者允宜。

【独立全解】

该患者初诊时症见：能食，夜卧则汗出，不寐，脉大，大便难。但从上述症状中，并不能非常确定该患者是实证还是虚证。

因为患者脉大有实证和虚证的区别，若脉大而实，重按有力，则考虑为阳明腑实证，可予承气汤类；若患者脉大而虚，重按无力，则考虑为阳明腑实证兼有津液亏虚、胃气亏虚等正虚证，为虚实错杂证，可予麻子仁丸，既可以清热通腑，又可以生津。

反观曹颖甫的治疗经过，曹颖甫根据患者能食，夜卧则汗出、不寐、脉大、大便难，考虑患者为里实热兼有津液亏虚之"脾约"证，故予麻子仁丸。故曹颖甫所理解的脉大，可能为脉大而虚，重按无力之象。

【举一反三】

麻子仁丸见于《伤寒论》第 247 条："趺阳脉浮而涩，浮则胃气强，涩则小便数；浮涩相搏，大便则硬，其脾为约，麻子仁丸主之。"本方是小承气加润下的麻仁、杏仁、芍药，和蜜为丸，安中缓下而不伤正。

本方适用于里实热证同时伴有津液亏虚的患者，症见：数日不解而无所苦，口干，小便短赤，舌质多为淡红或红舌，舌面多干燥少津，苔白或薄黄，或黄

燥少津，脉细重按无力，并不一定局限于老年人、体虚之人或年轻女性患者。

若患者腹部隐痛，白芍的量可以加大，取芍药甘草汤之意，缓解挛急疼痛。

若患者腹胀明显，还可以合上四逆散或合用厚朴理气消胀。

若患者伴有口苦、胸胁苦满、脉弦，说明合并有少阳病，可以合上小柴胡汤。

若患者口干明显、脉滑，可以合上白虎汤加强清热之功。

案76　神志恍惚案（姜佐景笔记）

姜佐景医治

友人施君朝贵，崇明人也，服务上海电报局。甲戌孟秋某晚，匆匆邀诊乃弟病。入其室，见病者仰卧榻上。叩其所苦，绝不应。余心异之。私谓施君曰：乃弟病久耳聋，无所闻乎，抑舌塞不能言乎？则皆曰：否。余益惊异。按其脉，一手洪大，一手沉细，（诊其脉，则右极洪大，左极微细）。因询家人以致病之由。曰：渠前任某军电职，因事受惊，遂觉神志恍惚。每客来，恒默然相对；客去，则歌唱无序。饮食、二便悉如常人，惟食时阙上时有热气蒸腾，轻则如出岫朝云，甚则如窑中烟，状颇怪特。前曾将渠送往本市某著名医院诊治，经二十余日，医者终不识其为何病，既无术以疗，反称其无病以塞责。故于昨日迁出，请先生一断。余细按其腹，绝不胀满，更不拒按。沉思良久，竟莫洞其癥结。于是遂谢不敏，赧然告辞。

曹颖甫医治（姜佐景笔记）

越日，施君告余（编者按：此处"余"指姜佐景，姜佐景、曹颖甫联治医案均为姜佐景笔记）曰，舍弟之病，昨已延曹颖甫先生诊治。服药后，大泄，阙上热气减。余闻而愕然，遂急访之，并视所服方。忆其案尾略曰：此张仲景所谓阳明病也，宜下之，主以大承气汤。方为：

生大黄三钱　枳实二钱　芒硝三钱（冲）　厚朴一钱

曹颖甫曰　此证予亦不能识，惟诊其脉，则右极洪大，左极微

223

细，阴不足而阳有余，意其为少阴负趺阳之脉，而初非逆证。加以热气出于阙上，病情正属阳明，与右脉之洪大正合。故决为大承气汤的证，而不料其应乃如响也。

又越数日，余（编者按：此处"余"指姜佐景）再晤施君，悉其弟服药后，已能起床，且不歌唱。惟两胁胀痛。

经曹颖甫师诊治，顷又愈矣。审其方，乃小柴胡汤也。

柴胡三钱　黄芩三钱　党参三钱　半夏三钱　生姜三片　大枣十二枚　甘草二钱

嗣是施君之弟似可告无恙矣，顾尚苦自汗，精神不振。

又经曹师投以桂枝加龙牡汤，一剂而愈。

川桂枝三钱　大白芍三钱　生草二钱　生姜三片　大枣十二枚花龙骨五钱　煅牡蛎五钱

以上二味先煎

自此以后，健康逾常人。一日与兄俱出，值余于途，各微笑颔首以过。翌日遇施君，问其弟昨日途间作何语。施曰：无他。固诘之，乃笑曰：彼说吾兄脉理欠精耳。余不禁重为赧然。于是深服吾师医术之神，遂执贽而列门墙焉。

姜佐景按： 本案病者所患似系所谓精神病，或神经病。顾西医用神经药治之，绝不见效。中医用经方治之，反奏肤功。其理深奥，莫可究诘，殆所谓治病必求其本欤？按初方系阳明方，次方系少阳方，末方系太阳方。以三方疏其三经之阻滞，诸恙乃全，殆当日受惊之时，周身筋络器官，即因惊而有所滞乎？

顾饮食二便如常，腹不痛，又不拒按，谁复有胆，敢用承气？乃吾师独以阙上热气之故，遂尔放胆用之，殆所谓但见一证便是，不必悉具之意乎？噫！天下怪病滔滔，微吾师其谁与归？

【独立全解】

该患者因事受惊，神志恍惚。每客来，恒默然相对；客去，则歌唱无序。诊其脉，则右极洪大，左极微细。饮食、二便悉如常人，惟食时阙上时有热气蒸腾，按其腹，绝不胀满，更不拒按。

仅以上述脉舌症状，则有两种可能，一种为脉洪大而阙上有热之实热在里阳明病；一种是脉微细、神志疾病之太阴病。

综合上述而言，初诊不如用白虎加人参汤。因为二便如常而腹不拒按，应用大承气汤似乎非最佳选择。或许曹颖甫是为了快速泄热，以下法代泄热。

二诊，惟两胁胀痛，已能起床，且不歌唱。未言及脉舌。以其神志病机，且初诊叩其所苦而绝不应答，可以考虑用小柴胡汤，或小柴胡汤加龙骨牡蛎。

三诊，似可告无恙矣，顾尚苦自汗，精神不振，未言及脉舌。根据初诊、二诊推论，估计右脉极洪大已有较大改变，而左脉极微细或未有较大改变。则如此自汗，可在桂枝汤、桂枝加附子汤、柴胡加龙牡汤、桂枝加龙牡汤之中进行选择。具体选择哪个方剂，要根据脉舌症状进行细辨。若脉极虚芤迟，可选用桂枝加龙骨牡蛎汤。

顺便说一点，姜佐景把曹颖甫三诊处方桂枝加龙牡汤认为"系太阳方"，笔者有疑义，桂枝加龙牡汤大多时候不兼表证而为纯里证，为里虚之太阴病，虽然在兼表证的时候也可以冠以表虚太阳病。

案 77　史惠甫腹痛案

姜佐景医案（姜佐景笔记）

史惠甫先生，住上海城内方浜路七七五号三楼。史惠甫君前以病来诊，曰：我时患腹痛，药则少瘥，隔日辄发。医者以为疝气，常用理气之剂云云。腹痛偏右，瘥而复发，便燥结。

余细诊之，乃肠痈也，即西医所称盲肠炎、腹膜炎之类是。当用药攻之。稍瘥，数日又发。处方大黄牡丹汤（少冬瓜子）合薏苡附子败酱散、枳实白芍散、佛手。

生川军钱半　元明粉三钱（冲）　桃仁二钱　丹皮二钱　败酱草三钱　生苡仁四钱　熟附块一钱　枳实炭二钱　大白芍二钱　佛手钱半

此四月十八日方也，服三剂，所下甚多，腹痛大减。至二十五日，仅觉患处隐隐作痛矣。

易医治之，与以疏泄厥气之剂，方为：

软柴胡钱半　枳实炭二钱　大白芍二钱　青陈皮各钱半　云苓三钱　香附二钱　金铃子三钱　炙乳没各八分　小茴香八分　炙枸橘三钱　青橘叶钱半　路路通三钱

服后一日，病无进退。二日，腹胀转剧，又来请诊。察之，向之腹偏右胀痛者，今则满腹左右皆胀矣，隐隐痛，按之不甚有反抗力，大便不爽，病者蹙相告曰：将如之何？

余曰：无虑，前方尚可用。经文中"腹皮急，按之濡"六字，确

226

是形容尽致，不能更易。乃书曰：肠痛旋瘥旋发，刻诊小腹四围作胀，按之濡，隐隐痛，大便不爽，再拟原法。

处方大黄牡丹汤合薏苡附子败酱散（少薏苡仁）、白芍散、焦楂炭、细青皮。

生川军三钱　粉丹皮三钱　冬瓜子四钱　芒硝三钱（冲）　桃仁三钱　败酱草三钱　熟附块钱半　大白芍四钱　焦楂炭三钱　细青皮钱半

此方午刻服下，下午无动静，至夜半方欲便，下秽物甚多。次日又来诊，曰：下后腹中略舒矣。余视之，病虽减其一二，殊不了了。曰：昨方虽合，尚嫌轻也。史君曰：然则如之何？曰：当请吾师用重方，君有胆量服之否？曰：愿听命。乃谒师，作初诊。

曹颖甫医案（曹颖甫笔记）

初诊肠痛屡经攻下，病根未拔。昨由姜君用大黄牡丹汤，腹胀略减。

以证情论，仍宜攻下，仍用原法加减，大黄牡丹汤合当归赤小豆汤（编者按：生大黄由姜佐景的钱半、三钱，增加至五钱）

生川军五钱（后入）　冬瓜仁一两　桃仁八十粒　粉丹皮一两当归五钱　芒硝三钱（冲）　杜赤豆四两（煎汤浓，后入前药）

二诊：昨用大黄牡丹汤加当归、赤豆。服汤后，肠中有水下行，作漉漉声。所下黏腻赤色之物，非脓非血。

此种恶浊久留肠中，必化为黑色之河泥状。盖此证肠中必有阻塞不通之处，故谓之痈。痈者，壅也。然则不开其壅，宁有济乎？病根未拔，仍宜前法减轻。

处方：大黄牡丹汤合当归赤小豆汤加赤芍、败酱草。

生川军三钱　丹皮五钱　桃仁五十粒　当归五钱　冬瓜仁一两赤芍五钱　芒硝二钱（冲）　败酱草五钱　杜赤豆四两（煎汤，后入

227

前药）

三诊：两进加味大黄牡丹汤，肠中宿垢渐稀。惟脐右斜下近少腹处按之尚痛。

则病根尚未尽去也。仍用前法减硝、黄以和之。

处方：大黄牡丹汤（减硝、黄），合当归赤小豆汤，合薏苡附子败酱散（减附子）加桔梗汤，加赤芍。

粉丹皮一两　冬瓜子一两　生苡仁一两　桃仁泥五钱　败酱草五钱　京赤芍六钱　生甘草二钱　当归五钱　桔梗三钱　杜赤豆四两（煎汤代水）

四诊：肠痛近已就痊，惟每日晨起大便，患处尚觉胀满，时时头晕，脉大。

患处尚觉胀满，恐系凤根未除。然下经多次，血分大亏，时时头晕，脉大，虚象也。当以补正主治，佐以利下焦水道。

处方：当归芍药散（茯苓变猪苓），四物汤，砂仁、天麻、陈皮、冬葵子

大川芎一两　全当归五钱　大熟地四钱　春砂仁一钱　赤白芍各三钱　猪苓三钱　明天麻四钱　陈皮三钱　泽泻二钱　生白术五钱　冬葵子五钱

姜佐景按　史君服此补正分利之剂后，前之大便时痛者，今已不痛矣。且其前色绿者，今亦转黄矣。惟七分黄之中，仍有三分绿耳。史君前有遗精宿恙，此时又发，惟遗后绝不疲劳。或系本方分利药太重之故欤？惟遗后绝不疲劳，则亦无妨焉。

姜佐景又按　惠甫曾大病三次，皆属于肠，本案所载乃第一次也。其后二次，亦由吾师生共愈之。嗣是惠甫识医药之保身，乃毅然弃业，从师习医。寒暑尚未三易，而惠甫已成医界通人矣。故我称惠甫或曰先生，或曰君，或曰师兄者，先后关系不同故也，兹姑悉仍

其旧。

【独立全解】

该患者初诊时症见：时患腹痛，腹痛偏右，瘥而复发，便燥结。常用理气之剂而不效。姜佐景未记录患者的舌脉及其他症状，姑且把其他脉舌症状视为正常，能开什么处方？

笔者认为，此为实结在里夹有瘀血，至少或是实热在里已结夹有瘀血的大黄牡丹汤或桃核承气汤，或是实寒在里夹有瘀血的大黄附子细辛汤合桂枝茯苓丸。不过，笔者体会到，前者在临床上比较常见，但绝对不能忽略后者的可能。

反观曹颖甫及姜佐景的治疗经过，初诊时患者右侧腹痛、便燥结，姜佐景辨证为阳明病夹瘀血，用大黄牡丹汤加减攻下，略有缓解，但病根未拔。后转由曹颖甫诊治，曹颖甫亦以大黄牡丹汤为主，合用当归赤小豆汤以及益气养血扶正之品而愈。

大黄牡丹汤见于《金匮要略·疮痈肠痈浸淫病脉证并治》第 4 条："肠痈者，少腹肿痞，按之即痛如淋，小便自调，时时发热，自汗出，复恶寒，其脉迟紧者，脓未成，可下之，当有血；脉洪数者，脓已成，不可下也。大黄牡丹皮汤主之。"方中大黄、芒硝伍以祛瘀除癥的桃仁、丹皮，和治痈肿的冬瓜子，故治里实热而有瘀血或痈肿之病变者。

案 78　陆姓肠痈案

陆左

初诊：痛在脐右斜下一寸，脉大而实。

当下之，用仲景法，大黄牡丹汤。西医所谓盲肠炎也。

生军五钱　芒硝三钱　桃仁五钱　冬瓜仁一两　丹皮一两

二诊：痛已略缓，右足拘急，不得屈伸，伸则牵腹中痛。

宜芍药甘草汤（加乳香、没药）。

赤白芍各五钱　生甘草三钱　炙乳没各三钱

姜佐景按　俗所谓缩脚肠痈者，此也。吾师移伤寒之方，治要略之病，神乎技矣！

三诊：右足已伸，腹中剧痛如故。

仍宜大黄牡丹汤以下之。

生川军一两　芒硝七钱（冲）　桃仁五钱　冬瓜仁一两　丹皮一两

愈。

【独立全解】

该患者初诊时症见：脐右斜下一寸疼痛，脉大而实，相当于西医的盲肠炎，笔者考虑为里实热夹有瘀血之征，可与大黄牡丹汤清热化瘀止痛，疼痛明显可合上芍药甘草汤，芍药的量可以大一些。假如患者疼痛兼有胀满不适，考虑有气滞不通之证，因四逆散既适合肝气滞，也适合肠胃气滞，故可合上四逆散或大柴胡汤。

或许有人会问：假如患者大便正常，也可以用大黄牡丹汤吗？笔者认为只要患者是里实热证，可以用大黄，这时大黄的量不用太大，只需 3～5g 即可，取其清热活血之功。

反观曹颖甫的治疗经过，曹颖甫根据患者痛在脐右斜下一寸、脉大而实，亦辨证为里实热之阳明病夹有瘀血，故予大黄牡丹汤清热通腑、活血祛瘀，而腹痛较前缓解，又出现右足拘急，不得屈伸，伸则牵腹中痛，曹颖甫予芍药甘草汤加乳香、没药，缓解拘挛疼痛，服完后右足已伸，而腹中剧痛如故，曹颖甫又予大黄牡丹汤而愈。

案79　周小姐腹痛案（姜佐景笔记）

周小姐先于本年五月间病肠痈，至十二月间，因运动过度，饮食不节，前之盲肠患处又见隐痛，大便不行。乃市某西药房所制之丸药服之，冀其缓下。孰知仅服二丸，便不得下，痛反增剧，不能耐，自悔孟浪。适值经来。（编者按：上诊乃曹颖甫先生弟子俞哲生所治，周女士病腹痛偏右，痛已不可忍，且拒按，右足不能伸，洒淅恶寒，口渴，脉弦滑而数，苔抽心而绛，边反白腻。俞哲生急疏大黄牡丹汤加味，服第一剂后，下如血筋等污物；服第二剂后，下瘀血；服第三剂后，下血水；服第四剂后，竟得黄色粪。其日适值病者经来，病情未免夹杂，当延老师诊治）

视已，师（点校者按：曹颖甫）曰，病根未除也！依然用下剂。

大便不甚畅行，自以他药下之，痛而不行。仲师所谓非其治也。今拟用大承气汤加桃仁主之。

生川军三钱（后入）枳实四钱　川朴二钱　桃仁四钱　芒硝二钱（冲）

服后，便畅下，痛大除，惟有时按之还作小痛耳（晚六时服药，其夜病者竟作瞑眩。四肢厥逆，冷汗出，下经六七次。至天亮，痛休。自是方真入坦途，了却无限风波）。

【独立全解】

该患者曾病肠痈，盲肠患处见隐痛，大便不行，根据上诊曾用下法而取效，则可见患者为实证，倘若脉舌症状与上诊差异不大，即病腹痛偏右，痛已不可忍，且拒按，右足不能伸，洒淅恶寒，口渴，苔抽心而绛，边反白腻。则笔者考虑为：

患者大便不行、口渴、苔白腻、脉弦滑为少阳阳明合病，方选大柴胡汤和解少阳、清解阳明里热，并加上生石膏加强清热之功，另外，患者腹痛明显，考虑为瘀血内停可能，再合上桂枝茯苓丸或大黄牡丹汤均可以。假若患者疼痛明显，可加重白芍的用量，可用至 40 ～ 50g，取芍药甘草汤缓急止痛之功。

反观曹颖甫的治疗，根据该患者盲肠处隐痛，大便不行，曹颖甫先生辨证为里实热之阳明病夹有瘀血，故予大承气汤加桃仁，清热通腑、活血祛瘀。

案80　陈姓咳嗽案

辛未七月中旬，余治一陈姓疾。陈左，住浦东陆家渡。

初诊：七月十二日。初发时，咳嗽，胸中隐隐作痛，痛连缺盆。其所吐者，浊痰腥臭。

所吐绝非涎沫，此与悬饮内痛之吐涎沫固自不同。决为肺痈之始萌。遂以桔梗汤乘其未集而先排之。

桔梗五钱　甘草五钱

进五剂。

二诊：七月十八日。五进桔梗汤，胸中痛止，而左缺盆痛，脉滑实。

因思是证确为肺痈之正病，必其肺脏壅阻不通而腐，腐久乃吐脓，所谓"久久吐脓如米粥者"，治以桔梗汤。今当壅塞之时，不去其壅，反排其腐，何怪其不效也。《淮南子》云："葶苈愈胀，胀者，壅极不通之谓。"《金匮》曰："肺痈，喘而不得眠，即胀也。"《千金》重申其义曰：肺痈胸满胀，故知葶苈泻肺汤非泻肺也，泻肺中壅胀。今有此证，必用此方，乃以葶苈大枣泻肺汤。

葶苈子五钱　黑大枣十二枚（先煎）

三诊：七月二十四日。五进泻肺汤，左缺盆痛止。咳亦爽。痰黄厚，时见腥臭，及如米粥者。

其腥臭挟有米粥状之痰，即腐脓也。此湿邪去，而燥气胜也。宜《千金》苇茎汤。

鲜芦根四两　生薏仁一两　桃仁五十粒　冬瓜子五钱

四诊：七月二十九日。服《千金》苇茎汤五剂后，咯出之痰腥臭止，而如米粒者亦除。惟痰尚黄厚。右三部脉浮滑，不复见沉弦之象。

肺痈消，而胃热尚盛也。右三部脉浮滑，不复见沉弦之象，可以无后患矣。

粉前胡三钱　生苡仁一两　桔梗三钱　生草三钱　冬瓜子八十粒桃仁三钱　杜赤豆六钱　大小蓟各三钱　海藻二钱　芦根五两

并以大小蓟、海藻、桔梗、甘草、杜赤豆出入加减成方。至八月朔日，先后凡十五日有奇，用药凡十余剂，始告全瘳。

姜佐景按　苇茎汤最先而轻，桔梗汤为中，葶苈大枣泻肺汤最后而重。姑以方譬方，则苇茎汤犹如白虎汤，桔梗汤犹如调胃承气汤，葶苈大枣泻肺汤犹如大承气汤。今有阳明肠胃病者于此，大便不行，医试以调胃承气，小瘳而未愈，于是与以大承气，遂大下而病瘥。顾胃热未除，乃以白虎奏全功，此事实所许可者也。

故吾师本案先用桔梗，次用葶苈大枣，末用苇茎，其义殆亦犹是。

【独立全解】

该患者初诊时症见：咳嗽，胸中隐隐作痛，痛连缺盆，其所吐者，浊痰腥臭。虽然曹颖甫未记录患者的舌脉及二便情况，但笔者根据患者的症状，诊断为肺痈，辨证为痰热内蕴之阳明病，方选千金苇茎汤合麻杏石甘汤、葶苈大枣泻肺汤清热化痰排脓。

但笔者在临床上遇到咳嗽、咳痰、胸痛的患者，往往将患者的这些症状考虑为"胸胁苦满"，考虑合并有少阳病，故往往在上方的基础上合上柴胡剂，而且小柴胡汤的主治症中的"或然症"中亦有"咳嗽"。因此，临床上笔者用柴胡剂治疗咳嗽、咳痰等胸胁部症状的机会比较多，而且效果比较好，读者可根据自己的临证实验之。

反观曹颖甫的治疗，曹颖甫根据该患者咳嗽、胸中隐隐作痛、痛连缺盆、咳吐浊痰腥臭，诊断为里痰热之肺痈，投以桔梗汤；后胸中痛止，而左缺盆痛，脉滑实，予葶苈大枣泻肺汤，服后左缺盆痛止，咳亦爽。痰黄厚，时见腥臭，及如米粥者，以千金苇茎汤加减而愈。

【举一反三】

葶苈大枣泻肺汤见于《金匮要略·肺痿肺痈咳嗽上气病》第10条："肺痈，喘不得卧，葶苈大枣泻肺汤主之。"胸中隐隐痛的肺痈，喘而不得卧，是因痰饮壅逆于肺，这种肺痈宜用葶苈大枣泻肺汤治疗。《金匮要略·痰饮咳嗽病》第27条："支饮不得息，葶苈大枣泻肺汤主之。"支饮因饮邪壅逆于肺，甚则不能平卧，这种支饮也可用葶苈大枣泻肺汤治疗。

仲景原文中只有以上两条论述葶苈大枣泻肺汤，且论述简要，从药测证及临床观察，本方证的适应证为里热痰饮者。方中葶苈子，味辛，寒。《神农本草经》谓："主癥瘕积聚结气，饮食寒热，破坚逐邪，通利水道。"即有清热下水消痰作用。临床上葶苈大枣泻肺汤常用于咳喘、吐黄脓痰、胸痛等里热痰饮者。临床上单用的机会不多，多合上其他的方子。

若患者汗出、口干渴明显、咳黄痰，则合上麻杏石甘汤、千金苇茎汤。

若患者口干苦、胸胁苦满、脉弦滑，说明合并有少阳病，则合上小柴胡汤。

若患者口干苦、大便干时，则合上大柴胡汤。

若患者有癌性胸水、胸痛、舌暗红等瘀血明显时，可合上桂枝茯苓丸。

案 81　吴冠明肺痈案（姜佐景笔记）

吴冠明小姐，年十岁，住上海法租界华成路六号。

[曹颖甫诊治]

初诊：夏历六月三十日［编者按：即国历（阳历）八月十六日，夏历为农历（阴历）。不标注"夏历"者，即为阳历或国历］。肺痈已经匝月，咳嗽，咯痰腥臭，夜中热度甚高。

内已成脓，当以排泄为主。宜桔梗合《千金》苇茎二汤加乳香没药主治。

苦桔梗五钱　生甘草三钱　生苡仁一两　冬瓜子一两　桃仁六钱　炙乳没各二钱　鲜芦根半斤（打汁冲服，渣入煎）　犀黄醒消丸每服三钱，开水送下。

二诊：夏历七月初三日［编者按：即国历（阳历）八月十九日］。（姜佐景按）吴小姐服此一剂，咳即减。次早，大便即通，向在医院，大便常闭，医用肥皂水灌洗，方得粪水，不能自下也。本方连服三日，每早大便均畅行。

原方去桔梗加葶苈子三钱（炒研），用黑枣去核包麻扎入煎

姜佐景按　吴小姐于下午三时许服初煎药，三刻钟后，忽然剧痛作，大呼姆妈来抱吾。瞬间，气喘，目上视，四肢厥逆，冷汗出，神识不清，随即昏去。同时有一怪象生，即其右胸患处，约在乳部之上，突隆起如拳大。举家惊惶，不知所措。半小时后，神略清，如醒回。至六时，又剧痛昏厥如前。

吴君（姜佐景按：吴君大镛，余友也）（编者按："吴君"乃患者吴冠明小姐之父，全名"吴君大镛"，简称"吴君"）于晚七时回家，睹状大骇。急请西医胡先生来诊，驾到约夜间十时，主动手术，谓服药无效也，未曾施治而辞。迨夜十二时，病者神志忽然清明，呼啜热粥，果能进一瓯。胸前隆起者依然，而痛却渐定，能安睡。直至次早天明方醒，热渐退，咳渐减。吴夫人（编者按：患者吴冠明小姐之母）曰："使非昨药之功，安得否极泰来耶？"即不畏其峻。清晨八时，复予二煎药。服后不复瞑眩。夫人告余（编者按："余"指姜佐景）曰："冠明自起病以迄服葶苈大枣前，无一夜得安睡。自服葶苈大枣后，虽病，无一夜不得安睡。"余为之惊异。

八月二十日，守服原方，毫无恶化现象。

三诊：夏历七月初五日［编者按：即国历（阳历）八月二十一日］。累服桔梗、泻肺二汤合《千金》苇茎，病势略轻。

仍宜前法加减。

生甘草五钱　生白芍五钱　生苡仁一两　冬瓜子一两　桃仁六钱 桔梗五钱　香白芷一钱　炙乳没各二钱　轻马勃五分　败酱草三钱 葶苈子三钱（炒研，用枣包扎）　犀黄醒消丸每服二钱

姜佐景按　此方连服三日。二十四日，吴君以儿病渐减，拳肿处亦渐平，遂携方至师家（编者按："师"曹颖甫师），请予加减。

师减去白芷、乳没、葶苈、败酱、马勃，余依旧。又连服三日。

［吴凝轩诊治］

二十七日，吴君凝轩（编者按：吴凝轩为曹颖甫的弟子，姜佐景的同门师兄）予药一剂，计生甘草五钱、生白芍五钱、生苡仁一两、冬瓜子八钱、败酱草三钱、桃仁泥三钱、桔梗二钱、川贝母三钱、忍冬藤三钱、炙乳没各钱半、白及钱半，觉药汁腻甚。

［姜佐景诊治］

八月二十八日，予（编者按："予"指姜佐景）自乡返申，吴君急邀诊视。案曰：肺痈延已二月，刻诊右肺外部依然隆起，但不如向之如拳矣。咳嗽不爽，咯痰黄绿色，咽中痛，大便二日一行，脉象细数。

拟排脓养阴合法，请正。

生甘草三钱　苦桔梗二钱　大麦冬（去心）三钱　天花粉六钱丝瓜络五钱　光杏仁三钱　象贝母三钱　冬瓜瓣二两　地枯萝三钱。

二十九日，承邀续诊。据谓昨方颇效。案曰：服药后，咳时加多，脓痰加多。刻诊脉象数，肩息未除，咽中痛，大便已行而坚。

按此种脓痰蕴积于内，非排去之不为功。病情尚在险途，再拟前法加减。

鲜芦根三根　西洋参一钱　生苡仁二两　苦桔梗二钱　冬瓜瓣二两　光杏仁四钱　丝瓜络六钱　地枯萝四钱　南沙参三钱　生甘草二钱

三十日，吴君来坚请三诊。谓身热又减，臭痰亦少。其脉细数，一分钟一百四十余至，息时左肩动。

余以其脉虽细数，一分钟一百四十余至，不足虑。独息时左肩尚动，思仲圣云："上气，面浮肿，肩息，其脉浮大，不治。"此虽非上气病，终不禁踌躇。又以杂务纷集，无暇抽身，仍主请师续诊。

［曹颖甫诊治］

九月一日，吴君到师家商议，问吉凶，师慰之。案曰：肺痈业经出险，但咯痰尚浓，兼有微热。

仍宜前方加减。

生甘草五钱　桔梗五钱　桃仁泥二钱　生白芍五钱　瓜蒌皮仁各三钱　生山栀钱半

另服醒消丸每服二钱。

此方服后，又有进步。九月二日，夜中，不知何故，忽云心中剧痛，随呕出鲜红之血，约半小杯，随续吐出数次，吐后，神疲纳呆，又不能安寐。三日，吴君急到师家乞诊。

值师玉体不豫，乃口报药味，由湘人师兄录之。

方曰：嫩射干三钱　白前三钱　桃仁泥二钱　生甘草三钱　生白芍五钱　枳壳一钱　全瓜蒌六钱（切）　桔梗一钱　制香附三钱　生山栀三钱

另服醒消丸每服一钱。

下午二时，进初煎，六时进二煎，夜十一时，痛即定。次早起，痛全除。众惊药之速效，竟至于此也。

五日，师健步，命驾出诊，案曰：夏历七月廿日。肺痈无腥臭之痰，病已出险，但时吐浊痰，胶黏黄厚。

当从《千金》皂荚丸法，改汤以治之。盖浊痰不除，咳必不能止也。

牙皂末五分，用黑枣去核包煎。

姜佐景按　此方之药值贱甚，仅需铜元三枚而已。药铺中先生微笑曰："此能愈疾乎？"吴君得药，仍取大黑枣，先去其中核，却纳入牙皂末，用线扎枣两端，使勿漏出，计需枣七枚，已将牙皂末装毕，即煎与服。

此方连服三日，功效甚著。服后，竟又峰回路转，别见柳暗花明。陡有多许白腻之痰浊，悉从大便出，口中吐痰反少，一如师预告。非第此也，前数日饮食常带呕意。今则非第不呕，而且胃纳转佳，又能自起坐大便，或为其他动作矣。又前此卧不得左胁着席者，今则能之。胸前隆起处，前服三诊方后，即开始降落，今乃悉平。咳嗽时，胸部不再牵痛。又安福消肿膏自经西医敷用，即时常更换，至此乃免除。

前数日饮食常带呕意，今则非第不呕，而且胃纳转佳。予（编者按："予"指姜佐景）曰，呕者，胃不和也。凡大病久病，有胃则生，胃不和则危，此定例也。

又前此卧不得左胁着席者，今则能之。所以然者，前此右肺蓄脓方盛，使用左胁着席，则脓将压诸其他脏器上，因而不舒乎？！

自八日起又服前之愚拟方（编者按：即师口报之方），但去生山栀。其中之醒消丸计守服迄今，自三钱减为一钱，犹未间也。

自是顿入坦途，能食饭，怕吃药，嬉戏如常矣。二十九日（夏历八月十四日），吴君又叩调理之方。

肺痈已经出险，而阴气大伤。师曰：宜千金黄昏汤，昨日姜佐景亦云。

合欢皮如手掌大一块，用水三碗，煎至一碗半，作两次服。

姜佐景按　服此甚佳，食量增，而肌肉丰，虽不时尚有微咳，并带薄痰，是为病后余波，不足虑也。

姜佐景按　本病有一特性，即但恶热，不恶寒。夫不恶寒、但恶热者为阳明病。故吾曰：肺痈者，阳明病之一格也。夫阳明病以清、吐、下为三大正治，故肺痈之用苇茎，清法也；用桔梗，吐法也；用葶苈、牙皂，下法也。《经》曰："肺与大肠相表里。"故大肠能移热于肺，夫知此方可以言治肺痈。

曹颖甫曰　凡治此证，痈脓结聚肺部，当开泄肺气，清其郁热，为第一步。

及肺脏气疏，咯痰不畅，则以决去痈脓为第二步。

及腥臭之痰出尽，而胶痰之未成脓者，尚吐之不已，则以破除痰结为第三步。

及胶痰渐少，肺之破碎处当用补救，则以扶养肺阴为第四步。惟补救之方推《千金》黄昏汤为最。

曹颖甫按 佐景谓肺痈病原实出阳明，此说甚精确。盖肠胃燥实，郁热上熏于肺，则肺燥而胶痰生。一日之燥气不除，则一日之胶痰不去。久久热伤肺脏，因变痈脓。故治之之法，第一当开壅清热，其次则当破顽痰，皆所以抉其壅也。至如中消之证，尤当破其壅结，而清其胃热，重则承气，轻则人参白虎，皆当用之。否则，肺液一伤，甚则为痈，轻即为痿（姜佐景注：肺痿又有属于寒性者，多为虚证，治法迥异）。

【独立全解】

该患者初诊时症见：肺痈已经匝月，咳嗽，咯痰腥臭，夜中热度甚高。曹颖甫未言明患者的舌脉及二便情况，笔者辨证为痰热内蕴之阳明病，予《千金》苇茎汤合桔梗汤、麻杏石甘汤。

根据患者的症状，笔者推测该患者舌质红、苔薄黄或白腻的可能性比较大。假如患者有口苦、胸胁苦满、脉弦，可合上柴胡剂。本病病程日久，治疗上也需要一段时间，处方可以根据症状变化随时更改。常用的处方还有葶苈大枣泻肺汤、半夏厚朴汤、小陷胸汤、三子养亲汤等。

反观曹颖甫的治疗经过，曹颖甫根据患者症状，辨证为里痰热之阳明病，予桔梗汤合千金苇茎汤，后又合葶苈大枣泻肺汤、皂荚丸清热化痰排脓而愈。

案 82　张任夫心悸案

张任夫先生，劳神父路仁兴里六号。

初诊：二十四年四月四日，心悸，胁下痛，胸中胀，脉来双弦。

（恙起于半载之前，平日喜运动蹴球，恒至汗出浃背，率不易衣。嗣觉两胁作胀，按之痛。有时心悸而善畏，入夜，室中无灯炬，则惴惴勿敢入，头亦晕，搭车时尤甚。嗳气则胸膈稍舒。夜间不能平卧，平卧则气促，辗转不宁。当夜深人静之时，每觉两胁之里有水声漉漉然，振荡于其间……干呕短气）

水气凌心则悸，积于胁下则胁下痛，冒于上膈则胸中胀，脉来双弦，证属饮家，兼之干呕短气，其为十枣汤证无疑。

炙芫花五分　制甘遂五分　大戟五分

上研细末，分作两服。

先用黑枣十枚煎烂，去渣，入药末，略煎和服。

曹颖甫曰　凡胸胁之病多系柴胡证，《伤寒》太阳篇中累出。

盖胸中属上焦，胁下则由中焦而达下焦，为下焦水道所从出。

故胁下水道淤塞即病悬饮内痛，而为十枣汤证；

胸中水痰阻滞，上湿而下燥不和，则为大陷胸汤证；

若胸中但有微薄水气，则宜小柴胡汤以汗之；

胁下水气既除，转生燥热，则宜大柴胡汤以下之。

可以观其通矣。

【独立全解】

该患者初诊时症见：心悸，胁下痛，胸中胀，干呕短气，脉来双弦。笔者根据患者的主症判断为半表半里实热之少阳病无疑，可以予柴胡剂。

假如患者大便尚调，可予小柴胡汤；假如患者大便偏干，可予大柴胡汤。因曹颖甫未交代患者舌象及大便情况，按照我们自拟的"倘无特殊交代即视为正常"的原则，可视为舌淡红、苔薄白、大便正常，故选用小柴胡汤。

但这时不能单纯就给予小柴胡汤原方，必须结合患者其他的临床表现，综合判断有无其他病机。患者时有心悸，嗳气则胸膈稍舒，夜间不能平卧，平卧则气促，辗转不宁；当夜深人静之时，每觉两胁之里有水声漉漉然，振荡于其间，可能相当于现在的"胸腔积液"，而辨证时则考虑患者有水饮内停、上冲心胸之证，可合上苓桂术甘汤合茯苓杏仁甘草汤。

反观曹颖甫的治疗经过，该患者心悸、胁下痛、胸中胀、干呕短气、脉来双弦，曹颖甫考虑为水热互结之悬饮，予十枣汤。

服完 2 剂后，胁下水气减去大半，惟胸中尚觉胀闷，背酸，行步则两胁尚痛，脉沉弦，曹氏考虑十枣汤大下之后伤人阳气，故改予干姜、细辛、附子、半夏等温化之品，服后阳气渐复，腰胁疼痛已缓解，而胸中胀闷，左胁微觉不舒，沉弦脉渐转为浮弦，兼有大便干，目赤，曹颖甫辨证为少阳阳明合病，予大柴胡汤加厚朴芒硝。服药后，夜间畅下四五次，次日觉胁背均松，胸中转适，精神爽利。诸恙霍然。

【举一反三】

十枣汤见于《伤寒论》第 152 条："太阳中风，下利，呕逆，表解者，乃可攻之。其人漐漐汗出，发作有时、头痛、心下痞硬满、引胁下痛、干呕、短气、汗出不恶寒者，此表解里未和也，十枣汤主之。"《金匮要略·痰饮咳嗽病》第 21 条："脉沉而弦者，悬饮内痛。病悬饮者，十枣汤主之。"《金匮要略·痰饮咳嗽病》第 32 条："咳家其脉弦，为有水，十枣汤主之。"《金匮要略·痰饮咳嗽病》第 33 条："夫有支饮家，咳烦，胸中痛者，不卒死，至一百日，或一岁，宜十枣汤。"

十枣汤中芫花、甘遂、大戟均为下水峻药，重用大枣制其猛烈，并兼养正。该方用于咳而胸闷胁痛、心下痞硬满、脉沉弦等水热互结重症。因芫花、甘遂、大戟三药均为大毒之药，目前药店均未售，加之目前的医疗环境亦不允许用该方，因此，临床应用的机会不多。

很多学习经方的医者，看完患者初诊时的主症，估计有很多人会考虑为柴胡剂，或者更进一步，考虑为柴胡剂合水证之苓桂术甘汤合茯苓杏仁甘草汤。但考虑水热互结之悬饮证也即十枣汤证者估计不多。

小柴胡汤证与十枣汤证，相同和差异到底在哪里呢？

小柴胡汤："实热或气滞"在半表半里（胸胁等）；十枣汤："实热＋水"在里（胸胁等）。

曹颖甫先生前文所下按语，可简化为下表，或许会让大家看得更加清楚些。

病位	病性	方证
胸中（上焦）	但有"微薄水气"	则宜小柴胡汤以汗之
胸中（上焦）	水痰阻滞，上湿而下燥不和	则为大陷胸汤证
胁下（中焦而达下焦）	水道淤塞即病悬饮内痛	而为十枣汤证
胁下（中焦而达下焦）	水气既除，转生燥热	则宜大柴胡汤以下之

案 83　胸膈胀痛案

宋子载之妻年已望五，素病胸膈胀痛，或五六日不得大解，夜睡初醒，则咽燥舌干。医家或以为浮火，或指为肝气，花粉、连翘、玉竹、麦冬、山栀之属，多至三十余剂；沉香、青皮、木香、白芍之属，亦不下十余方。二年以来，迄无小效。去年四月，延余诊治。余诊其脉双弦。

曰：此痰饮也。因用细辛干姜等，以副仲师温药和之之义。宋见方甚为迟疑。曰：前医用清润之品，尚不免咽中干燥，况于温药？余曰：服此当反不渴。宋口应而心疑之。其妻毅然购药。

一剂而渴止。惟胸膈胀痛如故。（宋子载之妻年已望五，素病胸膈胀痛，或五六日不得大解，其脉双弦。现惟胸膈胀痛。）

余因《金匮》悬饮内痛者用十枣汤下之，遂书：

制甘遂一钱　大戟一钱　炙芫花一钱

用十枣浓煎为汤，去滓令服，如《金匮》法，并开明每服一钱。

医家郑仰山与之同居，见方力阻，不听，令减半服之。不下，明日延余复诊。知其未下，因令再进一钱。

日晡始下。胸膈稍宽，然大便干燥。

蓄痰未下。因令加芒硝三钱，使于明早如法服之。三日后，复延余复诊，知其下甚畅，粪中多痰涎。遂令暂行停药，日饮糜粥以养之。此时病者眠食安适，步履轻捷，不复如从前之蹒跚矣。

【独立全解】

该患者初诊时症见：胸膈胀痛，大便偏干，5～6日一行，咽燥舌干，脉弦。笔者考虑患者胸膈胀痛，相当于少阳病之"胸胁苦满"，又加之脉弦，故考虑为少阳病；另外患者大便偏干，5～6日一行、咽燥舌干，考虑为阳明病。故综合辨证为少阳阳明合病，可予大柴胡汤。因患者咽燥舌干明显，可合上白虎汤加人参汤以清热生津止渴。

二诊时，患者（服曹颖甫所开方药）一剂而渴止。惟胸膈胀痛如故，且仍大便偏干。其他脉症照旧。笔者依旧考虑可能为少阳阳明合病，可予大柴胡汤合白虎汤、大承气汤。

反观曹颖甫的治疗经过，曹颖甫考虑为饮证，予细辛、干姜等温化之品，患者舌干咽燥而愈，但胸膈胀痛如故。饮去则津液上承而口渴自去。但胸膈胀痛如故，则说明似有重大病机尚未顾及。曹颖甫二诊考虑患者胸膈胀痛明显，为悬饮内停证，予十枣汤峻下逐水。服后患者胸膈稍宽，然大便干燥，蓄痰未下。后又加芒硝三钱。后知其下甚畅，粪中多痰涎。

案 84 刘姓气上冲案

刘右

初诊：九月十六日。始病，中脘痛而吐水。自今年六月，每日晨泄，有时气从少腹上冲，似有瘕块，气还则绝然不觉。

此但肝郁不调，则中气凝滞耳。治宜吴茱萸汤合理中。

淡吴萸四钱　生潞党五钱　干姜三钱　炙草三钱　生白术五钱　生姜三片　红枣十二枚

二诊：九月十八日。两服吴茱萸合理中汤，酸味减而冲气亦低，且晨泄已全愈。惟每值黄昏，吐清水一二口，气从少腹挟痞上冲者，或见或否。

治宜从欲作奔豚例，用桂枝加桂汤，更纳半夏以去水。

川桂枝三钱　白芍三钱　生草钱半　桂心钱半　制半夏五钱　生姜五片　红枣七枚

曹颖甫注　服后全愈。

曹佐景按　本案初诊所谓吐水，二诊所谓吐清水，颇可疑，或即是"白津"，其说详下案。

【独立全解】

该患者初诊时症见：中脘痛而吐水，晨泄，有时气从少腹上冲，笔者根据中脘痛、晨泄考虑为中焦有寒饮，可以予理中汤温中化饮。

而吐水、气从少腹上冲考虑为寒饮上冲之症，假如患者上冲症状不是比较明显的话，单用理中汤即可；假如患者上冲症状比较重的话，可以合上吴茱萸汤、苓桂枣甘汤加强温化寒饮、平冲降逆之功。

反观曹颖甫的治疗经过，患者中脘痛而吐水、晨泄，考虑为里有寒饮之太阴病，气从少腹上冲、似有瘕块亦考虑为寒饮上冲所致，曹颖甫予吴茱萸汤合理中汤温化寒饮。服后晨泄已愈，气从少腹上冲亦较前缓解。但患者仍每值黄昏时有吐清水一二口及气从少腹夹瘕上冲症状，予桂枝加桂汤平冲降逆，并加半夏以利水，服后而愈。

【举一反三】

笔者曾用苓桂枣甘汤治疗两例"奔豚"的患者。

病案 1：尹某，男，41 岁。初诊日期：2009 年 9 月 20 日。

高血压病 5 年余，经服降压药效果不显，且时有气上冲之症，经人介绍用中医一试。当时测血压 150/110mmHg。刻下症见：口微干，晨起头昏沉，胸口凉，自觉有气上冲胸口，上冲时气短、胸憋，十几秒钟后消失，日 2～3 次。胃脘部时有胀满不适，偶呃逆，大便调，食纳可。舌红苔白厚腻，脉沉滑。

患者苔白厚腻、脉沉，为水饮内停。

晨起头昏沉、胸口凉、自觉有气上冲胸口、上冲时气短、胸憋，为水饮上冲之证，正合苓桂术甘汤的病机，《伤寒论》第 67 条："伤寒，若吐若下后，心下逆满、气上冲胸、起则头眩、脉沉紧，发汗则动经，身为振振摇者，苓桂术甘汤主之。"《金匮要略·痰饮咳嗽病脉证并治》第 16 条："心下有痰饮，胸胁支满，目眩，苓桂术甘汤主之。"

患者胃脘部时有胀满不适、偶呃逆，正是心下（胃脘部），由水饮内停、胃气上逆所致。

针对患者气短、胸憋之症，加一味杏仁，有茯苓杏仁甘草汤之意，因茯苓杏仁甘草汤亦治疗水饮所致的"胸痹，胸中气塞，短气"。

另外，患者口微干、舌红、脉滑为阳明里热之证，加用一味生石膏清解阳明之热。

处方：苓桂术甘汤合茯苓杏仁甘草汤加生石膏。

茯苓 30g，桂枝 10g，白术 10g，炙甘草 6g，杏仁 10g，生石膏 30g（先煎）。7 剂，水煎服，日一剂。

当时窃喜，患者方证药吻合，应该会有明显疗效的。结果：患者服完 7 剂后，诉胃脘部胀满不适及呃逆消失，口干、晨起头昏沉等症较前减轻，但患者气上冲胸、气短、胸憋等症未见明显好转。

当时考虑患者虽然有一些症状改善，但其气上冲胸、气短、胸憋等主症没有好转，肯定是方证对应不准确，需要重新辨证。

后来追问患者症状，患者诉除了气上冲胸、气短、胸憋等症外，小腹部亦有胀满之不适感，特别是午后矢气明显，一直到晚上八九点钟，自觉肚子里面似有一股热水流下去，腹胀及矢气方可缓解。

这时笔者考虑到，患者小腹不适病位实为脐下，苓桂枣甘汤较之苓桂术甘汤更适合该患者的病机，《伤寒论》第 65 条："发汗后，其人脐下悸者，欲作奔豚，苓桂枣甘汤主之。"

处方：苓桂枣甘汤加杏仁。

茯苓 40g，桂枝 15g，大枣 30g，炙甘草 6g，杏仁 10g。7 剂，水煎服，日一剂。

结果：患者又服完 7 剂后，腹胀及矢气消失，气上冲胸、气短、胸憋等症也明显好转，仅偶有发作，2～3 日一次。后以苓桂枣甘汤为主善后调理一月，气上冲胸等症完全消失，血压亦恢复正常。

病案 2：王某，男，29 岁。初诊日期：2009 年 8 月 6 日。

患者口微干，大便偏稀，日一行，胃脘及小腹部怕凉，且小腹部胀满，重按有轻压痛，食纳可，小便调，舌红苔白微腻，脉沉细。

当时考虑患者口微干、舌红为上热证；大便偏稀、胃脘部及小腹部怕凉、苔白微腻、脉沉细为下寒证。

上热下寒，属于半表半里寒热错杂之证，即六经的厥阴病。厥阴病属于半表半里，因为邪无出路，故不能采用汗吐下法，治以和解之法，又见腹部胀满，故方用柴胡桂枝干姜汤清上温下又治腹满。

结果：患者服完 7 剂后，诉口干消失，胃脘部及小腹部怕凉变化不大，且患者自觉小腹部有股凉气向胃脘部冒，有轻压痛，大便仍偏稀。

我这次特别注意到了患者"小腹部有股凉气向胃脘部冒"，这不就是《伤寒论》第 65 条："发汗后，其人脐下悸者，欲作奔豚，苓桂枣甘汤主之"中之"脐下悸"吗？虽然患者没有"气从少腹起、上冲咽喉、发作欲死"之奔豚病，但患者之"自觉小腹部有股凉气向胃脘部冒"，亦是气上冲的表现，与苓桂枣甘汤的病机是一致的，故选用苓桂枣甘汤。

处方：茯苓 50g，桂枝 18g，大枣 30g，炙甘草 6g。7 剂，水煎服，日一剂。

结果：患者又服完 7 剂后，胃脘部及小腹部怕凉以及小腹部有股凉气向胃脘部冒、腹部轻压痛等症消失，大便调，病告痊愈。

苓桂枣甘汤见于《伤寒论》第 65 条："发汗后，其人脐下悸者，欲作奔豚，苓桂枣甘汤主之。"以及《金匮要略·奔豚病》第 5 条："发汗后，其人脐下悸者，欲作奔豚，苓桂枣甘汤主之。"苓桂枣甘汤的条文简约，且与苓桂术甘汤相差不大，以致现很多人对苓桂术甘汤关注较多，而对本方则有所忽略，其实二方在临床上有很大的其别，具体如下：

在病位方面，苓桂枣甘汤证亦是水饮内停，但其水饮部位偏于下焦，多在肚脐以下的小腹部，故条文曰"脐下有悸"；而苓桂术甘汤证的病位在中焦，故有"心下有痰饮，胸胁支满，目眩"以及"心下逆满、气上冲胸、起则头眩、脉沉紧"等症。

在药物组成方面，苓桂枣甘汤与苓桂术甘汤相比，虽只有大枣与白术之差，但于主治则大异其趣。苓桂枣甘汤中茯苓量用半斤，《本经》言茯苓："主胸胁逆气，忧恚惊邪恐悸，心下结痛，寒热烦满咳逆，口焦舌干，利小便。久服安魂养神，不饥延年。"茯苓大量用，不仅能主胸胁逆气、惊邪恐悸，亦能散饮逐水、利小便，特别是重用则偏走于下，急泻下焦之水饮湿气。《神农本草经》曰大枣："主心腹邪气，安中，养脾气，通九窍，助十二经，补少气、少津液，身中不足，大惊，四肢重，和百药。"苓桂枣甘汤中重用大枣 15 枚，既能主心腹邪气、安中养脾，又能治大惊悸，且大枣还可缓腹挛急，故本方有明显的下腹部"按之则痛"。

总之，苓桂枣甘汤主水饮内停偏于下焦，如小腹部怕凉、胀满、大便稀溏，或腹部有压痛，同时伴有气从小腹或脐下上冲等症，有本方应用的机会。

案 85　周姓口发白津案

周右，住浦东

初诊：气从少腹上冲心，一日四五度发，发则白津出。盖周右每当寒气上冲之时，口中津液即泉涌而出，欲止之不得，其色透明而白。待冲气下降，此种白津方止。其来也不知何自，其止也不知何往（但决非痰浊之属，盖痰浊出于肺胃，此则出于口中；痰浊较浓而厚，此则较淡而清；痰浊之吐出须费气力，此则自然流溢，故二者绝然为二物）。细按其脉，颇见弦紧之象。

此作奔豚论。夫奔豚为寒性病，既有出白津之例，则寒疝亦为同类之寒性病，其出白津复何疑？

处方：桂枝加桂汤。

肉桂心一钱　　川桂枝三钱　　大白芍三钱　　炙甘草二钱　　生姜三片
大红枣八枚

二诊：投桂枝加桂汤后，气上冲减为日二三度发，白津之出亦渐稀。下得矢气。

下得矢气，此为邪之去路，佳。服桂枝加桂汤而得矢气者，因桂性芳香兼能逐秽故也。然而逐秽气之专功，却不及厚朴，此为余屡次实验而得之者。又以半夏善降，故并用之。

处方：桂枝加桂汤加半夏厚朴。

肉桂心一钱半　　川桂枝三钱　　大白芍三钱　　炙甘草三钱　　生姜三

片　红枣十枚　厚朴钱半　半夏三钱

三诊：气上冲、白津出悉渐除。

盖矢气得畅行故也。今图其本，宜厚朴生姜甘草半夏人参汤加桂。

厚朴三钱　生姜四钱　半夏四钱　甘草三钱　党参三钱　桂心一钱　桂枝二钱

本案周右腹本胀满，两服药后，遂渐平。病人之腹渐平，奔豚乃免复发，所谓图其本者此也。

姜佐景按　姑以六经言，二种奔豚病（编者按：桂枝加桂汤证、奔豚汤证）同生于太阴，一则发于太阳，一则发于少阳。以生理言，二种奔豚病同生于肠中瓦斯，一则发于循环系，一则发于淋巴系。考之实例，发于循环系者多，发于淋巴系者少，故桂枝加桂汤之用常较奔豚汤为广。至奔豚病之剧者，其逆气同犯循环、淋巴二系，亦属可能之事，故用方亦不妨并合。

笔述至此，奔豚病似可告一段落，倘有读者更欲追问肠中瓦斯之所由来，太阴病之所由成，我又安得无言？曰，以生理言，肠中瓦斯之成，实由于胃乏消化力，即西医所谓消化不良症是也。故欲治肠，当先健胃。犹欲求流之长，必先浚其源。虽然，是乃粗浅之言，不值一笑，今当进一步从心理方面言，曰，肠胃机能之所以不良者，乃忧思伤感有以造成之耳。试观吾人偶逢忧伤，则食不下，即下亦不能化，可作明证。故中医谓忧能伤脾，又谓脾主运化，犹言忧令人消化不良也。本此，用敢不揣冒昧。续伸仲圣之说曰："奔豚病，皆从惊恐发之，而从忧伤积之。"盖发于骤，而积于渐也。

读者试将前案吾师治验例及本案拙案例合而考之，可知吾所言者，皆实验之论，非玄想之谈。又吾师之案与拙案较，在治法上言，有一不同之点在。读者明眼，谅早已烛之。如其未也，不妨略予思考，得之，然后接阅下文，与吾所言者对勘。此乃治学之一法，添趣之一术也。

吾师前案先用吴茱萸合理中汤，继用桂枝加桂汤纳半夏；拙案则由桂枝加桂汤渐移作厚朴生姜甘草半夏人参汤加桂。

一往一来，彼顺此逆。易言之，吾师先治其本，后图其标；余则先治其标，后图其本。与上卷葛根芩连汤证，师用退一步法，余用进一步法者，遥遥对映，正可相得益彰。

学者当知一病之来，每非一方可奏全功，见其实则进，虑其虚则退；惟其急则顾标，因其缓则保本。必也进退合度，标本无误，病乃速已。抑进退之外，尚有旁敲侧击之法，标本之间，更有中气逆从之调。一隅三反，又岂待焦唇之喋喋乎？

曹颖甫按　奔豚向称肾积，而方治实为肝病。陈修园谓奔豚汤畅肝气而逐客邪，黄坤载发明桂枝解达肝郁，佐景所述某同学所言肝气亦自有理。但以奔豚证属肝病则可，泛称肝病，并不知为奔豚证则不可。今人动称弦脉为肝病，并疟疾痰饮而不识，予尝非笑之，又安知举世皆然，正有无从纠正者哉？

【独立全解】

该患者初诊时症见：气从少腹上冲心，一日四五度发，发则白津出，且每当寒气上冲之时，口中津液即泉涌而出，欲止之不得，其色透明而白。细按其脉，颇见弦紧之象。姜佐景未记录该患者的舌诊及二便情况，笔者都视为正常，所以笔者考虑患者气从少腹上冲心当为寒饮内停上冲所致，可予苓桂枣甘汤。

反观姜佐景的治疗经过，该患者气从少腹上冲心，一日四五度发，发则白津出，姜佐景考虑为脾胃气虚、气逆上冲所致，故予桂枝加桂汤，服后气上冲大减，下得矢气；后姜佐景又予厚朴生姜半夏甘草人参汤加桂枝，健胃理气消胀，并能平冲降逆而愈。

有人会问：您与姜佐景先生的处方不同，孰高孰低？笔者认为该患者用苓桂枣甘汤与桂枝加桂汤可能都会有效，因为苓桂枣甘汤侧重于健脾利水化饮，而桂枝加桂汤侧重于健脾益气、平冲降逆，两方的着重点都在脾胃，苓桂枣甘汤证水饮内停比较明显，而脾胃方面的症状略轻，上冲病位偏下，而桂枝加桂汤证脾胃气虚稍微明显，而水饮内停略轻或无，上冲病位偏中，故笔者认为上述两方可能都会有效。

案86　耿姓肢节疼痛案

耿右

初诊：八月二十七日。一身肢节疼痛，脚痛，足胫冷，日晡所发热，脉沉而滑。

此为历节，宜桂枝芍药知母汤。瘰疬，从缓治。

川桂枝五钱　赤白芍各三钱　生甘草三钱　生麻黄三钱　熟附块五钱　生白术五钱　肥知母五钱　青防风五钱　生姜一块（打）

二诊：九月一日。服桂枝芍药知母汤，腰痛略减，日晡所热度较低，惟手足酸痛如故。

仍宜前法。

川桂枝五钱　赤白芍各五钱　生甘草三钱　净麻黄四钱　苍白术各五钱　肥知母五钱　青防风四钱　生姜一块（打）　咸附子三钱（生用勿泡）

曹颖甫曰　肢节疼痛，病名历节。此证起于风邪外感，汗出不畅，久久湿流关节，脉迟而滑，属寒湿。其微者用桂枝芍药知母汤，其剧者宜乌头汤。

【独立全解】

患者初诊时症见：一身肢节疼痛，脚痛，足胫冷，日晡所发热，脉沉而滑。笔者考虑为表虚寒之少阴病，因患者一身肢节疼痛，故考虑予桂枝芍药知母汤；因患者足胫冷、脉沉而滑，可合上麻黄附子细辛汤。

有人会提出疑问，既然你把桂枝芍药知母汤和麻黄附子细辛汤都归入少阴病，均有身体疼痛的症状，那么，这两者的差异点何在？

桂枝芍药知母汤多用于周身多关节疼痛之少阴病，以疼痛为主，恶寒症状较轻；而麻黄附子细辛汤多用于恶寒、脉沉细为主的少阴病，以恶寒为主，疼痛症状轻微。

假如患者口干渴、舌红苔薄黄，可合上四妙散加生石膏；假如患者口苦、胸胁苦满，可合上小柴胡汤。

反观曹颖甫的治疗经过，该患者一身肢节疼痛、脚痛、足胫冷、日晡所发热、脉沉而滑，曹颖甫辨证为表虚寒之少阴病，予桂枝芍药知母汤强壮解表、散寒止痛而愈。

【举一反三】

桂枝芍药知母汤见于《金匮要略·中风历节病》第8条："诸肢节疼痛、身体尪羸，脚肿如脱，头眩短气，温温欲吐，桂枝芍药知母汤主之。"诸肢节疼痛，即四肢多关节均疼痛，尤其以小关节疼痛为主。身体尪羸，即言身体瘦之甚而关节肿大的样子。脚肿如脱，即言脚肿之甚。头眩短气、温温欲吐，为气冲饮逆的结果，这也是桂枝芍药知母汤的适应证。

桂枝芍药知母汤属少阴病的范畴，常用于周身四肢小关节疼痛、恶寒、脉沉细，伴或不伴有眩晕、气短、呕吐等症状。

若恶寒、疼痛明显，可合上麻黄附子细辛汤。

若伴有口干渴等阳明里热证，可合上白虎汤。

若有口苦、胸胁苦满、脉弦等少阳病，可合上小柴胡汤等。

一定要根据患者的具体症状综合辨证，适当加减合方才能取得满意的疗效。

笔者曾治疗一例"双手关节疼痛"的患者，陈某，女，52岁。初诊日期：2011年7月12日。

主诉：双手关节疼痛3月。

3月前，患者无明显诱因出现双手关节疼痛，就诊于某医院，行生化、风湿常规、抗中性粒细胞胞浆（ANCA）及抗核（ANA）抗体谱检查，均未见异常。行腰椎正侧位示：腰椎骨质增生，予补益肝肾中成药，效欠佳，为求中医治疗，前来就诊。刻下症见：右手第二指指关节、左手第三指指关节疼痛，腰痛，下半身恶寒，上半身阵发性汗出，烦躁，无明显的口干渴，无口苦，舌暗红，苔薄白，右脉沉细滑，左脉弦滑有力。

患者双手关节疼痛、腰痛、下半身恶寒、右脉沉细滑考虑为表虚寒之少阴病，因患者"周身多关节疼痛"且以小关节疼痛为主，考虑为桂枝芍药知母汤方证，加一味细辛，加强温阳通络之功。

另外，患者上半身阵发性汗出、烦躁，左脉弦滑有力，且患者又处于更年期，考虑为竹皮大丸证，"妇人乳中虚，呕逆烦乱，安中益气，竹皮大丸主之。"

处方：桂枝芍药知母汤合麻黄附子细辛汤、竹皮大丸。

桂枝 10g，白芍 30g，知母 30g，生麻黄 6g，荆芥 10g，防风 10g，苍术 10g，炙甘草 6g，附子 10g（先煎），细辛 5g，白薇 15g，竹茹 15g，生石膏 30g（先煎）。7 剂，水煎服，日一剂。

结果：患者服完 7 剂后，双手关节疼痛消失，阵发性汗出、烦躁消失，口中和，下半身恶寒、腰痛较前明显缓解，仍有右侧大腿处胀满，经用四逆散合四妙散加鸡血藤、羌独活 7 剂，诸症已，病告痊愈。

或有人问：患者没有明显的口干苦，为何还要用生石膏、知母？

答曰：虽然患者没有口干苦，但有阵发性潮热、汗出、脉滑有力，这些都是明显的实热证，故可以用生石膏，与桂枝芍药知母汤中温药配伍并不冲突。方中的知母，并非清实热，与生麻黄、桂枝配伍，主要的作用是消肿止痛。

笔者亦曾治疗一例"周身恶寒、腿肿"的患者，王某，女，66 岁。初诊日期：2011 年 7 月 10 日。

主诉：周身恶寒、腿肿两年。

两年前，患者无明显诱因出现周身恶寒、腰痛，正值三伏天亦厚被、厚衣，外用各种膏药及服用中西药疗效欠佳，经人介绍前来诊治，刻下症见：周身恶寒，感觉有凉风从骨头缝里面透出，正值三伏天亦从来不敢吹风扇、空调，腰痛，双下肢无力，腿肿、腿沉，时有头晕，无口干、口苦，二便调，舌红，苔薄黄腻，脉弦滑有力。患者既往有高血压病史，服用降压药，血压亦不稳，时有头晕。

患者周身恶寒、感觉有凉风从骨头缝里面透出、正值三伏天亦从来不敢吹风扇空调、腰痛，考虑为表虚寒之表阴证，患者头晕考虑为里有寒饮上冲所致，考虑为桂枝芍药知母汤，加一味细辛，有合麻黄附子细辛汤之意，加强温阳通络之功。

另外，患者腿沉、腿肿、双下肢乏力、舌红、苔薄黄腻，考虑为湿热下注之四妙散证。

又因患者患病日久，且有腰痛，加一味鸡血藤，活血通络。

处方：桂枝芍药知母汤合四妙散、麻黄附子细辛汤、鸡血藤。

桂枝 10g，白芍 30g，知母 30g，苍术 10g，附子 10g（先煎），荆芥 10g，防风 10g，生麻黄 8g，细辛 5g，黄柏 15g，川牛膝 15g，生薏苡仁 30g，鸡血藤 30g。7 剂，水煎服，日一剂。

结果：患者服完 7 剂后，周身恶寒、腰痛减轻，骨头缝透凉风、头晕消失，腿肿、腿沉好转，后又继服上方 7 剂，周身恶寒、腰痛、腿肿、腿沉消失，病告痊愈，血压亦趋于平稳。

案 87　　张聿修关节酸楚案

张聿修先生，住静安寺路润康村一六八号。

张聿修先生病右腿膝盖关节处酸楚，不堪长日行走，曾历三四年矣，屡治未愈。今年请治于西医，服药注射达五月之久，亦未见功。而心悸、头眩、纳呆、便结、遗精、溲混，诸恙迭作。刻诊脉苔均和，惟右腿按之尚觉微痛。适时值节气届临，天雨潮湿，张君之患处又觉微发。

余先用芳香之剂开其胃纳；缓下之剂（制川军不可省）通其大便；继用炙甘草汤安其心脏；仿十全大补意补其脑力；又以桂枝加龙骨牡蛎止其遗精；五苓散利其小便。

如是诸恙愈而神振矣。乃以桂枝芍药知母汤治其腿部酸楚，我以为是即历节之类也。

"适时值节气届临，天雨潮湿，张君之患处又觉微发"，故天时与疾病有密切之关系，尤以宿恙为然。

桂枝芍药知母汤。

川桂枝三钱　净麻黄一钱　青防风一钱　大白芍三钱（酒炒）生白术三钱　熟附片一钱　知母二钱　生甘草二钱　生姜一片

投之，酸楚果减，有时且觉全除。张君喜不自胜，不知何以谢吾。

【独立全解】

该患者初诊时症见：右腿膝盖关节处酸楚、不堪长日行走，遇天雨潮湿则

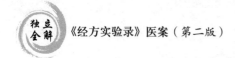

患处觉微发，现惟右腿按之尚觉微痛。脉苔均和。故辨证为表虚寒夹有寒湿之少阴病，可予麻黄附子细辛汤合桂枝芍药知母汤。而曹颖甫亦辨证为少阴病，亦予桂枝芍药知母汤强壮解表、散寒除湿止痛而愈。

案 88　周慕莲脑疽案

友人周慕莲君患脑疽，初起，察其属阴性，大便五日未行。

法当与阳和汤，顾大便五日未行，疑其有热结，为之踌躇者再。谁知服汤后，次早项背转动便易，大便畅下，乃悟其大便之闭，亦属寒性故也。其外用膏药，为阳和膏。

脑疽发背亦有皮色鲜红，化脓甚速，由于湿热蕴蒸，未必尽属寒证者，惟居少数耳，亦不可不知。

曹颖甫曰　人体外证之属寒者，除流注外，发背脑疽最为重大。惟世传阳和汤一方，与仲师当发其痈之旨最合，若误投寒凉败毒之品，十不活一。所以然者，为血络凝于寒湿，非疔毒流火之属于阳证者比也。

附阳和汤方如下：

麻黄三钱（去根节）　炮姜三钱　熟地黄一两　鹿角胶三钱　肉桂一钱（寒重加附子）

【独立全解】

该患者初诊时患脑疽，初起，大便 5 日未行。姜佐景已经察其属阴性，则笔者不考虑阳性的可能。

对于阴性，中医学界通常共有两种具体所指，一种是阴为寒（实寒、虚寒），一种是阴属虚（阳气虚、阴津血虚）。假如为实寒，则可用大黄附子细辛汤；假如为虚寒，则可以用阳和汤（若阴疽疼痛明显，可合上麻黄附子细辛汤或桂枝芍药知母汤；阴疽颜色发暗，偶有刺痛，瘀血症状明显时，可以合上桂

263

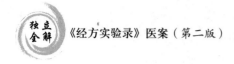

枝茯苓丸）。

反观姜佐景的治疗经过，姜佐景辨证为阴疽，予阳和汤治之而愈。

阳和汤，病位在里。病性虽虚实夹杂，但整体偏于虚证，与麻黄附子细辛汤、桂枝芍药知母汤有异曲同工之妙。从六经角度，为太阴病。阳和汤是治疗里虚寒之阴疽的代表方，症见：如贴骨疽、脱疽、流注、痰核、鹤膝风等，患处漫肿无头，皮色不变，酸痛无热，口中不渴，舌淡苔白，脉沉细或迟细。

案89　心悸头眩案（姜佐景笔记）

姜佐景按　师母（编者按："师"为曹颖甫，"师母"为曹颖甫之妻，此案为曹颖甫诊治、姜佐景记录）体素瘦削，而微有痰饮之疾。数日前，偶感风寒，恶寒，头痛，发热。师疏表剂予之，稍瘥而未了了。再予之，如是者屡。余（编者按："余"指姜佐景）曾检得其一方，为桂枝三钱、白芍三钱、生草二钱、浮萍三钱、姜三片，盖桂枝汤去大枣加浮萍也。服后，汗出甚多，微恶寒，神疲心痛，又手自冒，徐按稍瘥，筋肉不舒，有如针刺，皮肤干燥，血脉色转褐，心时悸，头时眩，坐立不稳，但觉摇摇然，脉细小而弱。

曹颖甫曰　虚人发汗，是谓重虚。

重虚之人，必生里寒。

血不养筋，故筋脉牵制。

血不充于脉道，故微细。

不补气血则筋脉不调，不温水脏则表阳不达。

又因其有水气也，加干姜、半夏。

因其体痛也，加乳香、没药；

因其心悸也，重用炙甘草。

因其夹湿也，而加生薏仁。

大要随证酌加，初无成方之可据。而初意却在并用术附，使水气得行于皮中。

盖救逆之方治，原必视病体为进退也。

生半夏三钱　炙草五钱　当归三钱　陈皮三钱　白术三钱　生黄芪三钱　熟附块五钱　党参四钱　熟地二两　干姜三钱　川芎三钱　炙乳没各三钱　生薏仁一两

姜佐景按　师母固知医者，因谓师曰：我今虚，法当补。互商之下，乃得上方。师母且曰：倘熟附而不效者，我明日当易生附也。

其时方暮，心痛甚剧，筋肉牵制亦良苦。进初煎，旋得安睡。夜半醒来，痛随大减。次早进次煎，精神大振。皮色较润，而行动渐渐如常矣。

事后，余推测本案之病理药效，其有可得而言者，师母似系血液衰少、痰浊凝据之体，虽有表证，本不宜发汗过多。论曰："脉浮紧者，法当身疼痛，宜以汗解之。假令尺中迟者，不可发汗。何以知然，以荣气不足，血少故也。"可以见之。

况桂枝汤去大枣加浮萍，其发汗之力较桂枝原汤为尤猛。因大枣本为保存津液者，今反易以伤津液之浮萍故也。

以不宜发汗之人，令大发其汗，自有变证。

大论曰："发汗过多，其人又手自冒心，心下悸，欲得按者，桂枝甘草汤主之。"此盖为无痰饮者言之耳。

又曰："太阳病，发汗，汗出不解，其人仍发热，心下悸，头眩，身动，振振欲擗地者，真武汤主之。"此盖为有痰饮者言之。

又曰："发汗，病不解，反恶寒者，虚故也，芍药甘草附子汤主之。"此盖为虚者言之。

今师母所服之方，虽非桂枝甘草汤，亦非真武汤，又非芍药甘草附子汤，然相去匪远，而周详或且过之，故能效也。

由是观之，仲圣教人用麻桂以解表邪，固又教人有不宜用麻桂之证，而又教人误用后补救之法。其意也善，其法也备，观本案而益信。读《伤寒论》者，又安可执其一而舍其二哉？

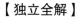

【独立全解】

该患者为曹颖甫的夫人，偶感风寒，出现了恶寒、头痛、发热，曹颖甫予桂枝汤去大枣加浮萍发汗解表，服后症见：汗出甚多，微恶寒，神疲心痛，叉手自冒，徐按稍瘥，筋肉不舒，有如针刺，皮肤干燥，血脉色转褐，心时悸，头时眩，坐立不稳，但觉摇摇然，脉细小而弱。笔者考虑患者汗出、微恶寒、筋肉不舒、脉细小而弱，考虑为太阳病发汗过多所致的少阴病，而患者心下悸、头眩、身摇摇然，考虑为寒饮上冲所致，故考虑予真武汤温化寒饮、强壮解表。因患者心下悸比较明显，可合上桂枝甘草汤加强平冲降逆之功。

反观曹颖甫的处方，综合益气温阳、化饮除湿、养血活血之法而愈，姜佐景与曹颖甫先生的分析均比较详细，今完整摘录本案，读者可细玩之。

案90　姚姓发热头痛案

姚左

发热，头痛，有汗，恶风，脉浮缓（其苔作黄色而且厚）。

名曰中风，桂枝汤加浮萍主之。

川桂枝三钱　生白芍三钱　生草钱半　浮萍三钱　生姜三片　大枣三枚

服药后进热粥一碗，汗出后，诸恙可愈。

汗出热不除，太阳转阳明，服后方大承气汤。热除不必服。

生川军三钱　枳实三钱　厚朴钱半　芒硝二钱（冲）　生甘草钱半

病者姚君服后汗出，果如方案所记，诸恙悉愈。不意半日许，复热，病者固不知此热却非彼热，姑壮胆服后方，竟便行而热除。三日，悉如常人。

姜佐景按　上列二方乃师初诊时一次疏予者也。他医似无此例，然师则常为之。师曰："我今日疏二方，病者明日可以省往返之劳，节诊金之费，不亦善哉？"

余问曰：桂枝汤之后，有宜继以承气者，有无须继以承气者，其间岂无辨认之点耶？

师曰：病者初诊，吾见其苔作黄色而且厚，吾以是用承气也。

余曰：诺，举一反三，又岂惟苔黄厚而已？则凡便之不畅或不行者，口渴者，阙上痛者，或素体热盛者，莫非皆承气之预见证乎？予自是亦能效吾师之法，一诊而疏二方矣。

【独立全解】

该患者初诊时症见：发热、头痛、有汗、恶风、脉浮缓，其苔黄色而且厚。曹颖甫并未记录患者的二便情况及其他症状，姑且认为都正常，故笔者考虑该患者为典型的太阳表虚证，可予桂枝汤原方。其苔作黄色而且厚，则要注意到里热阳明之证，可加生石膏。

反观曹颖甫的治疗经过，曹颖甫根据患者发热、头痛、有汗、恶风、脉浮缓的症状，辨证为太阳表虚证，予桂枝汤调和营卫，并加浮萍加强解表之功。但曹颖甫亦有另外一种考虑：即假如热不除，即考虑为里实热之阳明腑实证，用大承气汤通腑泄热。当然这是曹颖甫的经验之谈，读者决不能局限于此，一定要根据患者的具体情况辨证施治。假如大便干燥或实热炽盛而有热盛灼阴可能时，也可急下而"以下代清"，或者急下存阴；假如只是普通的里热，用生石膏也足矣。

案 91　徐柏生腰脚酸案

徐柏生

初诊：微觉恶寒，头痛，腰脚酸，左脉甚平，右脉独见浮缓，饮暖水，微有汗，而表热不去。

此风邪留于肌腠也。宜桂枝汤加浮萍。

川桂枝三钱　生白芍三钱　生草一钱　浮萍三钱　生姜三片　枣七枚

二诊：汗出身凉，大便不行。

太阳转阳明，宜麻仁丸。

脾约麻仁丸三钱，芒硝泡汤送下。

曹颖甫注　药后大便行，愈矣。

【独立全解】

本案患者初诊时症见：微觉恶寒，头痛，腰脚酸，左脉甚平，右脉独见浮缓，饮暖水，微有汗，而表热不去。曹颖甫未记录患者的舌诊及二便情况，均可视为正常，即舌淡红，苔薄白，二便调，故笔者考虑为太阳表虚证，可予桂枝汤原方。

反观曹颖甫的治疗，曹颖甫亦辨证为太阳表虚证，予桂枝汤调和营卫以解表，同时加用浮萍加强解表之功。二诊时，患者表解，而大便偏干，予麻子仁丸三钱，服后大便通畅而愈。

从整个医案分析，患者二诊时曹颖甫才记录有"大便干"一症，笔者判断，可能有几种情况：

患者一诊时，无大便干。由于表寒容易传里化热而导致大便干；或因服用桂枝汤之热药，而导致大便干；或者因为过食热性食物等而致大便干。当然，也可能患者在初诊时就有大便干的苗头，但患者先言外感急病而忽略大便干症状的叙述。

假若初诊时患者既有桂枝汤证，又有里实热之大便干，可以直接用桂枝汤加生大黄表里同时治疗，则表里都可以解决。

需要特别注意的是，临床上如果患者表里同病，既有表证又有里热，单治表而没有顾及里热，往往会使里热加重而表亦不能解（里热又会导致外感），这一点大家需要注意。笔者在前面的医案及医论中多次提到了经方辨证的完整性及整体观，读者可以细玩之。

案92 俞哲生恶寒头痛案

俞哲生

初诊：微觉恶寒，头痛，发热，脉浮小紧。

宜麻黄汤。

净麻黄三钱 桂枝三钱 生草一钱 光杏仁三钱

二诊：汗出，热除，头痛恶寒止，惟大便三日不行，胸闷恶热，脉浮大。

太阳转阳明，宜承气汤，所谓先解其表后攻其里也。

生川军三钱（后入） 枳实四钱 川朴二钱 芒硝二钱（冲）

曹颖甫注 服药后，下四次，病全愈。

【独立全解】

本案患者初诊时症见：微觉恶寒，头痛，发热，脉浮小紧，曹颖甫未记录患者有无汗出，但是，由脉浮小紧，而非浮缓或浮弱，当知无汗的可能性为大。倘若有汗，则脉不应有"紧"象。故考虑为太阳表实证，予以麻黄汤，或者葛根汤。

反观曹颖甫的治疗，曹颖甫辨证为太阳表实证，予麻黄汤发汗解表。服后汗出，热除，头痛恶寒止，惟大便3日不行，胸闷恶热，脉浮大，曹颖甫又辨证为里实热之阳明病，予大承气汤，服药后，大便通畅而愈。

假如患者初诊时即兼有大便干等阳明腑实证，可以直接用麻黄汤合大承气汤，或麻黄汤加大黄表里同治。

案 93　王姓一身尽痛案

王左

初诊：二十四年三月五日。起病于浴后当风，恶寒而咳，一身尽痛，当背尤甚，脉弦。大便七日不行。自谓病重甚，不知能速愈否？

法当先解其表。得汗后，再行攻里。大便七日不行，从缓治。予小青龙汤（杏仁代芍药）加白前。

生麻黄三钱　川桂枝三钱　光杏仁三钱　北细辛二钱　干姜三钱
五味子二钱　生甘草一钱　制半夏三钱　白前四钱

二诊：三月六日发汗已，而大便未行，食入口甜，咽肿脘胀，右脉滑大。

下之可愈。

生川军三钱　枳实四钱　厚朴一钱　芒硝三钱（冲）

姜佐景按　诊后病者问明日尚须复诊否，察其神情，盖已非昨日病象矣。师笑曰：无须再劳驾矣。后如师言。

【独立全解】

该患者初诊时浴后当风，症见：恶寒而咳、一身尽痛、当背尤甚、大便 7 日未行、脉弦，笔者有多种考虑：脉弦，常见或是少阳病之脉，或是寒饮之脉，或是疼痛症状等。本医案没有更多的脉舌症状来佐证到底是少阳之脉，还是寒饮之脉，所以，只能从多种角度考虑。

一种角度，弦脉为少阳之脉，则针对患者恶寒而咳、一身尽痛，当背尤甚，考虑为太阳病，大便 7 日未行考虑为阳明病，脉弦考虑为少阳病，故综合辨证为太阳少阳阳明三阳合病，方选大柴胡汤和解少阳并清解阳明里热通便，同时因患者有咳嗽，故选用麻杏石甘汤解表清热、止咳平喘。

一种角度，弦脉为寒饮之脉，则针对患者恶寒而咳、一身尽痛，当背尤甚，大便 7 日未行，考虑为太阳太阴（寒饮）合病，此大便 7 日未行，或为寒秘。此时则可选择治疗外寒内饮的小青龙汤，并合并治疗寒秘的大黄附子细辛汤。

一种角度，弦脉为疼痛之脉，则针对患者起病于浴后当风，恶寒而咳、一身尽痛，当背尤甚，大便 7 日未行，考虑为葛根汤合麻杏苡甘汤，便秘再加大黄解之。考虑到麻黄杏仁能开表宣肺，故治咳之方药亦在其中了。为何用麻杏苡甘汤？"病者一身尽痛，发热，日晡所剧者，名风湿。此病伤于汗出当风，或久伤取冷所致也，可与麻黄杏仁薏苡甘草汤。"

反观曹颖甫的治疗经过，曹颖甫根据本案患者浴后当风、恶寒而咳、一身尽痛、当背尤甚、脉弦，辨证为太阳太阴合病之小青龙汤证，予小青龙汤解表散寒、化饮止咳，同时加用白前加强化痰止咳之功。服完后汗出，而大便未行，食入口甜，咽肿脘胀，右脉滑大，曹氏考虑为里实热之阳明腑实证，予大承气汤下之而愈。需要注意的是，曹颖甫特别强调"大便七日不行，从缓治"，原因是"法当先解其表。得汗后，再行攻里。"

有人会提出疑问：假如患者初诊时的病证是单纯的太阳太阴合病，用完小青龙汤加白前后应该能痊愈，为何还会在二诊出现阳明腑实病呢？

笔者认为，原因也是多方面的，当然不排除医家的辨证精细程度有所误差；但也可能是病重药轻而疾病传变；也可能是患者饮食不节而产生等。当然，用方用药有利则有弊，小青龙汤固然是"外邪里饮"的克星，但也可能产生使得里热加重而衍生阳明病的弊端。

对于本医案的独立分析，笔者的治疗方法与曹颖甫不同的是：因为患者初诊时既有表证，又有大便干，曹颖甫先生是"先解表后清热"。而笔者认为对于既有里热又有表证的患者，单纯解表往往会使里热加重，有时表证可以解除，有时表证就不能解除，这时比较稳妥的办法是表里同治，有效率可能会高一点，读者可以在临床上亲试为证。

案 94　脉洪大而滑疾案

壬申六月，一山东人来诊。诊其脉，洪大而滑疾。

暑天阳明病，疏大承气汤方。

又江阴街烟纸店主严姓男子，每年七月上旬，大便闭而腹痛。

予每用调胃承气汤，无不应手奏效。

曹颖甫曰　血热壮盛之人，遇天时酷蒸，往往以多汗而胃中化燥。始则大便不行，继则口燥饮冷。夏令伏阴之体，饮冷太暴，或且转为下利。究之利者自利，胃中燥实依然不去，故仍宜用大承气汤以下之。

姜佐景按　此又天时之关系于疾病者也。吾人但知其理足矣，至疏方用药，仍当一以脉证为依归。设在盛夏遇真寒之霍乱证，脉伏肢冷，吾知四逆又为必用之方矣。

曹颖甫曰　以上所列二证，不过欲证明至其年月日时复发之理由，而病之变化，要必视其人之本体为断。其人血热过重，则易于化燥；水分过多，则易于化湿。燥热当泻，寒湿当温，诚当如佐景所云矣。

【独立全解】

患者的脉象洪大而滑疾，其他症状视为正常，能开什么处方？笔者认为，至少或者是实热在里未结的白虎汤证，或是实热在里已结的承气汤证。

另一患者大便闭而腹痛，其他脉舌症状视为正常，能开什么处方？笔者认为，此为实结在里，至少或是实热在里已结的承气汤证，或是实寒在里大黄附子细辛汤证。

此处曹颖甫医案的脉舌症状极其简略，估计是曹颖甫先生侧重介绍其学术观点，而不是常规的医案解析，故诊断细节一笔带过。所以，此医案并非标准的"可供读者独立解析"的常规医案。读者不要执迷之。

以"患者的脉象洪大而滑疾"为例，临床上表现为该脉象的情况比较多，笔者的临床经验是，最好不要单纯根据脉象而处方，必须结合患者整体情况而选择合适的方证。假如患者又见大便干、脘腹痞满，可予承气汤；假如患者又见口干、口渴，考虑为里实热之阳明病，可予白虎加人参汤；假如患者又见四肢沉重、腿肿、舌红、苔黄腻，考虑为湿热内蕴之阳明病，可予三仁汤合四妙散、白虎汤清热利湿；假如患者又见有疮疡、红肿热痛，亦考虑为血分有热之阳明病，可予五味消毒饮、三黄泻心汤或黄连解毒汤；假如患者又见有口苦、胸胁苦满，考虑合并有少阳病，可合上小柴胡汤；假如患者既有口苦、胸胁苦满，又有大便干，可合上大柴胡汤等。

有人可能会说，曹颖甫用了大承气汤治疗，说明该患者应该还有大便干、腹胀满、隐痛、口干、舌红苔黄燥等阳明里热证。笔者认为不一定！不能说小柴胡汤证，必口苦、咽干、目眩、脉弦四种症状悉具。

案 95 产后身热烦躁案

同乡姻亲高长顺之女，嫁王鹿萍长子，住西门路，产后六七日，体健能食，无病，忽觉胃纳反佳，食肉甚多。数日后，日晡所觉身热烦躁，中夜略瘥，次日又如是（产后恶露不多，腹胀，发热，脉大）。

延恽医诊，断为阴亏阳越，投药五六剂，不效。

改请同乡朱医，谓此乃桂枝汤证，如何可用养阴药？即予轻剂桂枝汤，内有桂枝五分，白芍一钱。二十日许，病益剧。

长顺之弟长利与余善，乃延余诊。知其产后恶露不多，腹胀。

予桃核承气汤，次日稍愈。但仍发热，脉大。

乃疑《金匮》有产后大承气汤条，得毋指此证乎？即予之，方用：

生大黄五钱　枳实三钱　芒硝三钱　厚朴二钱

方成，病家不敢服，请示于恽医。恽曰：不可服。病家迟疑，取决于长顺。长顺主与服，并愿负责。

服后当夜不下，次早方下一次，干燥而黑。午时又来请诊，谓热已退，但觉腹中胀，脉仍洪大。

嘱仍服原方。实则依余意，当加重大黄，以病家胆小，姑从轻。次日大下五六次，得溏薄之黑粪，粪后得水，能起坐，调理而愈。

独怪近世医家遇虚羸之体，虽大实之证，不敢竟用攻剂。不知胃实不去，热势日增，及其危笃，而始议攻下，惜其见机不早耳！

【独立全解】

本案患者产后忽觉胃纳反佳，食肉甚多。数日后，日晡所觉身热烦躁，中夜略瘥，次日又如是。产后恶露不多，腹胀，发热，脉大。

笔者判断为实热在里的白虎汤证，如果其大便干燥、多日未下，为实热在里已结的大承气汤证。

反观曹颖甫的治疗，他考虑为里实热之阳明病夹有瘀血，故予桃核承气汤，服完后次日稍愈，但仍发热，脉大，曹颖甫考虑为里实热之阳明腑实证，予大承气汤而愈。

中医治病，只要方与证合，"有是证用是方"，"方证对应"，即有效。假如无效，大多数情况下是识证不清，因此我们在临床上需要在"证"的辨析上下工夫，我们常见的"真假寒热"以及"大实有羸状""至虚有盛候"不能仅仅停留在理论上、纸面上，临床上面对病人时能不能一眼看出"真假"，这才是真功夫，需要大家不断探索、思考，不要整天看病、整天都在做低水平的重复，这对自身是没有多大意义的。

案 96　陈姓发热欲呕案

陈左，住马浪路，十四岁。

初诊：八月十七日。发热有汗，阙上痛，右髀牵制，膝外廉痛，时欲呕，大便不行（不大便二十余日），渴饮，舌苔黄燥，腹满，脉滑。

阳明证备，于法当下，宜大承气汤加黄连。

生绵纹军四钱（后入）　枳实四钱　中朴钱半　芒硝三钱（冲服）淡吴萸五分　细川连二分

二诊：八月二十日。拟方下后，但见燥矢，阙上仍痛，时欲吐，痰多。

是阳明燥气未尽，上膈津液化为痰涎也，宜小半夏加硝黄。

制半夏四钱　生川军三钱（后入）　芒硝钱半（冲）　生姜五片

姜佐景按　若仍用大承气汤加重厚朴，似亦甚佳，因厚朴并能去上湿也。

三诊：八月二十二日。进小半夏合承气，下后热除、痛止、知饥。经食煮红枣六枚，顿觉烦闷，夜中谵语不休，甚至昏晕。

此特下后肠中燥热上熏脑部，而又发于下后，要为无根毒热，不足为患。夜不能寐，当用酸枣仁汤加减。

酸枣仁五钱　辰砂五分　潞党参三钱　知母三钱　天花粉一两生姜三片　红枣三枚

姜佐景按　本汤之用，似不得当。盖此时热势方稍稍受折，转瞬当复炽。观其仅服红枣六枚，即转为谵语昏晕，不可终日，可以知矣。酸枣仁汤功能安和神经，使人入睡，为病后调理之良方，而不宜于此热势嚣张之时，故服后少效，宜其然也。或者当时病家见两服硝黄，遂惧病者虚脱，故乃恳师用此似较平稳之方欤？

四诊：八月二十三日。拟方阳明之热未清，故尚多谵语，阙上痛，渴饮。

宜白虎汤加味。

生石膏八钱　知母四钱　生甘草二钱　天花粉一两　洋参片五钱
滑石六钱　粳米一撮　牡蛎二两（生打先煎）

五诊：八月二十四日。服人参白虎汤加味，渴饮，阙上痛定，夜无谵语，今尚微渴，饮粥汤便止。

仍宜前法。

生石膏一两　知母三钱　生草三钱　天花粉一两　北沙参八钱
潞党参五钱　块滑石一两　左牡蛎二两（先煎）

曹颖甫注　此证不大便二十余日，始来就诊，两次攻下，燥热依然未尽。予所治阳明证未有若此之重者，自十七日至今，前后凡八日，方凡五易，始得出险。此与三角街吴姓妇（编者按：见病案17）相似，盖郁热多日，胃中津液久已告竭也。

曹颖甫曰　此证初诊下后，湿痰未去；二诊悬拟方，因病家来告贫苦，减去厚朴，以致湿热留于上膈；三诊，但治不寐，未尝顾及阳明实证。下后胃热未除，以致病根不拔，诚如佐景所言。盖胃不和，固寐不安也。

附志于后，以志吾过，而警将来。

【独立全解】

该患者初诊时症见：发热有汗，阙上痛，右髀牵制，膝外廉痛，时欲呕，大便不行，不大便二十余日，渴饮，舌苔黄燥，腹满，脉滑。笔者考虑为里实热之阳明腑实证夹有津液亏虚，方选大承气汤合白虎加人参汤以清热通腑。若患者大便服完上方无效，可以加大生石膏、生大黄、芒硝等药物的剂量，亦可合上黄连解毒汤加强清热之功。

反观曹颖甫治疗本案的经过，曹颖甫根据患者不大便二十余日，考虑因患者郁热多日，胃中津液久已告竭之阳明重症，治疗上以承气汤通腑泄热为主，前后凡八日，方凡五易，始得出险。

临床上对于病症重的患者，医者一定要在辨证明确的情况下能守方、守法，这一点看似简单，但恰恰体现了医者识证的准确与自信，曹颖甫在这方面给我们做了很好的榜样。

案 97 陆姓夜中谵语案

陆左

初诊：三月二十二日。十日不大便，阙上痛，夜中谵语，右髀牵制、膝屈而不伸、右手亦拘挛、夜不安寐。

十日不大便，恶气冲脑则阙上痛；脑气昏则夜中谵语；阳明燥气熏灼，则右髀牵制、膝屈而不伸、右手亦拘挛、夜不安寐。

阳明病，当急下之，宜大承气汤。

生川军四钱（后入） 枳实三钱 中朴一钱 芒硝三钱（冲服）

曹颖甫注 此证服药后，夜中大下二次，稍稍安睡。

二诊三诊：右手足不伸，渴饮。

用白虎汤为主，以其右手足不伸而加芍药，以其渴饮而加天花粉。

此证自三月二十二日用大承气汤下后，两服凉营清胃之剂不效。其家即延张衡山二次，又以无效中止。

三十日后，闻其恶热渴饮甚，家人饮以雪水，颇安适。

此即"病人欲饮水者，少少与之即愈"之证也。予为之拟方用白虎加人参汤：

生石膏二两 知母五钱 生甘草三钱 西洋参一钱 粳米一撮

煎汤服后，病者甚觉清醒。四月一日服二煎，至午后，病者忽然寒战，闭目若死，既而壮热汗出。

此当在《伤寒论》战而汗出之例，非恶候也。意其愈矣。

四诊：四月四日，病家谓其右手足不伸而酸痛。

为之拟方用芍药甘草汤加味（赤白芍各一两，炙甘草五钱，炙乳没各三钱，丝瓜络三钱），手足乃伸。

续诊：四月六日。今日病家来云：能食，但欲大便不得，小便赤。

更为之拟方如下：

生川军一钱五分　芒硝一钱（冲）　生甘草二钱

曹颖甫注　下后诸恙悉愈，胃纳大畅。

姜佐景按　战而汗出，是为战汗。粗观之，似三阳皆有战汗：

若本案之战汗，是阳明之战汗也。

大论曰："凡柴胡汤病证，而柴胡证不罢者，复与柴胡汤，必蒸蒸而振，却复发热汗出而解。"是少阳之战汗也。

又曰："太阳病未解，脉阴阳俱停，必先振栗，汗出而解。"是太阳之战汗也。

【独立全解】

该患者初诊时症见：十日不大便，阙上痛，夜中谵语，右髀牵制，膝屈而不伸，右手亦拘挛，夜不安寐。笔者考虑患者大便干、阙上痛、夜中谵语为阳明腑实证，可予大柴胡汤清热通腑，里热上扰心神，可见谵语、眠差，再合上白虎汤加生龙骨、生牡蛎、煅磁石，清热镇惊安神。此外，患者右髀牵制、膝屈而不伸、右手亦拘挛，笔者考虑为里热致津液亏虚筋肉痉挛所致，可合上芍药甘草汤，芍药的量应该大一点，可以用到 40～50g，既可缓解挛急以止痛，又可清热。

反观曹颖甫的治疗经过，曹颖甫根据本案患者十日不大便、阙上痛、夜中谵语、右髀牵制、膝屈而不伸、右手亦拘挛、夜不安寐，考虑为里实热之阳明腑实证，予大承气汤，服药后，夜中大下二次，稍稍安睡，右手足不伸，渴饮。后用白虎汤为主，以其右手足不伸而加芍药，以其渴饮而加天花粉，后改用白虎加人参汤，服后出现寒战，闭目若死，既而壮热汗出，曹颖甫考虑为阳明病战汗。病家谓其右手足不伸而酸痛，曹氏予芍药甘草汤加乳没、丝瓜络，手足乃伸。后症见：能食，但欲大便不得，小便赤，予调胃承气汤而愈。

案 98　陆姓哕而腹满案

陆左，八月二十九日，住大兴街。病八九日，哕而腹满，渴饮，小便多，不恶寒，脉急数。

此即仲师所谓"知其何部不利，利之而愈"之证也。予大承气汤。

生锦纹军三钱（后入）　生甘草二钱　枳实二钱　芒硝二钱（冲服）

曹颖甫注　此证下后，呃不止，二日死。

姜佐景按　大论曰："伤寒呕多，虽有阳明证，不可攻之。"按：呕多与呕异，凡呕多不止者，其胃机能必衰逆，更加硝、黄甘寒以伤其气，是为误治。法当先治其呕为是。

吾师《伤寒发微》注本条云："盖即《金匮》'病人欲吐者，不可下之'之说也。胃中郁热上泛，湿痰壅于上膈，便当用瓜蒂散以吐之；胃中虚气上逆，而胸满者，则吴茱萸汤以降之。否则，无论何药入咽即吐，虽欲攻之，乌得而攻之。故必先杀其上逆之势，然后可行攻下。予每遇此证，或先用一味吴萸汤。间亦有肝胆郁热，而用黄连汤者，呕吐即止，然后以大承气汤继之，阳明实热乃得一下而尽。须知'有阳明证'四字，即隐示人以可攻。若不于无字处求之，但狃于胃气之虚，视芒硝、大黄如蛇蝎，真瞌睡汉耳。"薛生白先贤曰："湿热证，呕恶不止，昼夜不瘥欲死者，宜用川连三四分、苏叶二三分，两味煎汤呷下，即止。"可以互参。

曹颖甫曰　盖见呕吐者易治，见哕逆者艰治，世有能治此者，吾当北面事之。

【独立全解】

本案目前记录的症状为哕而腹满，渴饮，小便多，不恶寒，脉急数。曹颖甫未记录患者舌象及大便情况，姑且认为都正常。

笔者考虑仅根据如上诊断，不足以明确定性。该案至少有两类可能：

第一种情况见于阳性证。里实热上冲致哕而腹满、渴饮，热迫水行可见小便频数，此类情况还或可见舌红，苔白或薄黄，方可选用白虎汤或承气辈。

第二种情况见于阴性证。患者哕而腹满，笔者考虑为胃气亏虚之太阴病，而渴饮亦考虑为胃气亏虚，津液不能上承所致，小便多考虑为胃气亏虚，上不能制下所致。脉急数，亦考虑为里虚之象。方可选用理中汤合平胃散，尽快恢复胃气。

反观曹颖甫的治疗经过，曹颖甫根据患者哕而腹满，渴饮，小便多，不恶寒，脉急数，辨证为阳明腑实证，予大承气汤下之，呃不止，二日后患者死去。

【举一反三】

《伤寒论》曰："伤寒呕多，虽有阳明证，不可攻之。"曹颖甫先生在《伤寒发微》注本条云："盖即《金匮》'病人欲吐者，不可下之'之说也。胃中郁热上泛，湿痰壅于上膈，便当用瓜蒂散以吐之；胃中虚气上逆，而胸满者，则吴茱萸汤以降之。否则，无论何药入咽即吐，虽欲攻之，乌得而攻之。故必先杀其上逆之势，然后可行攻下。予每遇此证，或先用一味吴萸汤。间亦有肝胆郁热，而用萸连汤者，呕吐即止，然后以大承气汤继之，阳明实热乃得一下而尽。须知'有阳明证'四字，即隐示人以可攻。若不于无字处求之，但狃于胃气之虚，视芒硝、大黄如蛇蝎，真瞌睡汉耳。"读者可以细玩之。

案 99　甘姓谵语汗出案

甘右

初诊：四月八日，十四日不大便，阙上痛，谵语，手足濈然汗出，脉滑大。

阳明病，宜大承气汤。

生川军五钱（后入）　枳实四钱　川朴钱半　芒硝三钱（冲服）

二诊：四月九日，下经三次，黑而燥，谵语如故，脉大汗出。

前方加石膏、知母。石膏一两、知母五钱，加入前方中。

三诊：四月十日，两次大下，热势渐平。

惟下后津液大伤，应用白虎加人参汤，无如病家贫苦，姑从生津著意。

生石膏五钱　知母三钱　生草二钱　天花粉一两　北沙参一两
元参三钱　粳米一撮（先煎）

曹颖甫注　病家贫苦，无力用人参。此证当两次下后，脉仍洪大，舌干不润，竟以津液枯竭而死，可悲也。

【独立全解】

该患者初诊时症见：14 日不大便，阙上痛，谵语，手足濈然汗出，脉滑大，笔者考虑为阳明腑实证，可予大承气汤，同时加用白虎汤加强清热之力。因患者谵语，可合上生龙骨、生牡蛎镇惊安神。患者阙上痛、谵语，皆为实热上冲所致。

反观曹颖甫的治疗经过，曹颖甫根据患者 14 日不大便、阙上痛、谵语、手足濈然汗出、脉滑大，考虑为阳明腑实证，予大承气汤通腑泄热，服后下经 3 次，黑而燥，谵语如故，脉大汗出，又在大承气汤的基础上加上了石膏、知母，加强清热之功。两次大下，热势渐平，考虑下后津液大伤，予白虎加人参汤，无奈病家贫苦，无力用人参，竟以天花粉、玄参、沙参代替，导致津液枯竭而死。

案 100　陈姓鼻衄案

陈右，住九亩地，年二十九岁。

初诊：四月十七日，十八日不大便，腹胀痛，脉洪大，右足屈而不伸，壮热。

证属阳明，予调胃承气汤。

生川军三钱　生甘草钱半　芒硝二钱

二诊：四月十八日，昨进调胃承气汤，下经四次，鼻衄，渴饮，脉仍洪数。

阳明之热上冲脑部，遂出鼻衄，渴饮，脉仍洪数，法当清热。

鲜芦根一两　天花粉一两　地骨皮三钱　鲜生地六钱　生石膏五钱　肥知母三钱　玉竹三钱　生草二钱　元参三钱

曹颖甫注　此证卒以不起。大约以下后脉大，阳气外张，与前所治之甘姓相似。盖阴从下竭，阳从上脱，未有不死者也。

姜佐景按　本证至于鼻衄，似宜犀角地黄汤，即《小品》芍药地黄汤。汤中犀角能降低血压，除血中之热；丹皮能调剂血运，去血中之瘀；生地内有铁质，足资生血之源；芍药中含酸素，善令静脉回流。四物皆为血药，诚治血热之良方也。

曹颖甫曰　近世犀角、羚羊角二味，其价昂贵，非大贵巨富之家，罕有用入煎剂者，若遇贫寒之人，则有方与无方同，直坐待其死耳。吾愿同道诸君子分其诊金之余，俾贫病同胞于万死中求得一生路，吾中医前途庶有济乎。

【独立全解】

患者初诊时症见：18 日不大便，腹胀痛，脉洪大，右足屈而不伸，壮热，笔者考虑为里实热之阳明病，可予调胃承气汤或小承气汤通腑泄热，可合上白虎汤加强清热之功。若大便干，生大黄、芒硝的量可以大一点；若大便不是很干，生大黄、芒硝的量可以小一点，一般 3 ～ 5g 即可。

此外，患者右足屈而不伸，与前面案 97 类似，笔者考虑为里热致津液亏虚筋肉痉挛所致，可合上芍药甘草汤，芍药的量应该大一点，可以用到 40 ～ 50g，既可缓解挛急以止痛，又可清热。

反观曹颖甫的治疗经过，曹颖甫根据本案患者的症状：不大便，腹胀痛，脉洪大，右足屈而不伸，壮热，辨证为阳明腑实证，予调胃承气汤。患者服后下经四次，阳明之热上冲脑部，遂出鼻衄、渴饮、脉仍洪数，法当清热，予白虎汤加味。服后患者脉大、阳气外张，曹颖甫考虑为阴从下竭、阳从上脱之死证。姜佐景认为二诊时患者的鼻衄为血分中有热，导致热迫血行所致，可考虑予犀角地黄汤。